临床新技术精准护理系列

胸肺疾病诊疗新技术精准护理

总主编　高　远

主　编　靳海荣　王领会　孟俊华

科学出版社

北　京

内 容 简 介

本书分四篇，共10章，全面介绍了机器人辅助肺段切除术、支气管单向活瓣治疗肺大疱、CT引导下肺部病变的精准治疗、食管癌多学科联合新辅助治疗，剑突下路入前纵隔肿瘤手术、生物靶向治疗重症肌无力和广泛纳人细胞病理ROSE技术等新技术的精准护理内容。本书吸取了国内外最新护理理念和护理技术，内容丰富，实用性强，适用于各级临床心胸专科护理人员及相关专业人员阅读参考。

图书在版编目（CIP）数据

胸肺疾病诊疗新技术精准护理 / 靳海荣，王领会，孟俊华主编. -- 北京：科学出版社，2025. 9. --（临床新技术精准护理系列 / 高远总主编）. -- ISBN 978-7-03-083532-1

Ⅰ. R56；R473.5

中国国家版本馆 CIP 数据核字第 2025EX1913 号

责任编辑：郝文娜 / 责任校对：张　娟

责任印制：赵　博 / 封面设计：吴朝洪

科学出版社 出版

北京东黄城根北街16号

邮政编码：100717

http://www.sciencep.com

北京华宇信诺印刷有限公司印刷

科学出版社发行　各地新华书店经销

*

2025年9月第 一 版　开本：720×1000　1/16

2026年1月第二次印刷　印张：17

字数：324 000

定价：118.00元

（如有印装质量问题，我社负责调换）

编著者名单

主　审　皮红英　马　慧

总主编　高　远

主　编　靳海荣　王领会　孟俊华

副主编　高　赛　孙　惠　樊　茹

　　　　戎　清　郑佳美

编著者　（按姓氏笔画排序）

　　　　王赛男　刘亚青　许素红　李　玲

　　　　李　静　张　艳　张　燕　陈巧凤

　　　　周秀岩　胡　颖　鲁馨鸿

序

随着医疗科技的迅猛发展，专科医疗新技术的应用在提升疾病治疗效果的同时，也为临床护理带来了前所未有的挑战和机遇。在这一背景下，精准护理作为现代护理的重要理念，愈发显得至关重要。它不仅要求护理人员具备扎实的专业知识和技能，更强调对患者个体差异的理解与关注，以实现更高质量的护理服务。

“临床新技术精准护理系列”丛书共8册，包括心血管疾病、神经系统疾病、胸肺部疾病、眼耳鼻咽喉疾病、肿瘤、骨科疾病、胃肠疾病、肝胆疾病诊疗新技术精准护理，旨在为临床护士提供系统、全面的最新治疗技术精准护理相关知识，力求帮助护理人员提升专业素养，增强解决各类医疗新技术应用背景下的多种复杂护理问题的能力。

希望通过这套丛书的出版，能够为广大临床护士提供有价值的参考与指导，助力精准护理的有效实施，更好地满足患者在医疗新技术应用下的护理需求。让我们携手并进，共同为患者的健康与福祉贡献力量。

解放军总医院

皮红英

2025年2月8日

总前言

在医学发展日新月异的今天，多种医疗新技术不断涌现，为患者带来新的希望与生机，也对临床护理工作提出了更高的要求。“临床新技术精准护理系列”丛书应运而生，旨在搭建一座连接医学新技术与临床护理实践的桥梁，助力护理工作者紧跟时代步伐，提升专业素养与服务水平。

本系列丛书共8册，分别聚焦心血管、神经、胸肺、眼耳鼻咽喉、骨科、胃肠、肝胆及肿瘤八大疾病领域。每一分册均深入剖析各领域近年来涌现的新技术，不仅系统展示了新技术的治疗效果，还详细阐述了与之配套的精准护理策略。全方位呈现护理工作在新技术应用过程中的重要作用与实施要点。

丛书编写团队汇聚了众多临床一线专家与护理骨干，他们将丰富的实践经验与扎实的理论知识相融合，以严谨的态度和专业的视角，对各领域新技术的护理要点进行梳理与总结。书中既有对新技术原理的深度解读，又有大量真实的临床案例分析，兼具科学性、实用性与可读性，为护理人员提供了极具价值的参考。

希望本系列丛书能够成为广大护理工作者的良师益友，助力大家在临床工作中更好地运用新技术，为患者提供更优质、更精准的护理服务，推动临床护理事业不断迈向新的高度。由于编写时间与水平有限，书中存在的不足之处恳请各位读者批评指正。

解放军总医院第一医学中心

高　远

2025年1月15日

前言

随着医学技术的飞速发展，胸肺疾病诊疗技术也迎来了前所未有的技术革新。先进诊疗技术的临床应用，显著提升了疾病诊断的准确性和治疗的有效性，也对护理工作提出了更高的要求与挑战。如何实现护理与诊疗新技术的精准匹配，成为提升胸肺疾病整体治疗效果、改善患者预后的关键环节。以应对复杂多变的病情，降低并发症风险，促进患者快速康复。

本书结合临床最新诊疗技术，详细阐述了精准护理的理念、方法和实践要点。首篇着重阐述肺部疾病治疗新技术围手术期的精准护理，包括机器人辅助肺段切除、支气管单向活瓣治疗肺大疱、CT引导下肺部病变的精准治疗与护理。第二篇介绍食管癌多学科联合新辅助治疗的精准护理。第三篇聚焦纵隔疾病治疗新技术精准护理领域，涵盖剑突下入路前纵隔肿瘤手术的精准护理策略，以及生物靶向治疗重症肌无力等精准护理方法。第四篇新技术综合精准护理，广泛纳入细胞病理ROSE技术、围手术期糖尿病患者的精准护理举措，物理治疗在胸部疾病中的创新应用等前沿技术成果，有助于提升胸肺疾病护理的专业化、精准化水平，为患者提供更优质、高效的护理服务。

本书在编写过程中得到临床专家学者的大力支持，向所有参与本书编写的专家学者致以最诚挚的感谢。同时，我也期待本书能够成为广大医疗和护理专业人员的良师益友，共同为胸部疾病患者的健康和福祉贡献力量。

由于编写时间仓促，书中难免存在不足之处，恳请各位读者批评指正。

解放军总医院第一医学中心

靳海荣　王领会　孟俊华

2025年5月

目录

第一篇　肺部疾病治疗新技术的围手术期精准护理

第二篇　食管癌新辅助治疗的精准护理

第三篇　纵隔疾病治疗新技术的精准护理

第四篇　综合精准护理

第一篇　肺部疾病治疗新技术的围手术期精准护理

第1章

机器人辅助肺段切除

第一节　概　述

一、定义

支气管肺段（bronchopulmonary segment）是一个解剖学概念，指每一肺段支气管及其分支分布的肺组织，肺组织是一个较小的执行单位。支气管肺段呈圆锥形，尖朝向肺门，底位于肺表面，相邻肺段间隔有结缔组织和肺静脉属支。在肺段内，肺动脉的分支与肺段支气管相伴行，但肺叶静脉的属支则分布于肺段之间。

肺段分布：

（一）肺叶

左肺有斜裂，分为上下两叶。右肺除斜裂外，还有水平裂，分为上、中、下三叶（图1–1）。

（二）肺段

左、右肺根据肺段支气管分布分为10个肺段（图1–2）。部分左肺会有共同的主干支气管，可被分成8段。右肺上叶可分为尖段、后段和前段，中叶可分为外侧段和内侧段，下叶可分为背侧段、内基底段、外基底段、前基底段和后基底段，左肺上叶分为尖后段、前段、上舌段和下舌段，下叶分为背段、内基底段、前基底段、外基底段和后基底段（图1–3）。

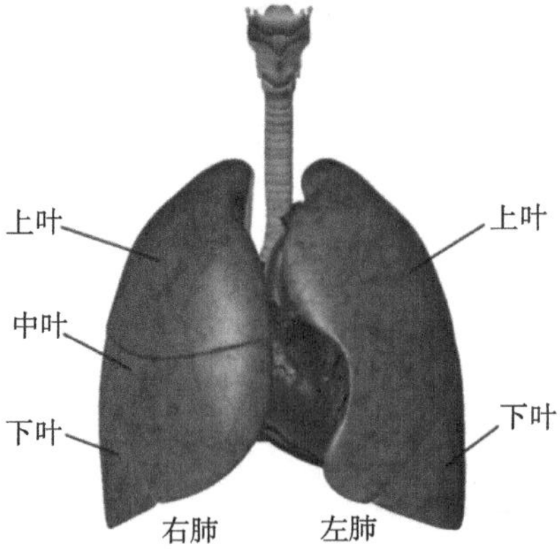

图 1-1　肺的分叶结构示意图

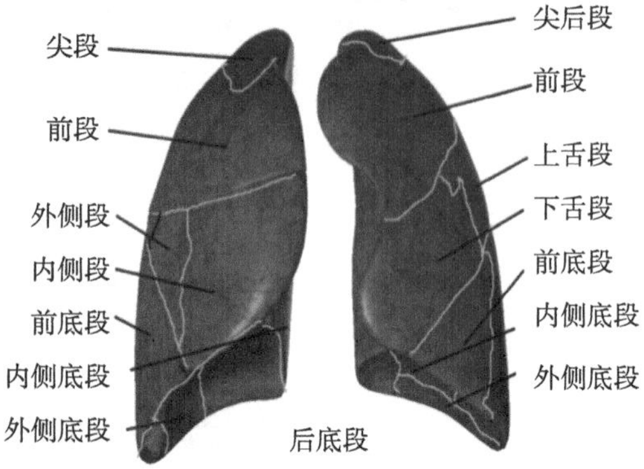

图 1-2　肺段支气管和支气管肺段

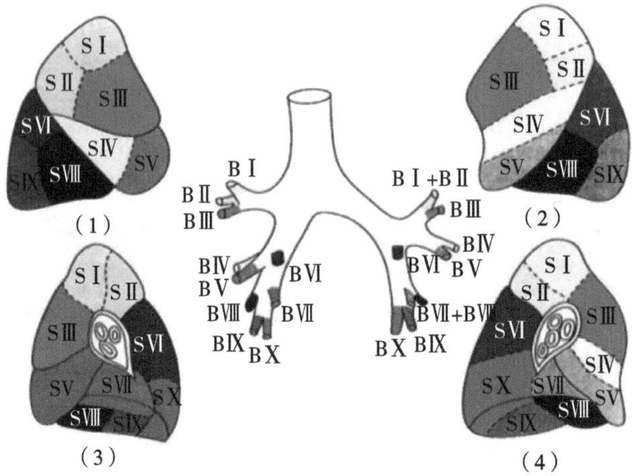

图 1-3　肺段解剖结构示意图

二、流行病学调查

在全球范围内，肺癌是男性癌症死亡的首要原因，也是女性癌症死亡的第二大原因（仅次于乳腺癌）。总体上，男性肺癌发病率和死亡率约是女性的 2 倍。

肺癌的危险因素：

（一）吸烟

吸烟的数量和年数与恶性肿瘤的风险成剂量 - 反应关系，使肺癌的风险增加 10 ～ 30 倍。二手烟也是公认的肺癌危险因素（使风险增加 20% ～ 30%），与暴露程度成正比，此外电子烟可能含有多种致癌物，包括多环芳烃和醛类。

（二）环境暴露

含致癌物质（苯和环芳烃），包括石棉、砷、铍、二氧化硅和柴油废气；其他接触物还包括镍、镉和铬。

（三）慢性阻塞性肺疾病（COPD）

慢性阻塞性肺疾病（chronic obstructive pulmonary disease，COPD）是肺癌的独立危险因素，COPD 严重程度的增加，包括更严重的气道阻塞、肺扩散容量和肺气肿，都与肺癌发病率和死亡率增加相关。

（四）饮食和代谢因素

水果和蔬菜的摄入与肺癌风险呈负相关。

（五）遗传因素

肺癌家族史是已知的肺癌危险因素。在国际肺癌联盟的一项大型病例对照研究中，排除吸烟和其他混杂因素后，肺癌患者一级亲属的肺癌风险增加了 1.51 倍。*EGFR*、*KRAS* 和 *ALK* 是非小细胞肺癌（NSCLC）驱动基因，这些突变的发生率可能因地理位置和患者特征有很大差异。

三、临床表现

（一）早期症状（原发肿瘤局部生长引起的症状）

1. *咳嗽*　是最常见的早期症状，以咳嗽为首发症状者占肺癌患者的 50%。由于肿瘤的生长部位、方式和速度不同，咳嗽表现不尽相同，常表现为无痰或少痰的阵发性刺激性干咳。当肿瘤阻塞气管后，咳嗽加重，为持续高调金属音样咳嗽或呛咳，一般止咳药不易控制。

2. *痰中带血或咯血*　是最有提示意义的肺癌症状，以中央型肺癌多见，以咯血为首发症状者占肺癌患者的 25% ～ 40%。表现为特征性的间歇或持续性、反复少量的痰中带血丝，间断或少量咯血，偶尔有大咯血。

3. *呼吸困难*　约 10% 的肺癌患者的首发症状。表现为气短、喘息，偶尔出现喘鸣，听诊时呈局限性或单侧哮鸣音。

4. *发热*　肿瘤阻塞气管，继而引发阻塞性肺炎、肺不张或者肿瘤组织坏死，引起发热症状。

（二）中期症状（肿瘤侵犯邻近器官组织引起的症状）

1. *胸痛*　约 25% 的患者为首发症状。表现为胸部不规则隐痛或钝痛，咳嗽时疼痛加重。当出现持续剧烈、不易为药物所控制的胸痛时，常提示肿瘤广泛侵犯胸壁组织。当出现肩、胸背部持续性疼痛时，则提示肿瘤可能向胸壁外组织侵袭。

2. *声音嘶哑*　有 5% ～ 18% 的患者为主要症状。常因肿瘤直接压迫、纵隔侵犯或淋巴结肿大，压迫喉返神经（多见左侧），从而导致声带麻痹。

3. *胸腔积液* 约10%的患者有不同程度的胸腔积液，提示肿瘤转移使胸膜或肺部的淋巴回流受阻。上腔静脉阻塞综合征肿瘤直接侵犯纵隔或转移的肿大淋巴结压迫上腔静脉导致上腔静脉回流受阻，主要表现为上肢、颈面部水肿，胸壁静脉曲张，严重者可因脑水肿出现头痛、嗜睡、视物模糊等症状。

4. *霍纳综合征* 肺尖部癌（Pancoast瘤）容易压迫颈部交感神经，引起患侧眼睑下垂、瞳孔缩小、眼球内陷，同侧额部与胸壁少汗或无汗，感觉异常。

5. *其他* 极少数患者首发症状表现为吞咽困难或心包积液，提示肿瘤侵犯食管及心包。

（三）晚期症状（肿瘤远处转移引起的症状）

1. *中枢神经系统症状* 发生率约10%，常见颅内压增高症状，如头痛、恶心、呕吐等，少见癫痫发作、偏瘫、失语、晕厥症状，以及站立不稳、走路蹒跚、眼球震颤等共济失调表现。

2. *骨系症状* 以骨盆、脊柱、肋骨转移较为常见，可引起骨痛和病理性骨折。另外，肺癌还可出现多处转移，如肾上腺、肝脏、胰腺、胃肠道、肾脏、淋巴结等，导致黄疸、黑便、腹痛、血尿、淋巴结肿大等症状。

（四）肺外症状

以小细胞肺癌患者为主。

1. *肥大性骨关节病* 临床上较为多见，主要表现为杵状指（趾）、骨关节肥大，发生率约占肺癌患者的29%，多见于非小细胞肺癌。肿瘤切除后，症状可减轻或消失，肿瘤复发又再次出现。

2. *肿瘤相关异位激素分泌综合征* 约10%的肺癌患者以此为首发症状。常见的表现有肢端疼痛无力、走路歪斜、男性乳腺发育、阴茎异常勃起、恶心、呕吐、腹痛、心动过速、哮喘、皮肤潮红等。

（五）其他表现

1. 心血管系统在肺癌确诊前数月，可出现患肢局部红肿、疼痛，静脉条索状、网状或结节状等静脉炎症状及心脏杂音、动脉栓塞等非细菌性心内膜炎症状。

2. 血液系统出现苍白、无力、皮肤出血点、红细胞数量增高等慢性贫血、紫癜、红细胞增多的症状。约1%的患者可以伴发皮肤表现，如黑色棘皮症、皮肌炎、硬皮病、皮肤过度角化等。

四、肿瘤分期

0期：原位癌或病变局限于支气管黏膜层者。

1期：病变长径或最大径＜3cm无肺门淋巴结或肺外转移者。

2 期：3cm ＜直径＜ 5cm，或肺门淋巴结转移。

3 期：直径＞ 5cm，或有胸膜或纵隔淋巴结转移或有外侵，时有血管、神经压迫现象。如上腔静脉压迫，声带麻痹，膈神经麻痹，或有全肺不张者。

4 期：有胸腔外转移，或有对侧或肺门转移，或有癌性胸腔积液者。

疾病确诊时的肿瘤分期越早期，长期存活的可能性越大。

五、肺癌治疗方法

（一）手术治疗

外科手术是肺癌治疗首选和最主要的方法，适用于所有肺癌早期、中期、少数中晚期非小细胞肺癌患者。肺叶切除联合系统淋巴结清扫术是目前肺癌的标准术式。肺段精准切除术可以有效地去除病变部分，同时保留肺功能较好的肺组织。

1. 传统手术方式

（1）局部切除：是指切除范围小于一个肺叶的术式，包括肺段切除术和楔形切除术，主要适合于体积较小、年老体弱、肺功能差或非常早期的肺癌。

（2）扩大切除：是指切除范围超出一个肺叶的术式，包括支气管袖状成型肺叶切除术、肺动脉袖状成型肺叶切除术、全肺叶切除术等。同局部切除相比，扩大切除并发症的发生率和死亡率均较高，患者的远期生存率低，生活质量差，应严格把握手术适应证。

2. 技术型手术方式

（1）辅助胸腔镜手术（VATS）：是利用微型摄像设备和特殊的手术器械，通过小切口观察胸内结构，进行肿瘤检查和治疗的方法。该方法手术切口短、创伤小、恢复快、效果好，是中国肺癌外科治疗的主要手术方法。

（2）机器人辅助胸腔镜（RATS）：也称达·芬奇机器人辅助胸腔镜，由于其放大的三维立体视野和高度精准、灵巧的机械臂操作等优点，逐渐获得越来越多外科医师的青睐。手术安全有效，术中中转率及术后并发症均较低，可有效弥补传统腔镜的不足。肺段精准切除术可有效去除病变部分，同时保留肺功能较好的肺组织，是目前机器人肺叶手术切除的发展方向。胸外科手术体位：机器人辅助腹腔镜肺癌根治术多采用健侧卧位。

（二）放射治疗

放射治疗（简称放疗）是利用高能射线杀灭肿瘤细胞的治疗方法，是治疗肺癌的重要手段，可分为根治性放疗、姑息性放疗、辅助放疗、新辅助化放疗和预防性放疗等，联合化疗可提高疗效，其目的是控制肿瘤进展、缓解症状，对小细胞肺癌疗效最佳。禁忌证：整体状况较差，如有严重心、肺、肝、肾功能不全等患者。

（三）化学药物治疗

化学药物治疗是治疗肺癌的主要方法，通过口服化学药物或注射化学治疗药物杀灭肿瘤细胞从而达到治疗的目的，可控制肿瘤进展、延长患者生存期。禁忌证：年老体弱或恶病质者、心肝肾功能严重障碍者、骨髓功能不佳者、有并发症和感染出血倾向者等。

1. 小细胞肺癌化疗　无论是早期和晚期，化疗对小细胞肺癌的疗效均较肯定，有约 1% 的早期患者可通过化疗治愈。

2. 非小细胞肺癌化疗　化疗一般不能治愈，只能缓解症状改善其生活质量。

（四）介入治疗

介入治疗是指在影像学设备引导下，利用穿刺针、导管、导丝等器材，将治疗器械引导到病变部位进行治疗。

1. 支气管动脉灌注化疗　利用影像学引导精准定位肿瘤后，经导管将化疗药物灌注到营养肿瘤的支气管动脉，同时可灌流到所属区域的肺门、纵隔淋巴结，提高肿瘤局部化疗药物浓度，提高疗效。适用于失去手术指征，全身化疗无效的晚期患者。此方法毒副作用小，可缓解症状，减轻患者痛苦。

2. 经支气管镜介入治疗

（1）血卟啉染料激光治疗和 YAG 激光切除治疗：切除气道腔内肿瘤，解除气道阻塞和控制出血，可延长患者的生存期。

（2）经支气管镜行腔内放疗：可缓解肿瘤引起的阻塞和咯血症状。

（3）超声引导下的介入治疗：可直接将抗癌药物等注入肿瘤组织内。

（五）免疫治疗

免疫治疗是当今热点，已成为晚期肺癌治疗不可或缺的一部分，特别是 PD-1/PD-L1 抑制剂的应用。一线使用 PD-1/PD-L1 抑制剂联合化疗能显著提高治疗效率，提高晚期非小细胞癌患者的缓解率和总体生存期。目前国内外有望临床获批或已获批的药物为纳武单抗、派姆单抗、Atezolizumab、Avelumab。

（六）中医治疗

中医药治疗肺癌以“扶正为本、祛邪为标、标本兼治”为原则。临床有较好疗效，可提高生存质量。

六、肺癌术后并发症

1. 呼吸道疾病　如痰液潴留、肺不张、肺炎、呼吸功能不全等。术后由于患者伤口疼痛不敢咳嗽，导致痰液积聚于气道而阻塞，可能会出现肺不张、呼吸功能不全。

2. 肺断面漏气　由于肺创面较大亦有发生，主要由于解剖肺裂时肺裂断面漏气，临床表现为胸腔引流管较长时间持续有气泡逸出。可能发生皮下气肿、血气胸，但发病率较低，术后出现血胸较为严重，须紧急救治，必要时应及时再次开胸止血。

3. *心血管系统疾病*　常见的有低血压、心律失常、心包填塞、心力衰竭等。若患者既往患有心血管疾病，应在专业医师的指导下进行严格手术适应证的判断。

第二节　胸部肿瘤诊治的临床新技术

一、胸部三维重建 CT 技术

CT 三维重建是在 CT 平扫的基础上，利用计算机进行后处理，形成三维立体图像，从而直观地显示肺部各个组织的结构，清晰地观察到整个病灶的结构及病灶与周围组织的关系（图 1–4）。用于诊断肺部炎症、肺部结节、肺部肿瘤图像技术。

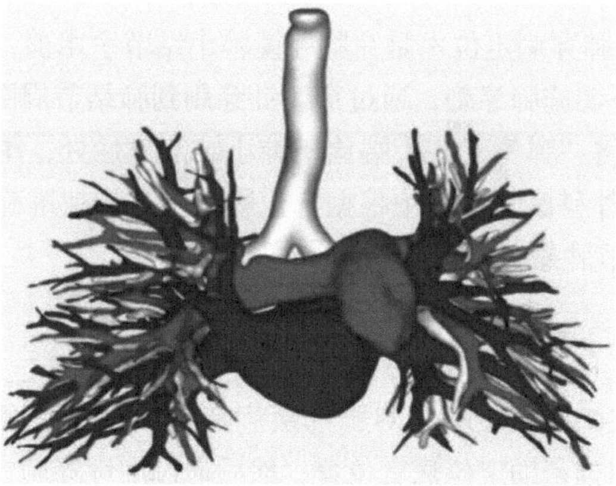

图 1–4　肺部血管与气道三维重建示意图

二、胸部 DR 成像技术

利用新的数字成像技术，将胸部 X 线信息转化成数字信号，可以对胸部 X 线图像做各种后期处理，还可以对图像进行传送和储存。与普通胸部 X 线相比，胸部 DR 对 X 线更敏感，检查中所需的放射剂量较少，成像速度较快，图像清晰度也较高，可更清晰显示肺、心脏等部位的情况，能够有效判断是否存在肺炎、气胸、心包积液等情况，并且还可辅助医师制订治疗方案。

三、PET–CT 胸部检查技术

正电子发射计算机断层显像（PET–CT）将 PET 与 CT 融为一体，由 PET 提供病灶详尽的功能与代谢等分子信息，而 CT 提供病灶的精确解剖定位，一次显像可获得全身各方位的断层图像，具有灵敏、准确、特异及定位精确等特点，可一目了然的了解全身状况，达到早期发现病灶和诊断疾病的目的。PET-CT 适用于肺部肿瘤晚期、有转移灶症状、影像学检查可疑或常规检查难以分期的情况，也可以用于评估随访过程中出现肿瘤标志物异常升高、可疑复发或转移的患者。

四、术中吲哚菁绿荧光显像引导定位技术

在胸腔镜手术中，先切断病灶所在目标肺段的动脉，再通过静脉注入吲哚菁绿。吲哚菁绿可迅速对病灶所在目标肺段外的肺组织进行染色，在胸腔镜的荧光模式下，目标肺段的边界得以清晰显现，迅速用电刀对需要切除的目标肺段进行烧灼标记边界、确定切除的段间平面，进而精准切除目标肺段。

五、CT 引导下穿刺定位

CT 引导下经皮肺穿刺定位术是在胸腔镜肺小结节手术前，由医学影像中心团队术前在 CT 引导下实施肺穿刺，通过穿刺针穿刺到肺结节周围的组织，再推注标记物“弹簧圈”，将“弹簧圈”头端钩于肺小结节病灶处，尾端留于肺表面，进行辅助定位，以便外科医师在术中根据标记物范围可快速准确探寻结节位置，最大限度实施肺小结节肿瘤精准切除。

六、CT 引导下穿刺术

CT 引导下经皮肺穿刺是一种对肺部疾病特别是针对肺癌的一种重要诊断方式。主要通过 CT 扫描帮助定位病变位置，然后通过细针穿刺或者活检枪对着病灶位置进入穿刺吸取出组织进行活检，然后进行病理组织学检查获得病变组织性质。

第三节　机器人辅助肺段切除围手术期精准护理

一、机器人手术概述

达·芬奇机器人手术是目前国际上胸外科微创手术最前沿的技术，能为患者提供更安全、精准、快速的手术治疗，具有创伤小、恢复快、住院时间短等优点。手术操作主要通过达·芬奇手术机器人的机械臂来完成，机器人视野较宽广、较清晰，放大倍数很高，可更加清晰观察病灶，对血管、神经、气管的分离会更加仔细，对淋巴结清扫可更加彻底，机械臂的操作比人手要灵活很多，可在微创条件下完成常规腔镜不能完成或不易完成的手术操作。将机器人手术应用于复杂的肺癌、

纵隔肿瘤、食管癌等外科手术中，将使患者在手术治疗和康复过程中更加受益。

二、机器人手术适应证

（一）诊断

《中国肺癌筛查与早诊早治指南（2021，北京）》。将肺内直径≤ 1cm 的局限病变称为小结节，1cm ＜直径≤ 3cm 的局限病变称为结节，而直径＞ 3cm 者称为肿物。分析影像表现时，将结节或肿物的大小、形态、密度、内部结构、瘤 - 肺界面及体积倍增时间作为最重要的诊断指征。早期患者（肿瘤小于 3cm，未转移），可以通过肺切除术进行切除并进行病理诊断。

对于肺癌单发转移的患者，如来自结肠、子宫颈等其他恶性肿瘤的转移，符合条件者可以考虑手术切除，这可能带来更好的预后。

（二）适宜人群

病灶无远处转移，身体状态好，心肺功能正常，能耐受手术。

三、手术禁忌证

（一）严重的肺功能障碍

手术需进行肺叶或全肺切除，肺功能需达到一定水平才能接受手术治疗。因肺功能需要承受手术切除后的剩余肺部负担。

（二）心血管系统疾病

心肌梗死、重度高血压、心力衰竭等重大心血管系统疾病。

（三）向邻近器官转移

如肺癌已累及邻近组织器官，术后很难避免的良恶混合性的复发情况。

四、术前评估

（一）身体评估

了解患者既往史和现病史，有无家族遗传病史，既往身体健康状态。

患者有无咳嗽、血痰、胸痛，咳嗽程度，有无痰中带血和经常性胸部疼痛。患者是否有吸烟的习惯，睡眠情况等。肿块有无触痛、活动度情况。全身重要脏器功能状况，有无转移灶的表现及恶病质；心脏功能评估是否能耐受手术。积极治疗口腔慢性病灶，以免麻醉插管时，造成出血或感染。

（二）术前慢性病的精准评估

1. 合并高血压、糖尿病　对于术前合并有高血压、糖尿病、慢性心脑血管等疾病的患者，其术后发生肺部感染的概率要高于其他患者，术后伤口的愈合程度也较为延缓。非药物干预措施是首选措施，若非药物干预无效，在专科医师的指导下使用药物治疗成为必要选择。在使用降压、降糖药物时，应根据患者整体情况和手术风险进行选择，并密切监测指标变化。达到手术要求后，专科医师再次进行全面的术前评估，以确保手术的安全和顺利进行。

2. 合并有脑梗死、血液系统疾病　肺癌患者的血液易形成高凝状态，肿瘤不断分泌促凝物质，促进血小板形成血栓或癌栓脱落，使脑部血管形成脑梗死，手术风险高，可采取溶栓、放疗、化疗，靶向药物等治疗手段。

3. 合并冠心病　术前需进行全面的心脏评估，包括心电图、超声心动图、冠状动脉造影等检查，以了解冠心病的严重程度及是否存在心功能不全等情况。如冠心病处于稳定期且无明显症状，则可考虑手术；如冠心病不稳定或伴有严重的血管狭窄，则不建议手术，以免术后发生急性心肌梗死或其他严重并发症；最后还需综合考虑患者的年龄、身体状况及其他合并症等因素，制订个体化的治疗方案。

4. 咯血　是指肺癌组织侵及肺内血管，造成血管壁的破坏，肺内出血沿支气管、气管排出，形成咯血，或是治疗期间，应用化疗药物、放疗或者靶向治疗，导致肿瘤细胞迅速减少，肿瘤滋养血管周围组织细胞减少，血管壁破裂出血造成咯血。咳血时应严格观察，以防患者咳嗽过程中发生血块误吸或气管阻塞而导致的气道堵塞性窒息。

（三）专科评估

1. 肺功能　术前需详细了解患者是否合并哮喘、肺气肿、肺炎等基础疾病，并通过体格检查及辅助检查充分评估肺功能。如术前肺功能不佳，可通过药物治疗或物理治疗改善。

（1）肺功能测定可评估患者的肺容积、通气功能和肺活量等指标，以了解肺功能是否正常。

（2）运动测试可评估患者的运动能力和耐力，检测心脏和肺部在运动状态下的功能，包括爬楼试验、6分钟步行测试、负荷测试等，可以通过心电图、血压仪、脉氧仪监测等设备进行。

（3）血气分析：包括血氧饱和度、动脉血气分析，以评估全身状况和麻醉风险。

2. 影像学技术评估

（1）胸部X线检查：是常规的肺癌筛查手段之一，可显示肺部肿块的位置、大小和形态。

（2）CT检查：胸部CT检查是诊断肺癌的最常用影像学检查方法，能够提供更为详细的解剖信息，帮助发现微小病变及评估淋巴结转移情况，确定肿瘤的大小、部位及切除的范围，可实现精确到肺段的亚肺叶精准切除。脑磁共振检查或颅脑CT检查是发现肺癌有无脑转移最至关重要的手段。

（3）纤维支气管镜检查：可直接观察气道内状况并取样活检，对中央型肺癌尤为重要。

（4）痰液细胞学检查：通过分析患者的呼吸道分泌物来寻找癌细胞，有助于诊断周围型肺癌。

（5）病理组织活检：是确诊肺癌的一项检查，通过胸腔穿刺术、支气管镜针吸活检术等来取得病理标本，进行活检。

3. 实验室检查　肺癌肿瘤标志物 CEA、CA125 等，通过这些肿瘤标志物的检查，可以部分发现一些早期肺癌。

五、术前精准护理

（一）VR 技术用于术前指导

VR（virtualreality，VR）技术是在互联网技术高速发展下产生的交互式虚拟仿真技术，是一种计算机辅助程序，通过投射三维视图和使用立体图像提供一种临场感，模拟在环境中的感觉，让用户能够构建出身临其境的感受和体验的虚拟世界。VR 技术利用现代高科技手段生成逼真的视觉、听觉和触觉的立体肺结构图，标记肺结节所在部位的虚拟环境。

宣教方法：护士和患者通过佩戴 VR 视目镜，操作 VR 设备，利用 VR 技术构建三维立体模型，直观展示肺部结构、病变位置及手术原理，实现观察和操作虚拟环境中的肺结构图，让患者清楚手术切除的范围，护士也可以根据切除部位，更精准地进行术后护理，让患者增加护理沉浸式体验，提高护理依从性，促进患者快速康复。VR 技术个体化健康教育模式，不仅提升了患者的满意度和康复效果，还增强了护理工作的科学性和人性化。

（二）营养支持

指导患者多进食高维生素、高蛋白，易消化、口味清淡的膳食，以加强营养，增进机体抵抗力，纠正贫血，改善一般状态，必要时给予补液、输血、补充白蛋白。

（三）一对一呼吸训练

预防呼吸道感染，如有感染遵医嘱用药，及时控制感染。

1. 禁止吸烟　应对吸烟患者讲清吸烟可使呼吸道黏膜纤毛运动减弱、迟缓，降低其对肺部的净化作用，增加气道阻力，要求在入院时停止吸烟，以减少分泌物，防止肺部并发症。

2. 深呼吸运动学习及练习

（1）腹式呼吸：每分钟 7 ～ 8 次，每次 10 ～ 20 分钟，每日 2 次，熟练后增加次数和时间，务求形成不自觉的呼吸习惯。腹式呼吸通过增强膈肌力量和肺通气效率，有效预防术后肺部感染、肺不张等并发症。

（2）缩唇呼吸：以能使距离口唇 15 ～ 20cm 处蜡烛火焰随气流倾斜不熄灭为度。患者术后因伤口疼痛或胸腔引流管刺激，易出现浅快呼吸模式，加剧疼痛感知。缩唇呼吸通过调节呼吸节律和深度，可减轻疼痛敏感性。

（3）哈欠动作（打哈欠）：每 5 ～ 10 分钟哈欠 1 次，持续吸气约 5 秒后慢呼气。可以提升肺泡通气量，优化氧合水平，加速术后肺功能恢复。

3. 胸背部叩拍和有效咳嗽　每次雾化治疗后，可使用穿戴式振肺背心或振肺仪进行机械振动，使黏附在气道壁上的痰液松动，对无法自主咳嗽或咳嗽无力的患者，有显著提高排痰作用，改善呼吸困难，加速局部血液循环，促进组织代谢和氧气供应。缓解术后疼痛引发的胸背部肌肉紧张。

4. 肺康复训练　可进行深呼吸训练器训练、吹气球及爬楼梯训练（方法见附录）。应用量表记录患者呼吸训练效果，护士及时纠正训练过程中的错误方式和给予效果评价。

5. 对应性康复训练

（1）桥式运动及踝泵运动。

（2）调整卧位和床上翻身：协助患者翻身注意动作轻柔，采取正确的翻身姿势，翻身时轴位翻身，保护好引流管，防止牵拉脱管。

（四）肠道准备

根据患者排便习惯术前 1 日 19:00 酌情给予开塞露 40ml 纳肛诱导排便。长期便秘患者给予缓泻药口服，在术晨仍未排便，应进行清洁灌肠，以防术中排便污染手术区域。

（五）皮肤准备

1. 备皮：术前一日根据医嘱进行手术区域备皮，晚上洗头、洗澡、更换干净的病号服，可以有效预防切口感染。

2. 修剪手指甲、脚趾甲：男同志剃须、剪鼻毛。女同志需将手指甲油清理干净，以免影响手术过程中血氧饱和度数值监测。

3. 手术当天不化妆，不穿任何内衣，长发编成麻花辫固定于头部两侧，以免影响术中麻醉体位。

（六）术前禁食禁饮管理

手术前一晚正常饮食，减少肉类、高油食品的摄入量，保证八分饱，晚 24:00 以后禁食，4:00 后禁水，以免术中呕吐导致窒息。

（七）术前情绪与睡眠

患者因担心手术能否根治及术后对正常生活和工作的影响等会产生焦虑恐惧影响睡眠，护士睡前遵医嘱给予镇静催眠药促进睡眠，保证有充沛的精力和体力迎接手术。

六、术后精准护理

（一）一般护理

1. 生命体征监测　严密观察术后生命体征变化，尤其是血压、脉搏、呼吸、血氧饱和度的变化，15 分钟测量一次，病情平稳后改为 30 分钟测量一次，4 小时后改为 1 ～ 2 小时测量一次，并做好记录，有病情变化随时监测。

2. 术后体位的护理

（1）小结节术前定位的患者，返回病房后给予半卧位，指导患者在床上勿随意翻动身体，穿刺侧肢体勿剧烈活动，以免穿刺定位针 / 弹簧圈移位。检查穿刺处敷料有无渗血、渗液，定时观察患者呼吸和血氧饱和度，以免发生血气胸。

（2）机器人术后给予半坐卧位，床头摇高 30° ～ 45°，以减轻膈肌对胸腔的压力，有利于呼吸及胸腔引流液引流，减少患侧卧位压迫引流管引起的胸膜刺激征和疼痛。

（3）患者卧床期间，应协助其保持床单位整洁和卧位舒适，定时翻身，按摩骨突处，防止皮肤发生压疮。

3. 实验饮食护理　根据 ERAS 理念优化术后护理流程（如早期拔管、减少禁食时间）的观点，有文献研究全身麻醉患者术后清醒 2 小时即可进食全流质饮食，可明显降低术后恶心呕吐发生率，且不会增加肺部并发症发生率。根据患者耐受程度选择性开展术后饮食方案，MCT 饮食其分子量小、易于消化吸收，减轻肠道负担，且经肠摄入不经淋巴系统转运，可减少淋巴管瘘导致的脂肪丢失和引流液产生。而以长链脂肪酸（long chain triglyceride，LCT）为主的饮食，可能导致乳糜胸及胃肠功能障碍。

饮食方法：患者麻醉清醒 2 小时后，试验性口服 50 ～ 100ml 温水，评估患者吞咽功能及误吸风险，确保患者安全恢复饮食。无呛咳患者术后 2 ～ 3 小时饮用清流质粉［主要成分：热量（192.5kcal）、碳水化合物（47.5g）］，兑温水 200ml；术后 4 ～ 8 小时口服肠内营养粉 50g/ 包［主要成分：热量（206.2kcal）、蛋白质（14.5g）、脂肪（3.43g）、碳水化合物（28.4g）、钠（132.5mg）、钾（190mg）、钙（146mg）］，兑温水 200ml，服用 2 次；术后 8 小时，按需 MCT 饮食，可喝水，进食水果；术后第 2 天恢复正常饮食。饮食以清淡饮食为主，多吃高蛋白的食物增加营养，注意尽量避免吃酸辣刺激、太油腻的食物，以免引起腹胀。

（二）专科精准护理

1. 伤口护理　观察手术切口有无渗血、渗液，及时更换敷料。

2. 活动护理　术后指导家属协助患者进行被动关节活动度练习及肌肉放松。

（1）患者术后返回病房卧床期间以被动运动为主：护士协同家属按揉放松肢

体肌肉及活动各个关节，每个方向 4 ～ 5 次，每次持续约 15 分钟；应用抗血栓压力泵促进下肢血液循环，进行屈膝、抬腿、足背伸直等动作活动患者双下肢关节及肌肉。

（2）主动康复运动训练：术后意识清醒，引导患者进行用力握拳、十指交叉相抗、交替屈膝、足踝左右扭动等动作。

（3）指导患者进行主动抗阻力训练：术后 4 ～ 6 小时后，进行双上肢关节运动，手拉带固定在床尾，抬高床头后，患者借助拉拽手拉带的力量由半卧位变为坐位，训练上臂力量；双下肢活动，卧位时主动屈膝抬腿，直腿抬高，利用康复设备，在康复训练师监督下进行踩单车训练，每天 2 组，每组持续 15 分钟，训练下肢力量。

（4）床边转移及步行训练：术后第 1 天，评估患者肌力 5 级，生命体征平稳，按 3 个“30 秒”原则，协助患者从床上坐到床边坐，再到下床坐、床边站立，最后床边行走，每个动作持续至少 30 秒，并鼓励患者在护士协助下在病室内小范围行走 10 分钟。训练期间密切观察患者生命体征及身体反应，及时调整或中止训练任务。

（5）下床活动适应后可进行呼吸操和上肢功能锻炼，患侧上肢爬墙运动，预防术侧肢体形成“冻肩”。

3. 呼吸道护理　遵医嘱给予氧气雾化吸入每日 3 次，湿化气道稀释痰液，定时叩背、指导有效咳痰。

4. 术后呼吸训练

（1）呼吸控制：护士协助患者取坐位或者高侧卧位，按照自身呼吸的速度和深度进行数次潮式呼吸，尽量放松上胸部和肩部，调动下胸部进行呼吸运动。

（2）胸廓扩张训练：护士手掌放在患者两侧肋下缘，指导患者用鼻缓慢深吸气，同时平举双臂做扩胸状，以最大幅度扩展胸廓，吸气末屏气 3 ～ 5 秒，然后放松呼气，呼气时护士手掌给予一定阻力，连续完成 3 ～ 4 次。

（3）用力呼气：先多次小量吸气后行哈气运动，再进行 1 ～ 2 次深吸气后尽最大力量哈气。

3 组动作依次循环进行 15 ～ 20 分钟，每天 3 次，视患者疲劳程度、心率及氧饱和度波动增减训练程度及频次。

5. 管路护理

（1）胸腔闭式引流管的护理：术后患者留置胸腔引流管。

1）标识明确：专用标签明确注明管道名称，测量引流管外置长度，防止引流管脱出。

2）妥善固定：将引流管固定在床边，患者下床活动、翻身时要避免引流管打折、受压、扭曲、脱出等。

3）引流通畅：引流期间保持引流通畅，定时挤压引流管，避免因引流不畅而造成感染、积液等并发症。维持引流装置无菌状态，防止污染，引流管皮肤出口处必须按无菌技术换药。

4）准确计量：定时观察引流液量，每次倾倒要准确计量。如在短时间内引流出大量血性液体（一般大于300ml/h或持续3小时，每小时大于200ml，连续2小时），应警惕发生继发性大出血的可能，同时密切观察血压和心率的变化，观察患者颜面部表情及身体有无湿冷等低血容量性休克，发现异常及时报告医师给予处理。

5）拔管指征：术后 3 天左右，引流量明显减少且颜色变淡，24 小时引流液小于 100ml、脓液小于 10ml，X 线胸片示肺膨胀良好、无漏气，患者无呼吸困难即可拔管。

拔管方法：医师嘱患者先深吸一口气后屏气即可拔管，迅速用凡士林纱布覆盖，立即紧压置管口片刻，防止空气进入胸膜腔。宽胶布密封伤口，拔管过程中严格无菌操作，动作应轻柔、敏捷。拔管 24 小时患者有无胸闷、呼吸困难、切口漏气、渗液、出血、皮下气肿等症状。

（2）尿管护理：管路标识清楚、妥善固定、引流通畅，尿液颜色正常，准确计量，防止出入量不平衡。

6. 预防感染　胸科手术分为一类切口（无菌手术）、二类切口（肺部、食管、气管等属于带菌手术）、三类切口（外伤血气胸等伤口有污染的手术）和四类切口（化脓性疾病如脓胸清除术等）。术前 0.5 小时预防性使用抗生素静脉滴注，一般不超过 72 小时，如发生感染，先做痰培养或引流液分泌物的细菌培养，根据药敏试验精准选择抗生素。

7. 多汗症护理　多汗症是指皮肤出汗异常过多的现象，术后患者持续或间歇性异常出汗，严重时汗液呈滴落状要给予重视。

肺癌手术易引起电解质紊乱，从而导致神经系统、免疫系统等功能紊乱，内环境失衡，汗腺功能出现异常。中医学认为，手术创伤易导致人体气血俱损，失血、失液使人体处于气虚或气阴两虚的状态。术后患者食欲不佳，进食不足等原因导致正气亏损，常导致多汗症，多数为全身性多汗。

（1）穴位敷贴：是临床上较为常用的针对肺癌术后多汗症的中医护理方法之一，可选用煅龙骨、煅牡蛎、五倍子、黄芪等补益肺脾、收敛止汗功效的多种中药粉碎细筛而成。使用时，用温水或蜂蜜调成糊状敷在脐部神阙穴上，外用透明敷料固定，保留 24 小时，1 次 1 天，7 天为 1 个疗程。

（2）心理护理：患者易焦虑引起心率加快，腺体分泌增加，术后出汗增多。应给予以关怀，缓解术后多汗症。

（三）症状的精准护理

1. *胸痛的精准护理* 疼痛已经被列为与呼吸、脉搏、血压、体温并重的第五大生命征；是机体对创伤或疾病的反应，保护机体免受进一步伤害，同时给机体带来痛苦，影响患者的正常生活。

（1）医护人员应鼓励患者表达疼痛的感受与需求，调动患者在术后疼痛管理中的决策作用，共同制订疼痛管理方案。针对患者疼痛程度和类型，遵医嘱合理使用镇痛药物，维持血药浓度，减轻患者疼痛感。

（2）提供舒适的环境，协助变换舒适的体位，减少不适感。

（3）定期评估疼痛情况和控制效果，及时调整护理计划。

（4）镇痛泵（patient controlled intravenous analgesia，PCIA），术后患者携带PCIA，向患者介绍使用方法，评估及控制活动性疼痛，动态评估疼痛并及时报告与记录，加速机体康复。

（5）疼痛灾难化：指在实际或预期的疼痛体验中产生的一种夸张的消极心理定式，由反刍、夸大、无助3个维度构成。护士可根据患者认知水平提供科学的健康教育，帮助其重建认知、克服回避和屈服的消极情绪，激发患者掌握疼痛应对策略，增强自身对疾病的掌控感，以改善疼痛灾难化思维。

（6）芳香疗法：通过雾化吸入植物精油和皮肤按摩可使芳香分子通过皮肤黏膜被人体吸收，植物精油自带舒缓、放松作用，从而调节机体内分泌和神经系统，降低患者的疼痛感。

2. *恶心、呕吐的精准护理* 患者术后会出现不同程度恶心呕吐，恶心、呕吐是由于膈肌上移、腹部肌肉强力收缩，使胸膜腔内压突然增加并配合胃括约肌的放松而产生胃内容物被排出体外的现象。

（1）更换体位：术后恶心呕吐避免仰卧位，可采取半卧位或半坐位，能够降低因呕吐物导致的误吸、窒息等不良事件的发生。

（2）清除呕吐物：术后恶心呕吐时，需及时清除呕吐物（呕吐物通常为胃内容物，在呕吐后可能会散发异味，有可能会对呕吐中枢造成刺激），并用温开水漱口。

（3）药物治疗：如呕吐次数较多，可在医师指导下给予药物缓解，如甲氧氯普胺、昂丹司琼等。

（4）胃肠减压：如因过早饮水或进食所致，短时间需避免再次饮水或进食，可采取肠道减压的方法，减轻胃肠道的压力，改善恶心呕吐的现象。

（5）心理疏导：积极、放松心态可减轻恶心、呕吐症状，可进行深呼吸等方法来放松身心，避免剧烈运动。

（6）按摩：是一种通过手法作用于人体特定部位的方法，可放松肌肉、促进气血运行和缓解疼痛，可按摩内关、足三里或腹部和背部的部分穴位缓解症状。

（7）穴位贴敷：是一种将中药或西药贴敷在特定穴位的方法，它可以发挥药物的经皮吸收作用，同时避免服药对胃肠道的刺激，可选择具有宽胸理气、止呕的药物，如姜片、丁香、吴茱萸等。

（四）术后并发症的精准护理

1. 常见并发症护理

（1）气胸：患者突感胸闷、胸痛、气短，胸腔引流管有气体逸出。

1）少量气胸（肺压缩 30%）：指导患者卧床休息，持续低流量吸氧，控制肺漏气。

2）中量气胸（肺压缩 30% ～ 50%）：于锁骨下第 2 肋间进行胸腔穿刺排气或插管术引流气体，处理肺部原发疾病，定时观察胸腔引流袋 / 水封瓶气体排出情况，及时记录。

3）大量气胸（肺压缩＞ 50%）：插管引流失败、呼吸困难加重者可行手术治疗。术后督促患者增加肺功能锻炼（深呼吸、咳嗽练习、呼吸功能训练器、吹气球）等，目的是增强肺活量和呼吸肌力量，促进肺复张，使脏层胸膜与壁层胸膜相贴合。

（2）皮下气肿：患者胸部皮肤隆起，触摸皮肤有肿胀感，按压可听到明显捻发音或有握雪感，严重者可发展至全身，压迫喉返神经时可出现声音嘶哑。

1）持续中流量吸氧，指导患者行有效深呼吸，积极配合抗感染治疗。

2）保持心情愉悦，注意休息，保证睡眠充足。

3）如出现疼痛感，在医师的指导下使用镇痛药物。

4）保持皮肤完整性，避免皮肤破溃、引起感染及压力性损伤的发生。

5）气肿严重时可在锁骨下第 2 肋间行胸腔穿刺插管引流术接负压引流瓶，根据皮下气肿程度调节负压吸引参数，保持引流瓶正常位置，不要倾倒，内置盐水减少时及时添加。

6）患者睁眼困难时，可眼周涂抹红霉素眼膏，用温毛巾湿敷眼睑。

（3）胸腔出血：观察胸腔引流管内胸腔引流液＞ 200ml/h，呈鲜红色，有血凝块；有烦躁不安、血压下降、脉搏增快、尿少等低血容量表现，应考虑活动性出血。

1）立即通知医师，嘱患者绝对卧床休息。

2）迅速增加静脉通路，加快补液速度，注意保暖。

3）遵医嘱给予止血药（人凝血酶原复合物、人纤维蛋白原）并输血。

4）保持胸腔引流管通畅，观察引流量并及时记录，做好二次开胸探查止血的手术准备。

（4）肺不张：由于术后伤口疼痛，患者不敢或无力咳嗽，气道分泌物多、痰液较为黏稠、排痰困难，使肺、分泌物积聚在气管内。听诊肺叶有痰鸣音，肺呼吸音低下，血氧饱和度低，自诉呼吸困难、憋气。

1）氧气雾化吸入，湿化气道。

2）指导深呼吸训练，强度由低至高缓慢调整，提高肺活量增强呼吸肌力量。

3）辅助采用振肺仪、叩背等帮助松动气道分泌物，通过有效咳嗽促进痰液排出。

（5）肺炎：术后切口疼痛，呼吸受抑制、咳嗽无力，导致肺、支气管内分泌物积聚，或术后机体抵抗力低下、预防性抗感染治疗不充分、吸入性损伤、气管切开或插管、误吸、肺水肿、肺不张、手术麻醉等因素，造成肺部感染，患者心动过速、体温升高、哮鸣、发绀、呼吸困难，血气分析显示为低氧、高碳酸血症。

1）持续低流量吸氧，控制好氧气浓度和流量，维持血氧饱和度。

2）鼓励患者多饮水以稀释痰液，有效深呼吸，协助患者咳嗽咳痰。

3）痰液黏稠者给予氧气雾化吸入，必要时行纤维支气管镜下吸痰。

4）遵医嘱给予支气管扩张剂能够缓解呼吸道痉挛，改善肺通气功能。

5）保持正常的作息时间，避免过度劳累，避免食用刺激性强的食物。

2. 罕见并发症

（1）支气管胸膜瘘：患者主诉呼吸困难，听诊肺呼吸音低，有刺激性咳嗽，咳出中量至大量血清样泡沫液体，发热，脓性痰等；术后胸腔引流管持续引流出大量液体，用亚甲蓝注入胸腔，患者咳出蓝色痰液；X线胸片显示气液平面下降和经充分导管引流后的持续性或进展性气胸，CT扫描偶可显示支气管裂开区，支气管镜可显示支气管残端瘘及瘘口大小，使用支气管内或经胸腔等微创瘘口封闭治疗技术效果极佳。

1）患侧卧位，以防漏液流向健侧。

2）使用抗生素预防感染，继续行胸腔闭式引流。

3）纠正低蛋白血症、营养不良，加强肺功能锻炼。

4）糖尿病患者监测血糖，控制血糖于平稳水平。

5）注意休息，尽量保证睡眠充足，避免过度疲劳。

（2）肺动脉栓塞：患者手术禁食、水时间长，液体量摄入不足，导致身体处于高凝状态；术中断血管或结扎损伤到小的动脉或静脉；术后有栓子脱落可能，游走到肺动脉，阻塞了肺动脉及其分支，出现面色苍白、出冷汗、呼吸困难，还可出现胸痛、咳嗽，部分患者还可伴有脑缺氧症状，如倦怠、恶心、抽搐、昏迷、休克等。

1）注重患者主诉，监测血压，告知患者勿暴力咳嗽，以免腹压骤然增高，引起栓子脱落。

2）术后尽早下床活动，促进血液回流，增强血液循环。鼓励其在床上进行肢体活动，协助进行下肢“蹬车”运动。

3）活动后出现明显胸闷或呼吸困难，应立即通知医师，配合医师进行溶栓、抗凝治疗，呼吸机处于备用状态，做好抢救准备。

4）有下肢血栓的患者，严禁挤压、按摩患肢，以免栓子脱落，穿抗血栓压力带进行预防治疗。

5）溶栓过程中固定好溶栓导管和鞘管，避免创伤性操作，尽量减少穿刺次数；需大量输血时，应严格执行查对制度，严格执行无菌操作；快速输入血制品，避免溶血；输血过程中，预防大量输血所致低体温，密切观察有无输血反应，若发生立即停止输血，报告医师；定期监测患者凝血功能。

七、延续性护理

（一）出院前评估及健康教育

1. 营造无烟环境：家中成员应尽量避免在室内吸烟，以减少烟雾对患者呼吸道的刺激。

2. 调整家居布局：确保患者居住的房间宽敞、明亮、通风良好，便于进行康复锻炼。保持室内空气清新定期开窗通风，避免室内空气污染。

3. 定期随访或制订随访时间表，了解患者居家恢复情况（身体功能、肺功能、睡眠状态、饮食情况等），提出改进建议。

4. 利用移动健康平台远程监测康复进展：建立专病微信群进行康复随访，根据出院周期定时更新每周锻炼处方，及时解答患者疑问。

5. 居家体感仿生康复训练：利用互联网 VR 技术进行高抬腿爬楼梯训练，或不同场景行走训练，出院早期让患者实现足不出户即可锻炼，减少跌倒风险。

6. 家属需关注患者情绪变化，协助完成日常康复计划，避免过度保护或忽视需求。

（二）活动与康复

1. 术后出院需要休息 2 ～ 3 周后，逐步恢复正常工作和生活。

2. 注重出院后呼吸道养护，绝对戒烟，避免长时间滞留在空气污浊或人流聚集的环境，减少二手烟吸入，避免感冒，如有上呼吸道感染，及时就近就医彻底治疗。

3. 运动训练：制订个体化运动训练计划，肺癌患者术后呼吸能力降低，通气量显著减少，气体交换功能受损，肺功能明显减弱。有研究显示：术后 1 个月内以简单活动为主，如床上抬腿、扩胸、深呼吸，每日散步或户外晒太阳（每次不超过 30 分钟）；1 个月后逐渐增加运动强度，可尝试慢跑、骑自行车、太极拳等低强度有氧运动，避免提重物或剧烈活动；术后 3 ～ 6 个月应进行康复锻炼。

4. 肺康复：使用吹气球或吹泡泡练习，每次 5 ～ 10 分钟，促进肺扩张和肺泡通气，增加肺功能恢复。

（三）伤口管理

1. 保持伤口周围敷料清洁干燥，避免沾水以防感染。伤口未完全愈合之前，勿用手触摸患处，勿剧烈运动，以免导致细菌感染或伤口裂开，术后 1 周内避免洗澡，可用湿毛巾擦拭身体，伤口完全愈合后方可沐浴。

2. 正常伤口 3 ～ 5 天换药一次，引流口留线患者的拆线时间为拔除引流管 14 天以后（医师根据伤口愈合情况判断拔管时间）。

3. 异常伤口：引流管口有少量分泌物属正常现象，如切口变软渗液较多，伤口周围皮肤明显发红或肿胀，按压时疼痛感加重，体温＞ 38.5℃，及时进行诊治。

（四）营养和饮食

1. 每日摄入营养均衡，少食高油、高糖、辛辣刺激食物，多进食高维生素、高蛋白、易消化清淡饮食。

2. 每日保证足够饮水量，保持呼吸道湿润。

3. 便秘者可增加高纤维食物（菠菜、火龙果等）。

（五）用药指导

1. 出院后遵医嘱按时服用抗生素、镇痛药，不能自行加大剂量，服用靶向药物，化疗 / 放疗期间需定期监测血常规及肝肾功能。

2. 术后会有刺激性咳嗽，无痰，是由胸腔伤口愈合、气道气管插管刺激引起，如影响休息，可遵医嘱服用镇咳祛痰药。

3. 术后伤口周围会有麻木感、针刺样疼痛，持续时间较长，遵医嘱按时服用镇痛药物，以保证较好的镇痛效果。

（六）定期随访

1. 术后 3 个月内复查肺部 CT、肿瘤标志物，监测胸腔积液、气胸及肿瘤复发风险，特殊病情需要根据术后病理结果进行后续治疗。

2. 出现持续咳嗽、胸痛、发热或伤口渗液等异常症状，需立即就医。

参考文献

常艳亮，焦玉泉，丁建峰 . CT 影像三维重建下全胸腔镜肺段切除术治疗非小细胞肺癌临床效果观察 [J]. 临床军医杂志，2024, 52(6): 644-647.

黄雪娜 . 胸腔镜肺叶切除术围手术期护理中加速康复护理理念的应用分析 [J]. 黑龙江中医药，2021, 50(2): 387-388.

刘伦旭，高树庚，何建行，等 . 非小细胞肺癌术后随访中国胸外科专家共识 [J]. 中国胸心血管外科临床杂志，2021, 28(1): 4-10.

路娜，邓跃扬，黄敏娜，等 . 正念疗法对肺癌患者焦虑、抑郁的干预效果研究 [J]. 天津中医药，

2023, 40(3): 350-354.
罗清泉，王述民，李鹤成，等．机器人辅助肺癌手术中国临床专家共识 [J]. 中国胸心血管外科临床杂志，2020, 27(10): 1119-1126.
任定珺，丁密．3D 胸腔镜肺段切除围术期护理敏感指标体系的构建 [J]. 护理研究，2023, 37(18): 3314-3319.
阮亮，张国龙，曾秋璇，等．呼吸功能训练器对胸外科术后病人肺康复的影响 [J]. 护理研究，2022, 36(22): 4085-4087.
师玉霞，宋静超．加速康复外科管理模式在胸腔镜肺段切除术患者围手术期护理中的应用效果 [J]. 临床医学研究与实践，2023, 8(24): 146-149.
王海楠，孔轻轻，刘丽峰，等．个体化戒烟方案对肺癌患者术前吸烟状态的影响 [J]. 护士进修杂志，2022, 37(1): 75-78.
王汝霞，杨丽娟，祝晓涵，等．肺癌疼痛患者疼痛灾难化现状及其影响因素分析 [J]. 广西医学，2023, 45(24): 2954-2959, 2971.
王天佑．胸外科围手术期肺保护中国专家共识 (2019 版)[J]. 胸外科围手术期肺保护中国专家共识 (2019 版). 中国胸心血管外科临床杂志，2019, 26(9): 835-842.
许喜乐，徐敏．达芬奇机器人辅助肺段切除术治疗 IA 期 NSCLC 的临床疗效分析 [J]. 中华肺部疾病杂志 (电子版), 2023, 16(5): 658-660.
杨雪，左玲玲，赵梓邑，等．肺癌患者术后饮食种类与方案对其住院舒适度和康复的影响 [J]. 中国肺癌杂志，2024, 27(6): 415-420.
张春艳．希望疗法对肺癌患者心理状态、癌因性疲乏和希望水平的影响 [J]. 中国健康心理学杂志，2021, 29(8): 1184-1189.
张艳军．快速康复外科护理在达芬奇机器人辅助下肺叶切除术中的应用效果 .[J] 实用临床护理学电子杂志，2024, 9(14): 109-111, 80.
支修益，胡坚，刘伦旭，等．人工智能平台下肺结节的三维可视化定位与手术规划专家共识 [J]. 中国胸心血管外科临床杂志，2019, 26(12): 1161-1166.
支修益，刘伦旭．中国胸外科围手术期气道管理指南 (2020 版)[J]. 中国胸心血管外科临床杂志，2021, 28(3): 251-262.
周蕊．加速康复外科在胸腔镜肺叶切除术护理中的应用 [J]. 继续医学教育，2022, 36(2): 129-132.
周莹莹，张永奎，张善华，等．基于三维重建技术的肺磨玻璃结节生长规律研究 [J]. 中国肺癌杂志，2023, 26(4): 265-273.
朱燕燕，陈志芳．1 例机器人腹腔镜术后突发肺不张的个案分析 [J]. 循证护理，2023, 9(24): 4555-4557
Nozomu Motono, Shun Iwai, Aika Funasaki, et al. Low-dose indocyanine green fluorescence-navigated segmentectomy: prospective analysis of 20 cases and review of previous reports[J]. Journal of Thoracic Disease, 2019, 11(3): 702-707.
R M Karmacharya, R Shakya, A K Singh, et al. Recovery Pattern in different surgical approaches on thoracic enhanced recovery based fourteen-step protocol in patients undergoing cardio-thoracic surgery at university hospital of nepal[J]. Kathmandu University Medical Journal (KUMJ), 2020, 18(70): 181-185.

第 2 章

支气管单向活瓣治疗肺大疱

第一节　概　述

一、定义

肺大疱指由于各种原因引起肺泡腔内压力升高，肺泡壁破裂，破裂的肺泡互相融合，在肺组织内形成直径大于 1cm 的含气囊腔。一般是由小支气管的活瓣性阻塞所引起。

二、流行病学调查

（一）流行病学特征

1. *肺大疱的发病率*　发病率为 2% ～ 5%，男性高于女性，且男性病情较女性更严重预后更差，与男性吸烟率更高有关。

2. *肺大疱的发病年龄*　一般在 40 岁以上，随着年龄的增长，患病率逐渐升高。

（二）危险因素

1. *吸烟*　最主要的危险因素，吸烟会破坏肺泡结构，导致肺大疱形成。

2. *空气污染*　也是肺大疱病的危险因素之一，污染空气中的有害物质会刺激肺部，导致肺泡损伤。

3. *职业暴露*　如石槽、煤尘等，也会增加肺大疱的患病风险。

（三）肺大疱症状

1. *典型症状*　肺大疱患者常合并有慢性支气管炎、支气管哮喘及肺气肿，临床症状主要由此引起，在肺大疱形成后，临床症状进一步加重。肺大疱继发感染，可引起咳嗽咳痰、寒战、发热，严重时出现发绀，如果引流支气管阻塞，肺大疱腔被炎性物质充满，可使空腔消失，临床上可能出现经治疗后感染症状消失，而 X 线胸片上肺大疱阴影持续数周或数月不消退的情况。

（1）咳嗽：肺大疱通常是由肺组织内形成的含气囊腔所致，当这些囊腔受感染或炎症等刺激，导致呼吸道上皮细胞受损。

（2）气促：气体交换受限引起气促，常发生在活动后，且会随着病情进展而加重。

（3）胸痛：如肺大疱破裂形成气胸，压力差增加导致胸膜受牵拉和损伤引起胸痛，一般位于胸部中央，有时可放射至肩背。

（4）呼吸困难：肺大疱的存在使得肺部通气功能下降，表现为深呼吸或快速呼吸，严重时可能导致窒息感。

（5）咯血：肺大疱若伴有微血管破裂引起咯血，多为鲜红色血液，常伴随剧烈咳嗽或呼吸困难。

2. 伴随症状

（1）若肺大疱破裂，患者可发生自发性气胸，突然气急、咳嗽、呼吸困难、发绀、气管向健侧移位。症状的严重程度，取决于气胸量的多少、发病时间长短及是否伴有其他肺部疾病。

（2）若发生继发感染，可出现咳嗽、咳痰、发热，原有的喘憋症状加重。

（3）肺尖部大疱或大疱所在的肺组织与胸顶粘连，如粘连撕裂，可有活动性出血。

三、肺大疱分型

肺大疱壁较薄，由肺泡的扁平上皮细胞组成，也可为纤维性膜，与多种肺气肿并存，常见于间隔旁侧或细叶旁肺气肿，可伴有碳末沉着如煤矿工人尘肺，或不伴有碳末沉着如瘢痕组织肺气肿，根据病理形态将肺大疱分为 3 种类型。

（一）Ⅰ型

狭颈肺大疱，突出于肺表面，并有一狭带与肺相连，因支气管瘢痕组织形成的活瓣性阻塞，疱体积增大系肺泡侧支通气和气体滞留。壁薄，常由胸膜和结缔组织形成，多发生于中叶或舌叶，也常见于上叶，可能由于该部位胸腔负压大，常规胸部 X 线片即可发现。

（二）Ⅱ型

宽基底部表浅肺大疱，位于肺表层，在脏层胸膜与气肿性肺组织之间，肺大疱腔内可见结缔组织间隔，但不构成肺大疱的壁，可见于肺的任何部位。

（三）Ⅲ型

宽基底部深位肺大疱，结构与Ⅱ型相似，但部位较深，周围均为气肿性肺组织，肺大疱可伸展至肺门，可见于任何肺叶。当肺大疱体积增大时，周围肺组织受压迫并引起肺脏移位，受压肺组织在 X 线胸片上表现为肺大疱周围密度增高阴影。

四、肺大疱临床表现

1. 突发胸痛及呼吸困难是肺大疱病破裂最常见的临床表现，常表现为进行性加重的呼吸困难、胸闷、咳嗽，严重者烦躁不安、大汗、发绀、呼吸加快、脉搏细速甚至休克。

2. 胸部体征可见气胸侧胸廓饱满并在呼吸周期中活动减弱，触诊无震颤，叩诊鼓音，呼吸音减弱或消失，气管可能向对侧移位。

五、肺大疱的诊断方法

（一）胸部X线片

胸部X线片是诊断肺大疱病最常用的检查方法，在X线片上通常呈现为圆形或类圆形的透亮区域，密度明显低于周围肺组织，与气胸在X线片上的表现有时可能相似，但肺大疱内通常仍可见到纤细的肺纹理，而气胸则完全无肺纹理。较小的、数目少的单纯肺大疱，可无任何症状，有的患者仅在X线胸片或胸部CT检查时偶被发现。

（二）胸部CT扫描

一种更为敏感的检查方法，可以更清晰地显示肺大疱的病变。

（三）肺功能检查

可评估肺大疱患者的肺功能状态，常表现为通气功能和弥散功能障碍等。

六、肺大疱治疗

（一）内科治疗

1. 卧床休息，必要时用小量镇静药。

2. 如患者存在肺基础性疾病，且肺泡体积较小，需先积极治疗原发性疾病，注意不能剧烈咳嗽、剧烈运动，避免大便干燥，以免腹压增高导致肺大疱破裂。

3. 存在特发性肺大疱的患者，需定期进行CT检查，明确肺大疱情况，必要时进行手术切除。

（二）手术治疗

1. 肺大疱切除术　手术要点是切开肺大疱后仔细缝合漏气部位，部分切除多余疱壁，缝合边缘。对较小的肺大疱可作缝扎或结扎术，对双侧肺大疱可根据患者情况采用分侧切除或开胸一次完成双侧手术。

2. 肺大疱外引流术　用于对开胸危险性极大的肺大疱患者，作为暂时或长远的治疗方法。在大疱最紧靠胸壁处切一段2.5cm长的肋骨，在壁胸膜完整的情况下，将缝线同时穿过壁胸膜和大疱壁作荷包缝合。如合并气胸，同时留置胸腔闭式引流管。

第二节　肺大疱诊治的临床新技术

一、经支气管镜单向活瓣肺减容术（BLVR）

BLVR 是一种支气管镜下介入治疗新技术。方法：经支气管镜将活瓣置入肺大疱所在支气管，活瓣只能允许分泌物和气体从活瓣远端肺组织排出，但阻止气体进入活瓣远端肺组织，从而使靶肺组织逐渐萎陷、不张，达到减容目的。

二、介入治疗

介入治疗技术是利用先进的医学影像技术和穿刺技术，在 X 线电视透视或 CT 扫描监视导引下经皮经肺穿刺肺大疱，并缓慢将肺大疱内气体部分放出，向其内注入一定量硬化剂，再将注入的硬化剂和余下的气体缓慢抽出或仅将残余的气体抽出使注入的硬化剂充满瘪缩的肺大疱并保留。硬化剂可使肺大疱囊腔壁产生无菌性炎症，使上皮组织蛋白变性、凝固、失去活性，上皮组织肉芽组织增生，囊壁蛋白凝固而逐渐发生纤维化、机化，气体不再进入肺大疱内进而逐渐萎缩、变瘪、吸收，达到以极小的损伤得到最佳治疗效果的目的。较大或巨大的肺大疱穿刺进入囊腔后可缓慢分次将气体抽出使囊腔基本消失后，再注入数毫升硬化剂使囊腔壁机化，可使患者的恢复期明显缩短。介入技术治疗肺大疱具有创伤小、痛苦少、术后恢复期短、费用少等优点。

第三节　支气管单向活瓣治疗肺大疱的精准护理

一、支气管单向活瓣植入术概述

支气管单向活瓣植入术即经支气管镜单向活瓣肺减容术，是在支气管镜下，通过在肺气肿严重的支气管内置入单向活瓣（图 2–1），允许分泌物和气体从活瓣远端肺组织排出，但阻止气体进入活瓣远端肺组织，使严重气肿或肺大疱的肺组织萎陷，达到减容的目的，从而改善患者肺功能、运动能力及生活质量的一项微创治疗新技术，被全球慢性阻塞性肺疾病防治倡议（GOLD）指南、英国国家卫生与临床优化研究所推荐为治疗慢性阻塞性肺疾病的一种新选择。

二、适应证

肺气肿后期；支气管胸膜瘘、难治性气胸或其他胸腔漏气。

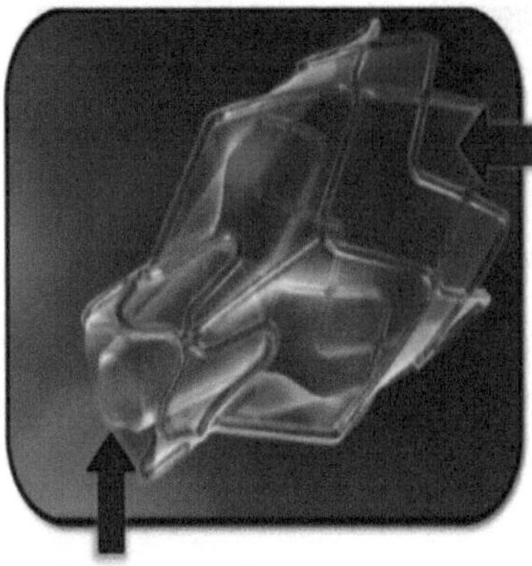

图 2-1　气道单向活瓣结构示意图

三、禁忌证

存在支气管镜操作禁忌证；已知对镍钛合金或硅树脂过敏的患者；肺部有活动性感染证据；旁路通气阳性患者。目前，BLVR 对于非均质性肺气肿具有显著疗效，此外，对巨大肺大疱、难治性复发性气胸及其他疾病也具有治疗作用。

四、术前整体评估

（一）身体评估

评估患者与肺大疱疾病相关的病史和药物应用情况，包括家族中有肺大疱发病者或自发性气胸发病者，以及有无在肺疾病基础上发生的疾病，如 COPD、哮喘、肺结核、尘肺、肺癌、肺脓肿等。

（二）术前体征评估

1. 便秘处理　保持大便通畅防止便秘，必要时用开塞露、缓泻剂，避免大便用力过大致肺大疱破裂形成气胸或加重。可鼓励患者适当多饮水，多吃青菜、香蕉等食物，做好饮食护理。

2. 呼吸困难

（1）协助患者取半卧位，绝对卧床休息，尽量减少搬动和活动，以免增加耗氧量。

（2）合理给予氧气吸入，急性期且无慢性阻塞性肺部疾病可采用中流量给氧（3 ～ 4L/min），待症状好转可采用持续低流量给氧（1 ～ 2L/min）。伴有慢性阻塞性肺部疾病的患者，有阻塞性通气障碍和不同程度二氧化碳潴留，若氧浓度过高，加重二氧化碳潴留而诱发肺性脑病，一般采用持续低流量给氧（1 ～ 2L/min），加强巡视病房，防止家属随意调节氧气流量而发生意外。

（三）专科评估

严密观察患者的呼吸变化和意识状态，若呼吸困难加重意识恍惚，立即报告医师，以免肺大疱破裂形成气胸（或破裂处再破裂）和肺性脑病出现。肺大疱患者一般有肺结核病史或气胸，应指导患者避免剧烈咳嗽、负重、大笑、剧烈活动。对咳痰困难者，嘱其多饮水，辅以雾化吸入，口服祛痰剂、止咳剂，适当全身应用抗生素。

（四）营养状况评估

肺大疱本身是一种肺部的结构性改变，风险在于有可能破裂，故饮食上避免刺激性食物、饮料，忌烟酒，避免感染。

（五）血栓风险评估

心电图、超声心动图、血凝 D- 二聚体、动脉血气、放射性核素肺通气扫描、CTPA 可协助诊断检查，评估患者有无血栓风险。

（六）心理社会评估

护士协调员（NC）心理护理：肺大疱疾病反复发作，患者生活质量较差，患者及其家属迫切需要有效的治疗手段来解除或缓解病痛，然而外科手术有较大风险，故对该治疗方法抱有很大的期望，但该治疗方法治疗费用昂贵，且还未能进入医保报销范围，所以患者及其家属对此项治疗心存疑虑。护士协调员（NC）协助医师确定治疗方案，成立治疗小组，与患者及其家属沟通，建立良好的关系，向患者及其家属介绍治疗方法、治疗计划、疾病预后及注意事项；耐心听取患者及其家属的诉说，解答疑问，解除患者紧张焦虑情绪，树立战胜疾病的信心。

五、术前准备

（一）术前宣教

1. 深呼吸锻炼：腹式呼吸、缩唇呼吸。

2. 咳嗽锻炼：调整呼吸，放松喉部肌肉，张口稍伸舌，连续咳嗽两三声，咳嗽时缓和用力，避免暴力咳嗽将肺大疱咳破，造成气胸。

3. 告知患者支气管单向活瓣是对喉部进行局部麻醉在清醒状态下进行，患者配合效果对手术影响很大。告知患者支气管镜进入声门时会有瞬间窒息感，指导患者放松心情，深吸气打开声门。如出现呛咳，耐心安慰患者，嘱轻轻吐出痰液，及时帮其清理分泌物减轻不适感。

（二）营养支持

1. 少渣易消化食物　可食用面条、白米粥、鸡蛋羹、豆腐脑等细软、少渣食物，有利于咀嚼、吞咽且不易发生呛咳，如发生呛咳，可能会导致肺泡破裂融合情况加重，进而造成肺大疱加重，甚至可能造成肺大疱破裂，引起气胸等疾病。

2. *富含维生素食物* 可适当多吃番茄、茭白、黄瓜、菠菜、猕猴桃等富含维生素食物，对身体恢复起到辅助作用。

3. *富含优质蛋白质食物* 如牛奶、鸡蛋、鸡肉、鱼肉、黄豆等富含优质蛋白食物，其符合人体蛋白质氨基酸模式，且机体吸收利用率较高，有利于补充营养，增强体质。

（三）呼吸训练

术前指导患者进行正确的呼吸训练。每日进行咳嗽咳痰 2 ～ 4 次，降低气道压力，清除痰液。有效的呼吸功能锻炼可使无效腔与潮气量比率下降，有效肺泡通气量增加，促进肺复张及痰液排出，从而缩短吸氧时间及住院时间。护理重点：治疗前做好心理护理，重视呼吸道护理及肺功能储备训练。

（四）术前戒烟

应对吸烟患者讲清吸烟可使呼吸道黏膜纤毛运动减弱、迟缓，降低其对肺部的净化作用，增加气道阻力，为此要求患者在入院时停止吸烟，以减少分泌物，防止肺部并发症。

（五）口腔、鼻腔护理

注意做好口腔、鼻腔护理，饭后及时漱口，保持口腔黏膜湿润，防止口腔溃疡或疱疹性口炎等发生。术前口腔、鼻腔进行生理盐水冲洗，3 次 / 日，避免插入气管镜时将定植株带入呼吸道，形成感染。

（六）功能锻炼指导

1. *桥式运动* 增加患者腰腹力量，配合调整卧位和床上翻身的方法，促进患者肺有效复张。

2. *踝泵关节运动* 预防下肢血栓。

（七）术前情绪与睡眠

保持情绪稳定，心情舒畅，注意卧床休息，必要时遵医嘱给予镇静药，避免用力咳嗽、屏气呼吸及剧烈活动，防止肺泡破裂。

六、术后精准护理

（一）病情观察

1. 观察体温、脉搏、呼吸、血压是否平稳，血氧饱和度是否在正常范围内。

2. 在体力允许情况下，术后 2 小时护士可协助患者下床在室内散步，同时指导患者用缩唇呼吸和腹式呼吸方法呼吸，适应呼吸功能改变。

3. 观察口腔黏膜，避免术中压力性损伤，造成感染。由于咽喉部麻醉后麻醉状态未消，咳嗽和吞咽反射功能减弱，为防止误吸，告知患者术后禁饮、禁食 4 小时。4 小时后先行饮水试验，无呛咳即可进食温凉润肺的食物，如百合汤、稀粥等。

4. 因纤维支气管镜对声带的压迫，患者可出现声带水肿、咽喉疼痛，嘱患者少说话，让声带多休息，避免用力咳嗽、频繁清嗓子动作。告知患者术后可出现鼻腔咽喉疼痛、头晕、声嘶、胸闷等症状，注意休息，症状慢慢可缓解。

5. 术后若出现体温升高，应先排除感染因素，给予物理降温（冰袋、温水擦浴）。密切观察体温变化，超过 38.5℃，及时通知医师遵医嘱使用解热药，及时补液治疗，鼓励患者保证充足的水分摄入，避免脱水。

（二）呼吸道管理

1. 监测呼吸：术后密切监测呼吸，包括呼吸频率和血氧饱和度，防止舌后坠、麻醉药代谢异常等导致的呼吸暂停。

2. 保持气道通畅：确保患者气道通畅，避免痰液堵塞气道造成气道梗阻。

3. 辅助呼吸：对于呼吸困难、鼾症、不能维持血氧的患者，使用呼吸辅助治疗，包括鼻导管吸氧、面罩吸氧、简易呼吸器辅助呼吸等。

4. 术后 6 小时，给予雾化吸入每日 3 次，雾化时雾不能过大以免发生窒息。每 2 小时进行一次呼吸锻炼，次日指导患者做深呼吸运动，如吹气球、呼吸训练器等呼吸锻炼。

5. 痰液黏稠不易咳出

（1）使用抗生素控制感染。

（2）使用抗胆碱能药物（如噻托溴铵），减少痰液的分泌。

（3）使用化痰药、黏液溶解剂，稀释痰液，促进排出。

6. 避免肺压力升高：术后咳嗽剧烈时，及时给予镇咳药物，平时减少屏气动作及唱歌等增加肺内压的活动，以降低活瓣移位或气胸复发的风险。

（三）疼痛管理

患者术后出现声音嘶哑，为术后喉腔水肿，在不影响呼吸功能的前提下，可给予雾化吸入治疗。胸部疼痛严重时，可适量给予镇痛药缓解疼痛。

（四）并发症护理

1. 常见并发症

（1）气道痉挛：气管镜检查中、检查后会刺激气道引起痉挛收缩，表现为呼吸困难、憋喘等，及时给予吸氧。

1）解痉药物：当气道出现痉挛，可能会引起上呼吸道部位出现疼痛，病情发作时及时遵医嘱服用解痉药物进行治疗，如孟鲁司特钠片、布地奈德喷剂等药物。

2）消炎药物：局部炎症刺激导致痉挛发生，可在医师指导下服用阿莫西林、头孢克肟等抗生素类药物来达到消炎效果。

3）做好环境卫生：患者操作室所处环境做好空气流通工作，可在室内放入加湿器，避免空气太过干燥。同时不要让所处环境进入大量灰尘以及烟雾，避免对呼吸道部位产生刺激。

4）检查焦虑：属于支气管镜检查患者气道痉挛发生的危险因素，检查时焦虑越严重并发气道痉挛风险越大。支气管镜检查前，向患者说明检查流程、操作、配合要求及注意事项，并对患者行焦虑自评量表测试，根据数值对焦虑情绪进行全面评估，实施分级管理，及时疏导焦虑情绪。

（2）自发性血气胸：由于靶肺叶或相邻肺叶受牵拉及对侧肺叶的膨胀，导致胸膜粘连带撕裂和间隔旁肺气肿破裂，从而引起气胸，患者突发胸痛感、喘憋及呼吸困难，听诊呼吸音减弱，应及时进行胸部 X 线检查。

1）保持呼吸道通畅：呼吸困难和发绀者给予吸氧，及时清理口腔、呼吸道内分泌物，保持呼吸道通畅，预防窒息。不能有效排痰或呼吸衰竭者，实施气管插管或气管切开给氧、吸痰或呼吸机辅助呼吸。病情稳定者取半坐卧位，以使膈肌下降，有利于呼吸通畅。

2）缓解疼痛：患者因疼痛不敢咳嗽、咳痰时，必要时遵医嘱给予镇痛药。

3）病情观察：动态观察患者的生命体征和意识等变化。

4）必要时行胸腔闭式引流术：术后保持管道密闭、严格无菌操作、保持引流通畅、密切观察，并准确记录引流液的颜色、性状和量等。

（3）继发感染：因术后呼吸肌张力下降导致肺部活性能力下降，痰液淤积导致感染，出现呼吸困难、发热等不适症状。血常规、C 反应蛋白（CRP）、降钙素原（PCT）等血液炎症指标的检测，可帮助医护人员判断感染程度，同时做X线胸片、CT 等检查，可以直观地显示肺部病变情况，有助于诊断肺部感染。

1）提高机体免疫力：患者术后出现肺部感染，日常生活可通过加强营养及锻炼的方式来增强机体免疫功能，对促进身体恢复大有帮助，而且还能有效抑制继发感染的发生和加重。

2）药物控制：及时对症处理，遵医嘱用药，指导患者服用抗感染、止咳、化痰药物，从而抑制感染。

3）控制肺部感染：术后因疼痛排痰不畅是导致肺部感染的重要因素，做好术前指导，术后鼓励患者深呼吸、有效咳嗽和排痰，定期协助患者翻身、拍背，促进痰液排出，有效清除呼吸道内分泌物，抑制肺部感染。

4）呼吸治疗：给予合适的氧疗措施，如鼻导管吸氧、面罩吸氧等改善缺氧症状。遵医嘱给予雾化吸入治疗，如抗生素、化痰药物等，以减轻呼吸道炎症和水肿。

5）保持温湿度：定期开窗通风，保持空气新鲜，减少病原菌滋生。保持室内空气流通，保持适宜的温度和湿度，有助于缓解患者呼吸道干燥症状。

2. 罕见并发症

（1）支气管单向活瓣移位、脱落：活瓣尺寸选择不恰当或活瓣植入深度与支气管同轴性不佳导致，所以行活瓣植入术前准确测量靶支气管的直径和深度尤为重要。

1）患者术后给予心电监护严密监测生命体征，低流量吸氧，1 ～ 2L/min，血氧饱和度维持在 90%。

2）为防止由于痰液不能及时排出堵塞气道引起的单向阀移位，指导患者一手放于胸部起到固定作用，另一手放在腹部起支撑作用，进行数次深而缓慢的腹式呼吸并进行有效咳嗽。

3）指导患者在住院期间每日进行 3 次有效咳痰。每次咳嗽时护士观察咳嗽力度、呼吸变化及咳嗽效果，使患者熟练掌握有效咳痰的方法。

4）术后疼痛促使患者不敢咳嗽咳痰，呼吸道分泌物相对较多，及时告知患者勿剧烈咳嗽咳痰，以免造成活瓣咳出。

5）患者出现胸闷、气促、脉搏、血氧饱和度下降或患者主诉咳出异物，及时报告医师，及时行纤维支气管镜检查，确认支气管单向活瓣的位置。

（2）肉芽肿形成、咯血：活瓣作为外来物会刺激机体产生炎症反应，引起肉芽组织形成，影响支气管活瓣功能。

1）出现咯血近期可能与旁路通气检测时及放置单向活瓣时反复操作损伤支气管黏膜有关，远期与单向活瓣刺激肉芽组织生长破裂出血有关。

2）痰中带血丝可继续观察，注意观察患者咳嗽咳痰的量、性状，及时报告医师，应用止血药物，必要时取出单向活瓣进行气管镜下止血治疗。

3）大咯血时确保患者呼吸道通畅，使用冰盐水灌洗，并加强血液抽吸，注入去甲肾上腺素、立止血或凝血酶药物局部止血。

4）及时有效的心理辅导干预模式可有效调整咯血患者的心理状态，增强健康信念，提高自我护理管理水平，改善肺功能。

（五）呼吸康复锻炼

1. 可使用深呼吸训练器或气球进行呼吸功能训练。

2. 吹水练习：用 500ml 水瓶装 250ml 的水，指导患者用嘴含住吸管，用缩唇呼吸法进行吹水练习，每日 4 次，每次训练 10 分钟，通过观察水泡大小及声音判断用力的大小，以此锻炼肺功能。

3. 可做主动呼吸控制及 6 分钟步行试验。

七、延续护理

1. 放置单向活瓣患者出院后注意休息，避免剧烈运动、重体力劳动或增加肺内压力的事情，以免活瓣移位或加重呼吸困难。

2. 出院后继续戒烟并远离二手烟，避免接触污染空气或刺激性气体，减少肺部二次损伤。预防着凉感冒，多进食高蛋白、高营养、易消化饮食，保持大便通畅。

3. 坚持进行呼吸功能锻炼，每日 3 次，5 ～ 10 分钟 / 次，步行训练，每日 3 次，根据自身状态调节步行距离，以达到轻、中度呼吸急促为度，训练量不宜过大，逐步提高肺活量即可。

4. 术后 1 个月、3 个月、6 个月做好定期回院复查，以便更好地了解活瓣在体内的位置和肺大疱减小情况，增加活瓣的使用寿命。

5. 护士协调员（NC）角色护理干预方法

（1）在患者初诊期间协助完成肺功能各项指标的检测，并对患者呼吸功能进行问卷评估，宣教患者戒烟。

（2）患者住院期间，协同呼吸科医师、支气管镜组、呼吸介入科医师制订手术方案。

（3）根据患者的手术情况及病情程度制订个体化护理干预方案，在围手术术期护理中特别注意对常见并发症的观察处理，包括气胸监测、活动限制和咳嗽管理。同时患者住院护理的其他结构组成部分，包括活动水平指导、适当的移交流程和室内标识，均由 NC 指导。NC 还需与康复治疗师协同监督实施患者的呼吸康复锻炼。

（4）出院时应向患者提供书面和口头的宣教和随访计划，确定患者首选的康复设施。出院后，NC 每天与患者进行电话或者通过微信平台交流，持续 10 天。通过对患者的随访评估患者出院后居家康复的状态，并加强对术后潜在并发症的教育，包括潜伏的气胸、咯血等，并制订紧急治疗计划。

（5）嘱患者术后 45 天复诊，对患者进行现场监测，包括肺功能指标检测，居家依从性调查。并对患者进行术后长期随访，随访计划包括患者术后 45 天、3 个月、6 个月和 1 年，以进一步提高患者的术后康复效果。

参考文献

胡妙芬，林立，张良基，等. 6 例经支气管内单向活瓣支架治疗 COPD 的临床疗效回顾性分析平 [J]. 中外医疗，2021, 40(30): 68-72.

黄俏雯，周锋，王健翠，等 . 联用三球式呼吸训练器对稳定期慢性阻塞性肺疾病患者临床症状及肺功能影响效果观察 [J]. 山西医药志，2020, 49(14): 1829-1831.

李明，张国良，彭爱梅，等 .2 例经支气管镜置入活瓣 (EBV) 肺减容术 [J]. 复旦学报 (医学版), 2013, 40(6): 761-764.

李豫，王敏，许童 . 支气管镜检查病人气道痉挛发生风险预测模型的构建与验证 [J]. 循证护理，2024 10(19): 3531-3535.

阮亮，张国龙，曾秋璇，等 . 呼吸功能训练器对胸外科术后病人肺康复的影响 [J]. 护理研究，

2022, 36(22): 4085-4087.
王苹 , 周泽云 . 经支气管镜单向活瓣肺减容术的分析及护理 [J]. 中华肺部疾病杂志 (电子版), 2019, 12(01): 124-126.
谢秀芳 , 李先华 , 李兴明 , 等 . 真实世界研究中经支气管镜单向活瓣肺减容术治疗重度异质性肺气肿的疗效与安全性分析 [M]. 临床肺科杂志 , 2023, 28(3): 345-352.
于振刚 , 高晓鹏 , 任桥 , 等 . 支气管内活瓣植入术的应用现状 [J]. 临床肺科杂志 , 2022, 27(11): 1766-1770.
Chengzhi Zhou, Yinyin Qin, Wei Zhao, et al. International expert consensus on diagnosis and treatment of lung cancer complicated by chronic obstructive pulmonary disease[J]. Translational Lung Cancer Research, 2023, 12(8): 1661-1701.
Lei Wang, Yingxian Dong, Yanli Ji, et al. Clinical outcome and risk factors for subcutaneous emphysema in patients with lung cancer after video-assisted thoracoscopic surgery[J]. Frontiers in Surgery, 2022, 9: 956431.
Sebastian Fernandez-Bussy, Gonzalo Labarca, Felix J F Herth. Bronchoscopic Lung volume reduction in patients with severe emphysema[J]. Seminars in Respiratory and Critical Care Medicine, 2018, 39(6): 685-692.

第 3 章

CT 引导下肺部病变微创治疗

第一节　概　述

随着医学影像技术的不断更新与发展，医学影像在疾病的预防与治疗方面所发挥的作用逐渐突出。精准医学影像技术使许多患者较早地了解病情并及时治疗，同时在协助手术方面起着关键的作用。此外，基于影像学引导的经皮微创介入治疗技术在临床医疗领域也逐渐成为不可替代的治疗手段。随着精准医疗理念的提出，微创、有效、安全成为疾病治疗的主流发展趋势，精准、微创的治疗理念已经逐渐替代传统、复杂的外科治疗理念。通过细小的切口、微小的创伤解决重要疾病的方式逐渐被大众认可和推崇。近些年，影像学引导的经皮微创诊疗学科正在飞速发展，作为临床医疗不可或缺的护理工作，也要随着医疗技术手段的不断更新而逐步提高，为影像学引导经皮微创治疗手术的安全保驾护航。

肺癌是全球最常见的恶性肿瘤之一，也是肿瘤相关的主要致死原因。随着高分辨率 CT 的普及及全民体检意识的不断提高，早期肺癌的检出率越来越高，而经皮介入手术的普及为 Ia 期肺癌尤其是磨玻璃结节型肺癌患者提供了安全有效且微创的治疗方式。当然对于中晚期肺癌，无法进行外科手术切除的患者，经皮介入治疗仍然是一项有效的治疗手段。在众多经皮介入消融手段中，冷冻消融可以有效避免高温消融过程中热辐射对周围正常组织的损伤，尤其适用于靠近胸膜及神经组织病变的治疗，其消融范围可视性强，对肺组织损伤小，对组织生物活性保留彻底的特性使得其作为一种新型肿瘤消融技术在肺恶性肿瘤的治疗中广泛应用。

高分辨率 CT 为肺部疾病的诊治提供了良好的影像学基础，顽固性气胸、慢性阻塞性肺疾病（chronic obstructive pulmonary disease，COPD）、肺部肿瘤及常见肺部介入治疗后的并发症成为威胁患者肺功能及生命安全的主要原因。在 COPD 终末期，常可见肺内合并肺大疱表现，而巨型肺大疱（giant emphysematous bulla，GEB）往往严重影响患者呼吸功能，导致生活质量低下甚至威胁生命。对于 GEB 的治疗，目前临床药物疗效欠佳，多需要进行外科手术，但其对手术技术要求较高，且术后并发症相对较多、易复发，内科胸腔镜及经支气管镜肺大疱减容术虽可一定程度上缓解患者症状，但由于其可重复性差、局限性大、并发症发生率较外科切除无明显差异等，其临床应用仍然受限，因此临床上大多数患者没有或仍无有效治疗方式。CT 引导下经皮穿刺肺大疱减容术可以在 CT 引导下精准地将医用胶注射到肺大疱腔内，联合局部负压吸引，使大疱闭合，明显改善患者呼吸功能及生活质量，安全性高、有效性强，痛苦少，是一种针对 GEB 的有效治疗方式。

支气管胸膜瘘（bronchopleural fistula，BPF）是指各级支气管与胸膜腔间的异常交通。常因顽固性气胸及合并肺部感染而严重影响患者生活，其死亡率甚至可高达 71.2%。经皮引流联合抗生素治疗是临床上常用治疗手段，但对于持续存在的瘘口如不进行有效封堵，可导致病程迁延不愈，而长时间的抗生素使用易导致菌群耐药及合并真菌感染。经气道封堵操作相对复杂，风险较高，患者耐受差。经皮消融治疗术后常见 BPF 的发生，主要与消融参数选择及患者肺部对热敏感性较强导致，大部分患者经胸腔闭式引流和抗感染对症治疗后可痊愈，部分胸膜组织损毁严重及严重感染的患者可出现顽固性气胸，空洞难以闭合而影响疾病的进一步治疗。CT 引导下经皮支气管胸膜瘘封堵术克服了经气道造影引起的患者不适及并发症风险，可以在 CT 引导下将生物胶注射到瘘口进行封堵，术前可经高分辨率 CT 扫描进行三维重建，对于支气管瘘口可多角度清晰显示，便于药物注射，有效封堵瘘口，而且可重复性强。

对于肺部重症感染或消融后局部感染性空洞形成的患者，在长期应用广谱抗生素或患者自身免疫力低下时，以及长期使用激素进行治疗的慢性肺部疾病患者中，常易在治疗过程中合并真菌感染，形成空洞性病变。静脉抗真菌药物副作用大，肺组织内局部药物浓度较低，常导致病变难以愈合。CT 引导下经皮局部抗真菌药物注射可以将高浓度抗真菌药物直接注射到病灶内灭活真菌，使病灶迅速愈合，并减少静脉药物吸收导致的副作用。

CT 引导下新型经皮肺部疾病介入治疗技术针对临床治疗困难的肺癌、巨型肺大疱、支气管胸膜瘘、肺内真菌感染等较为棘手的疾病治疗提供了新的、有效的治疗手段，随着这些治疗技术的不断普及，对于新型治疗手段的护理工作成为重要不可或缺的一部分，为了保障新技术的临床开展，本章详细介绍了针对 CT 引导下经皮肺肿瘤冷冻消融、肺大疱减容、支气管胸膜瘘封堵及真菌性肺炎局部药物注射等新型介入治疗技术患者全程化管理过程中护理技术要点，以保障临床手术更好、更顺利地进行。

第二节　CT 引导下经皮穿刺肺部病变氩氦刀冷冻消融术的围手术期精准护理

一、概述

（一）定义

1. 肺结节　肺结节分为纯磨玻璃结节和混合磨玻璃结节、实性结节和囊腔型结节。

2. 肺癌（lung cancer）　系指起源于肺、气管及支气管黏膜上皮的恶性肿瘤，有时也称支气管肺癌。肺癌大致可以分为非小细胞肺癌（non small cell lung cancer，NSCLC）和小细胞肺癌（small cell lung cancer，SCLC）两大类，其中非小细胞肺癌占 80% ～ 85%，主要包括鳞癌、腺癌、大细胞肺癌。

（二）流行病学

肺结节的自然病程包括吸收消散、假性收缩和稳定增长。肺结节的恶性概率与结节大小、结节密度、结节形态、容积倍增时间、实性成分占比有关。持续性肺结节大小与恶性概率明显相关。结节直径≤ 5mm 恶性概率＜ 1%；直径 5 ～ 9mm 恶性概率 2% ～ 6%；直径≥ 10mm 恶性概率 15.2%；直径≥ 20mm 恶性概率 64% ～ 82%。一般来说，亚实性结节的恶性概率高于实性结节，部分实性结节的恶性概率高于纯磨玻璃结节。

据世界卫生组织所属国际癌症研究机构报道，2018 年全球肺癌新发病例 209 万例，死亡病例 176 万例；无论发病率还是死亡率均居恶性肿瘤之首。在中国，肺癌同样居恶性肿瘤发病率及死亡率首位。具体来说，2015 年估计新发肺癌 73.3 万人，居恶性肿瘤首位，占恶性肿瘤新发病例的 17.09%；同期死亡 61 万人，占恶性肿瘤死因的 21.68%。与 30 年前相比，我国肺癌病死率上升了 465%，每年约有 60 万人死于肺癌。

流行病学特点：发达国家高于发展中国家、男性高于女性、高龄人群高于低龄人群；呈现出发病率、病死率升高、腺癌所占比例、非吸烟者所占比例、女性所占比例和青少年所占比例均升高的趋势。

（三）病因学

主要危险因素：吸烟、饮酒、油烟、家族肿瘤史、肺结核、慢性支气管炎和精神因素等。

1. 吸烟和被动吸烟　是目前公认的肺癌最重要的危险因素。与烟草的种类、开始吸烟的年龄、吸烟的年限、吸烟量有关。欧美国家吸烟者肺癌死亡率为不吸烟者的 10 倍以上，亚洲则较低。不吸烟者每天被动吸烟 15 分钟以上者定义为被动吸烟。

2. 空气污染　包括室外污染和室内污染。

（1）室内污染：包括室内环境烟草烟雾、厨房内污染（油烟和煤烟）和室内装修等。

（2）室外污染：主要是大气污染。工业废气、采暖（煤炭）、汽车废气（汽油和柴油）、公路沥青和环境烟草烟雾等。

3. 职业暴露　包括石棉、无机砷化合物、铬和某些化合物如二氯甲醚，芥子体、煤烟、焦油和石油中的 PAHs（多环芳烃）、氯化乙烯等。职业暴露性肺癌主要有从事某种特定职业、潜伏期 20 年左右、发病年龄较轻、男性多于女性、吸烟与职业暴露因素协同。

4. 肺癌家族史和遗传易感性　存在家族聚集现象。目前认为基因组不稳定、DNA 修复及细胞增殖和凋亡调控的基因多态性均可能是肺癌的遗传易感因素。

5. 其他因素　包括营养、社会心理因素、免疫状态、雌激素水平、感染（HIV、HPV）、肺部慢性炎症、经济文化水平等。

（四）影像学诊断

1. 胸部 X 线检查　胸部 X 线检查通常可以发现大多数 0.6 ～ 1cm 的恶性结节，5% ～ 15% 肺癌患者单凭 X 线检查就可发现肺部的病灶。胸部 X 线检查对隐蔽区肺癌的漏诊率为 8.1% ～ 19.0%。

2. 胸部 CT　胸部 CT 是目前肺癌诊断、分期、疗效评价和治疗后随诊中最重要和最常用的影像检查方法。增强 CT 常可以看到扩张、充满黏液的支气管。

通常将肺内直径≤ 1cm 的局限病变称为小结节，1cm ＜直径≤ 3cm 的局限病变称为结节，直径＞ 3cm 者称为肿物。分析影像表现时，结节或肿物的大小、形态、密度、内部结构、瘤 – 肺界面及体积倍增时间是最重要的诊断指征。观察结节 / 肿物的特征时，应常规应用薄层 CT（层厚 1 ～ 1.25mm），多平面重组（MPR）可在各方向观察结节的形态，有助于定性诊断。对于实性结节，鉴别诊断时可以根据情况选择增强扫描、双期增强扫描和动态增强扫描。肺内亚实性结节特别是纯磨玻璃结节，建议只使用薄层平扫。

3. PET-CT　诊断肺癌的敏感度达 90% 以上，特异度大多在 80% ～ 90%。

（五）治疗技术

局部冷冻消融术：随着外科治疗技术微创化、医学影像技术的发展和仪器设备的不断创新发展，非血管疾病发生了根本性变化。低温冷冻治疗肿瘤在全世界快速发展起来，主要优点：示综性好，在 CT 引导下冰球显示清晰，可直观、清晰地分辨消融区边界，肺穿刺长针有利于正确判断病灶消融覆盖情况，更好地避免正常组织损伤；不开刀，通过人体自然孔道或微小的切口就可以完成治疗，并且有组织损伤小、疗效显著，身体恢复快、住院时间短等优点。且大部分患者局部麻醉就可以完成；无热传导损伤，对邻近重要组织结构无损伤。

氩氦刀冷冻消融基本原理：工作原理基于气体节流效应（Joule-Thomson 效应），冷冻消融针局部温度迅速降至 -140℃以下，引起瘤细胞内外冰晶形成、细胞膜破裂、消融区内微血管闭塞，导致瘤细胞缺血、坏死；同时高压氦气可在 20 秒内使探针温度从 -140℃上升至 20 ～ 40℃，迅速复温又加重瘤细胞损伤。通过氩氦刀冷冻治疗系统对肿瘤多次冻融可增加冷冻范围、提高消融效果、灭活靶区肿瘤组织。

（六）氩氦刀消融术适应证

1. TNM 分期。I 期和部分Ⅲ a 期（T3N1M0、T1-2N2M0）非小细胞肺癌和局限期小细胞肺癌（T1-2N0-1M0），或广泛期小细胞肺癌经全身治疗控制良好，局部原发灶仍存活者。

2. 全身其他部位恶性肿瘤发生的肺转移。

3. 经新化疗或化疗联合放疗有效的非小细胞肺癌。

4. 寡转移或多发转移病灶肺功能良好者，病灶消融数量据患者身体情况及肺功能情况评估决定。

5. 患者因高龄或基础疾病无法耐受全身麻醉手术。

6. 影像学检查显示不能彻底切除的肿瘤。

7. 化疗或靶向药物治疗耐药者。

8. 肿瘤体积巨大，累及纵隔、心包，通过冷冻消融减瘤或需联合免疫治疗者。

9. 采用多种治疗方法，局部病灶稳定但不能消失或缩小不明显的患者。

10. 有置入心脏起搏器的患者。

（七）氩氦刀融术禁忌证

1. 严重肺纤维化和肺动脉高压者。

2. 病灶周围感染性及放射性炎症、穿刺部位皮肤感染未很好控制者，全身感染、高热＞ 38.5℃者。

3. 肿瘤邻近纵隔大血管穿刺困难或造影剂过敏或自身无法配合等无安全穿刺进针路径者。

4. 肿瘤包绕血管消融易导致严重出血者。

5. 严重肝、肾、心、肺、脑功能不全者；严重贫血、脱水及营养代谢严重紊乱无法在短期内纠正或改善者。

6. 血小板＜ 50×10^9/L 者及有严重出血倾向、短期内不能纠正的凝血功能障碍者（凝血酶原时间＞ 18 秒，凝血酶原活动度＜ 40%）。

7. 恶性胸腔积液控制不佳者。

8. 抗凝治疗和（或）抗血小板药物（达比加群、利伐沙班等新型口服抗凝药物除外）在消融前停用未超过 5 ～ 7 天。

9. 美国东部肿瘤协作组（Eastern Cooperative Oncology Group，ECOG）体能状态评分＞ 2 分者。

10. 合并其他肿瘤并有广泛转移，预期生存期＜ 6 个月者。

11. 发作期精神病患者。

二、氩氦刀消融术的精准护理

氩氦刀冷冻肿瘤消融具有微创、安全、适形、适应证广、并发症少、操作简单、患者恢复快、住院时间短、效果可靠、可以重复进行等优点，现已成为一种“有前途”的肿瘤第四大治疗手段。为了进一步提高治疗效果，术后的围手术期精准护理至关重要，主要包括以下几个方面。

（一）术前准备

1. 护理评估

（1）术前评估

1）身体评估：评估性别、年龄、职业，了解患者发病原因；评估身高、体重、营养状况，用于评估体能情况，为预后提供资料支持；评估沟通能力、生命体征、四肢活动能力，确定活动耐力。

2）病史评估：评估食物、药物过敏史，决定患者术前检查或者术中是否可以应用造影剂及术后用药禁忌；评估家族史、既往史、遗传史，便于了解患者心理状态，也可更好地采取措施，预防跌倒、坠床；评估现病史及伴随疾病，更好地有针对性的用药，减轻患者症状，避免疾病的进一步发展；评估用药史和吸氧史，准备应急药品，及时给予患者吸氧，改善缺氧状态，提高舒适度；女性患者评估月经史、生育史，为手术时间的选择、安全性方面及手术方式的选择提供依据。

3）出血风险评估：评估服用药物种类、作用、副作用。口服阿司匹林、氯吡格雷等长效抗凝药物，以及口服丹参滴丸等活血化瘀类中药、中成药需停药 7 天；停药后可能诱发血栓形成，建议换成短效抗凝药，具体用药请心内科协诊；应用仑伐替尼、贝伐珠单抗等抗血管类靶向药物的患者，需停药 3 周。

4）症状评估：有无咳嗽、咳痰、呼吸困难等症状，对症用药，为术中患者能更好地配合做准备。

5）实验室检查：根据患者的病情，进行相关实验室检查，如心电图、CT、超声心动图、头颅磁共振、双下肢血管超声，血常规、生化指标、凝血功能、血清术前八项、肿瘤标志物等。

（2）术后评估

1）心理评估：评估心理应激因素，评估术中体验感，了解患者对手术效果、预后、疼痛等问题的担忧，制订针对性的心理干预方案。

2）病情评估

①术中状况：包括麻醉方式、术中用药、术中出血等。

②生命体征：包括体温、脉搏、呼吸、血压，监测患者血氧饱和度变化，与术前对比，观察患者有无缺氧症状；评估疼痛程度。

③手术伤口：有无渗血、出血，有无血气胸形成、血肿形成及感染征象等。

3）身体评估：四肢活动度，观察有无术中体位不适造成的肢体不适及活动障碍或血栓形成的早期症状。

4）评估各项辅助检查结果。

5）评估有无出血倾向：氩氦刀治疗使用的穿刺针数量超过4根，会有血小板计数改变的情况出现，需要密切观察。

2. 术前宣教

（1）环境要求：病房干净整洁，无异味，避免有刺激性味道引起患者咳嗽等不适，减少人员探视，防止交叉感染。

（2）术前检查：进行CT、心电图及超声检查，了解心肺功能，确定手术方案及制订术中应急预案。

（3）饮食要求：术前禁食禁水4～6小时，禁食牛奶、豆制品、萝卜等易产气的食物。

（4）用药准备：对咳嗽的患者，遵医嘱术前服用止咳药物，如复方甲氧那明胶囊、甘草片等；对于剧烈咳嗽的患者，可术前少量温水送服阿桔片。对于哮喘病史的患者应用化痰、平喘的药物。对于入睡困难的患者，可遵医嘱给予助眠药物，注意药物不良反应。

（5）呼吸训练：入院后即开始指导患者呼吸功能的训练；采取舒适的卧位，一般取平卧位或侧卧位，头下垫枕，屈曲双下肢放松腹部，平静呼吸后屏气，屏气时间尽量在10秒以上，每日2～4次，每次15～20分钟，每次吸气程度尽量一致，以利于术中体表定位。

（6）疼痛评分方法的认知：宣教并掌握疼痛评分方法，使其术后能更加准确地对于疼痛有认知，为术后评估疼痛、精准用药提供依据。

（7）个人准备：术晨更换清洁衣裤，脱掉内衣、背心以便术中充分显露手术视野；摘下发卡、耳饰、手表、项链等金属饰品，避免影响仪器使用；如有活动义齿应摘除。

（二）术中精准护理

1. 准备工作

（1）器械准备

1）冷冻仪器设备：冷冻设备是 Visual-ICE System，在使用 Visual-ICE System 之前，检查机壳、电源线、制动、安全线缆、供气线、气体连接和监视器触屏以确保它们未损坏。为了避免触电风险，冷冻设备只能连接到带保护接地的医院级别电源插座。在接触患者期间请勿接触 Visual-ICE 冷冻消融系统的机壳，以避免在存在意外电气故障时可能使患者触电。根据不同消融设备和肿瘤大小、解剖位置，制订消融温度、时间、功率、循环次数等。

2）气体连接：连接气体是勿将 Visual-ICE 冷冻消融系统连接到超过 6000psi（414bar，41.4MPa）的供气源，以免损坏内部系统组件。气瓶应放置在冷冻治疗室隔壁的气体存放间，确保气瓶可由墙上的链条或审核合格的推车固定，以防止气瓶意外翻倒。每次治疗时应备足氩气、氦气。气体连接冷冻仪器管路足够长，以确保供气体管路不会拉伸，并且不存在绊倒危险。

3）通过将压力计总成接合器固定到气瓶连接，将氩气、氦气高压供气线连接到氩气、氦气瓶。使用位于系统背面的快速连接接头将氦气高压供气线连接到 Visual-ICESystem 的氦气进气口。

4）开机进行诊断测试检查：关键系统组件，包括电磁阀、内部电源、冷却风扇、压力传感器和温度测量电路等系统上运行的固件版本是否正确。如果系统检测到单个通道故障，则会禁用该通道，并且冷冻消融针类型显示窗口（边框为红色）会注明该 Channel（通道）出现 defective（故障）。一个指示出现故障的消息会显示在系统工具栏右上角。

5）在冷冻手术开始前，冷冻设备连接气瓶（氩气、氦气），然后对每根冷冻消融针和组织温度传感器执行功能测试。如果需要在手术过程中更换气瓶，应停止所有冷冻和解冻操作，再进行气瓶更换。

6）手术结束后应进行气体排放：如果未选择对 Visual-ICE 冷冻消融系统自动排气，请顺时针转动气瓶上的切断阀以关闭气瓶。如果为手动排放，将 Visual-ICESystem 上的手动排气阀转至打开位置，以从系统中释放出高压气体。然后断开高压供气线与 Visual-ICESystem 和气瓶的连接。

7）在每次使用完应用湿纱布清洁 Visual-ICECryoablationSystem 的屏幕及主体。用异丙醇向下擦拭来清洁触笔，然后再使用干纱布擦干触笔。并且每年度进行预防性维护。

8）CT 检查仪（电子计算机断层扫描）：具有高密度分辨率和空间分辨率，病灶与周围组织结构的解剖关系显示清晰，定位准确，引导穿刺成功率高；冰球在CT图像上显示清晰，且所显示冰球大小、形状与实际完全一致；具有多平面成像功能，可实现一次扫描任意方位观察冰球和病变、周围组织结构关系。检查CT功能是否处于功能完好状态，连接的计算机是否处于完好状态，根据手术医师及实际情况调整手术体位。

9）心电监护仪、电除颤仪：检查仪器是否处于功能状态，心电监护仪血压计袖带、无创血氧饱和度夹、心电导联插件、连接电源线是否完好。电除颤仪器的把手不可触到浸有生理盐水的纱布垫。

（2）药品准备

1）麻醉药：利多卡因、啰哌卡因、丁卡因等。

2）非甾体消炎药：氟比洛芬酯、布洛芬、洛索洛芬钠等。

3）止血药：酚磺乙胺、氨基甲酸、血凝酶、垂体后叶素等。

4）支气管扩张剂：氨茶碱、沙丁胺醇等。

（3）患者准备：协助患者脱去上衣，摆好体位，上肢做好固定，做好甲状腺、性腺等辐射敏感器官的屏蔽保护。常用体位有仰卧位、过伸仰卧位、侧卧位。

2. 术中护理

（1）吸氧：鼻导管持续低流量吸氧2L/min，保证患者在消融过程中呼吸平静。

（2）生命体征监测：观察心率变化，特别是在术后可能出现疼痛或焦虑情况下。观察呼吸频率和深度，特别关注气胸发生可能性。定时测量血压，确保患者血流动力学稳定，持续监测血氧饱和度水平。

（3）心理关注：氩氦刀治疗大多是局部麻醉清醒状态下进行，手术中医师、护士应尽可能多地与患者沟通交流，了解患者需求，稳定患者情绪，积极配合。

（4）静脉通路：保持静脉通道通畅，CT引导时，需将输液架放在CT管球后面，并接延长输液管，以防止管球移动时造成液体滑脱或外渗。

（5）冷休克的处理：冷冻治疗时，氩气在刀头急速膨胀制冷，在15秒内将病变冷冻至零下140～170℃，持续15～20分钟，在启动氦气，根据病变大小、范围、位置持续几个循环，因此，患者极其容易发生低体温，患者的体温每降低0.3～1.2℃，平均增加氧耗92%；患者核心体温约降低1℃，就会出现寒战，会使肝脏代谢率降低、机体对外界刺激的应激反应减弱、肌松药和静脉麻醉药的作用延迟。患者入室前1小时调节室温，将室温调至24～26℃或床单位预热，手术开始后再调低室温，手术结束前适当回调室温；术中使用液体加温仪对液体、血制品进行加温；使用水毯铺置患者身下或充气式加温毯覆盖四肢，可提高外周皮肤温度，减少体内热量向外周扩散。局部制作无菌温水袋复温，注意水温应控制在38℃，避免水温偏高出现低温烫伤。

（三）术后精准护理

1. 一般护理

（1）体位：取仰卧位，抬高床头 30°，可有利于呼吸，术中有明显咯血的患者应采取患侧卧位。避免长时间保持同一姿势，可床上翻身或调整体位。从平卧位、半坐卧位、坐位、站位过渡，根据术后复查 CT 结果决定下床活动时间和范围。

（2）生命体征观察：术后及时为患者连接心电监护 24 小时，每 0.5 小时监测一次脉搏、血压、呼吸并记录在护理记录单上，三次平稳后可调整 1 小时一次。重点监测呼吸频率、节律、深度和血氧饱和度，确保患者气道通畅，避免气道阻塞。嘱患者安静休息、少说话，避免由于长时间禁食水口干产生的气道不适引起呛咳。

（3）饮食护理：术后 3 小时内需禁食，避免由于气胸或出血等疼痛刺激导致患者呕吐误吸。3 小时后可进流质饮食，并逐渐过渡到正常饮食。进餐时注意保持室内空气新鲜、流通，为患者提供良好的进餐环境，嘱患者合理饮食，无禁忌时推荐进食高蛋白质、高热量、易消化的清淡饮食，少食多餐，维持足够的营养，增强体能，促进快速康复，避免过多进食产气食物，进食过程中避免呛咳。

（4）口腔护理：每日 2 次，餐后协助患者漱口或刷牙，保持口腔清洁，增加舒适度并减少应激性口腔炎的发生。如有咯血、反复咳痰的情况，应增加漱口次数，减少口腔感染的机会。

（5）心理护理：术后是患者心理反应比较集中、强烈的阶段。担心治疗效果及预后；担心对生活、工作带来的不利影响及给家庭带来的经济负担，患者容易焦虑。尤其是中青年、肿瘤患者，应更为关注。建立三级关注体系，从主刀医师做起，术后及时到病房查看患者情况，交代术中情况；护士长与责任护士一起床旁接诊患者，主动关心患者，积极耐心地与患者及其家属沟通交流讲解，缓解患者压力，焦虑等情绪。主管医师及经治医师及时交代术后检查、复查项目及结果回报情况；对于心理状态极差的患者必要时进行心理测试及专科心理辅导。

2. 专科护理

（1）穿刺处护理：观察穿刺部位是否肿胀，如肿胀明显，应将穿刺点向下起到压迫作用，注意局部敷料是否妥善固定，观察有无渗血、渗液情况。敷料每 24 小时更换一次，如有明显渗出随时更换。更换时注意无菌操作及皮肤保护，避免医源性皮肤损伤。保持周围皮肤清洁干燥，及时清理胶布痕迹，72 小时后敷料即可取下，取下后 24 小时可淋浴沐浴，局部避免揉搓，防止感染。

（2）肢体运动：病情允许情况下，鼓励患者进行早期肢体功能锻炼如踝泵运动，能下床活动时及早下床，在规定范围内进行适当强度的活动。

（3）做好胸腔闭式引流管的护理。

（4）术后检查：行氩氦刀冷冻消融术后当日4小时后行胸部CT检查，次日上午行影像学检查如X线检查或CT，以评估治疗区域的肺部状态和气胸的发展情况。检查时由其经治医师全程陪同，坐轮椅往返。

3. 症状的精准护理

（1）疼痛的精准护理：疼痛管理在术后护理中是至关重要的一环，特别是在像氩氦刀冷冻消融术这样的介入治疗后。有效的疼痛管理可以显著改善患者的舒适度，促进康复进程，减轻心理压力和焦虑，提高整体治疗效果和患者满意度。首先告知患者术后穿刺部位会出现疼痛，其次观察穿刺部位有无渗血、渗液、疼痛、红肿、冻伤等，向患者讲解其主要原因是氩氦刀治疗后局部水肿引起，手术当日及术后第一天明显，持续1～3天后逐渐缓解。根据患者对疼痛的耐受力和感知程度，进行心理护理。采取多模式镇痛策略：结合不同类型的镇痛药物和方法，如口服、静脉输注、局部麻醉和神经阻滞等，以提供全面的疼痛控制效果。常用的药物包括非甾体抗炎药（NSAID）、阿片类镇痛药、局部麻醉剂等，可以根据患者的疼痛程度和个体差异进行选择和调整。同时注意避免过度使用镇痛药。个体化治疗方案：根据患者的疼痛评估和病情特点制订个性化的镇痛方案。需要考虑患者的年龄、健康状况、病史、药物过敏史等因素，以及术后可能存在的并发症风险。定量疼痛评估工具：使用标准化的疼痛评估工具（如VAS评分、数字评分等），帮助量化患者的疼痛感受。定期评估疼痛程度，并根据评估结果调整镇痛治疗方案，以确保疼痛的有效控制。持续性疼痛教育和沟通：向患者及其家属提供关于术后疼痛管理的详细信息和教育，包括可能的副作用和注意事项。鼓励患者主动参与疼痛管理过程，根据自身感受及时反馈疼痛情况，有助于调整治疗。

（2）恶心、呕吐的精准护理：如患者出现恶心、呕吐等症状，多为使用麻醉剂、镇痛药引起的不良反应和治疗过程中刺激迷走神经反射引起。一般发生在术后4～8小时，24小时后可缓解和消失。当患者产生不适，立即告知医师，根据患者病情变化，对症处理，遵医嘱用药止吐，缓解症状。在护理过程中，协助患者头偏向一侧，及时擦去呕吐物，防止窒息；注意观察呕吐物的量、性状及颜色，及时了解病情变化，避免诱发上消化道出血；及时清理呕吐物，避免异味引起患者不适，必要时请同屋患者或家属离开病房，保护患者自尊心。

（3）咳嗽、咯血或痰中带血的精准护理：咳嗽，主要因穿刺反消融区损伤细支气管所致，利于坏死物质排出，但剧烈咳嗽易引起咳血及气胸，可给予止咳、化痰、解痉等治疗。一般于术后3天消失。咳血或痰中带血的发生主要是反复穿刺并冷冻细变气管黏膜所致，给予静脉止血治疗即可，一般于术后3～5天消失。给予患者做好心理护理，鼓励患者进行有效咳嗽，保持气道通畅，但避免用力、剧烈咳嗽。根据患者病情，遵医嘱给予雾化吸入每日2次，湿化气道稀释痰液，指导患者进行深呼吸训练及有效咳嗽训练，咳嗽时饮少量温水增加咽喉部的舒适度。必要时静脉滴注化痰药物。

（4）睡眠障碍的精准护理：患者失眠的原因多种多样，包括病理生理变化、手术原因、心理因素、药物治疗等。医护人员定期评估患者睡眠状况，针对患者个体化制订护理方案，及时调整护理策略。营造良好的睡眠环境，鼓励同病房患者及陪伴统一作息时间，控制室内光线，拉好窗帘。避免白天过度睡眠，规律锻炼，减轻患者疼痛和不适感，缓解焦虑、抑郁等情绪，避免刺激性饮食和饮料摄入。加强患者与家人、朋友的沟通，鼓励家属参与护理过程，提供心理支持和康复指导。

4. *术后并发症的护理*　尽管氩氦刀冷冻消融手术相对安全，但仍存在一定的手术风险，常见并发症有发热，气胸和胸腔渗液等。

（1）发热护理：患者手术当日出现寒战、发热，其原因与肿瘤冷冻的物理作用及细胞坏死吸收有关。体温一般在 37.0 ～ 38.0℃，在手术当日或次日出现，持续 3 ～ 5 天，告知患者属正常现象，可给予物理降温，如温水擦拭降温或遵医嘱给予口服药新癀片、吲哚美辛栓（纳肛）等非甾体类药物。严密监测体温，体温持续较高（＞ 38.5℃），血常规示白细胞升高时，应密切观察有无继发感染，遵医嘱给予抗生素、解热镇痛药等药物治疗；出汗较多时，应及时更换床单、衣裤，保持皮肤清洁干燥。对于年老体弱者，应严格控制用药剂量。鼓励多饮水，注意保暖。此外，对于体温迅速升高或同病房患者多人同时发热时，应警惕是否存在与手术无关的细菌或病毒感染，必要时单间居住。

（2）气胸和胸腔渗液：气胸和胸腔渗液是氩氦刀手术治疗后最常见的并发症，与高龄、合并肺气肿、多次进针、粗针、病变深、穿刺经验有关，发生率为 10%。肺部病变较大且靠近肺表面者，冷冻后可出现不同程度的胸腔渗液，渗液较少者多无明显不适，可自行吸收，无须处理。大量积液可出现胸闷、气急，经胸部 X 线定位后可行胸腔引流术，持续高流量给氧，密切观察患者有无气促、胸部压迫感等症状。少量液气胸（＜ 30%）可不予处置，在 1 ～ 5 天可自行吸收，需指导患者缓慢活动，避免急性活动引起胸膜反应的发生；中等至大量气胸可在 CT 引导下行胸穿抽气或放置胸腔闭式引流装置，密切观察患者有无气促、胸部压迫感，置管后引流液量、颜色、性状等，并详细记录，胸腔引流导管切勿弯曲、阻塞。

（3）胸膜反应：冷冻术后胸膜反应多为气胸及出血所致，术后患者体位改变或剧烈咳嗽会导致气胸及胸腔内出血，疼痛刺激会导致迷走神经过度兴奋，引起头晕、恶心呕吐、心率减慢、大汗等急症表现，此时应及时判断诱因，协助医师针对诱因进行治疗，并协助患者吸氧、缓慢平静呼吸，安抚患者情绪。如患者出现意识丧失或心脏骤停，应协助医师及时进行补液、升压、心外按压等抢救处理。

（4）皮下气肿：多见于慢性阻塞性肺疾病合并气胸的患者，应行气胸置管引流，可自行吸收。护士交接班时查看皮下气肿范围，利用推拿手法帮助患者促进皮下气体排出。

（5）支气管胸膜瘘：发生率约0.4%，与患者合并肺气肿、病变靠近胸膜、病理学类型以鳞癌多见、过度消融等有关。护士应早期鼓励并协助患者咳嗽、深呼吸运动，促进胸腔内气体液体排出，使肺复张。必要时行支气管镜吸痰，胸腔闭式引流。糖尿病患者应控制血糖。足量有效地应用抗生素。

（6）空气栓塞：因消融引发大量空气栓塞的案例极为罕见，相关文献和病例报道也较少，但临床上依然存在该并发症的可能性。原因多种，影响最大的器官是心血管、呼吸系统和中枢神经系统，病情危急可引起休克、心搏骤停、偏瘫甚至死亡等严重后果。一旦确认发生此情况，应立即采取复苏治疗、高压氧治疗、高流量氧气通气及机械干预措施。消融治疗过程中嘱患者不说话、不咳嗽、不做深呼吸动作，术中护理人员应在正确的时机做好正确引导。

（7）皮肤损伤：皮肤冻伤是氩氦刀冷冻消融治疗后的常见并发症，多为Ⅰ度冻伤，少数可能达到Ⅱ度。对于出现轻微皮肤损伤的患者，注意保持伤处皮肤清洁干燥，多数可治愈，必要时局部涂抹冻伤膏；对于极少数严重皮肤损伤者，可出现局部渗出增多，有水疱或者皮肤破溃，应及时更换敷料，操作中注意无菌操作，避免感染，必要时清创植皮治疗。

（8）肾功能受损：对于病变大、一次冷冻面积大、肿瘤液化坏死显著的患者，护士应关注患者尿液的量、性状，遵医嘱应用碳酸氢钠碱化尿液，静脉补液治疗，完成水化，复查肾功能。

5. 康复训练指导

（1）呼吸训练

1）随意哈欠运动：是最简单的深呼吸运动，每5～10分钟故意哈欠一次，使持续吸气约5秒，即能维持适当水平功能残气量。

2）膈肌呼吸：护士双手放于患者腹部肋弓之下，同时嘱患者用鼻吸气，吸气时腹部向外膨起，顶住护士双手，屏气1～2秒，使肺泡完全张开，呼气时嘱患者用口缓慢呼气。

（2）有效咳嗽：深呼吸训练时配合做咳嗽训练。注意：咳嗽时应短促有力，无须剧烈咳嗽，如咳嗽时气体不是突然冲出或在喉头发出假声均不是有效咳嗽。应避免连续无效的咳嗽，既增加患者的疲劳，消耗体力，又达不到目的。

（3）捶背：握空心拳、腕部伸直，以小鱼际肌为着力面，以肘关节为支点，前臂主动运动，有节律地垂直敲打背部，一般建议脊柱两侧进行捶打，由下至上，捶打频率为每分钟30～60次，捶击力度以能使身体振动即可，10分钟左右最相宜。

注意：切忌勿用力过猛，严重心脏病、尚未明确诊断的脊椎病变及晚期肿瘤患者禁忌，否则会加重病情，引起意外发生。中医学认为捶背可助阳调阴，使正气守内，邪不可犯。捶背一可振动呼吸器官帮助排痰，二可帮助排出肺泡中的废气，三可通过身体振动调和脏腑、疏通经络、放松肌肉、促进气血运动。

6. 出院指导

（1）复查项目：消融后前 3 个月，每月复查 1 次胸部增强 CT。以后每 3 个月复查胸部增强 CT 和肿瘤标志物。主要观察局部病灶是否完全消融、肺内有无新发病灶、肺外转移及并发症等。胸部增强 CT 是目前评价消融效果的标准方法，有条件者可使用 PET-CT 复查，PET-CT 和增强 CT 两者相结合可以更准确地判断消融后疗效。对于合并肾功能不全或者有碘造影剂严重过敏的患者，可进行胸部 CT 平扫或者磁共振扫描，根据肿瘤大小和信号的动态变化来评估疗效。

（2）动态观察：术后需要定期观察呼吸状态，如发现咳嗽、呼吸困难等异常情况，及时就医。

第三节　CT 引导下经皮穿刺支气管封堵术治疗肺大疱的围手术期精准护理

一、概述

（一）定义

肺大疱（pulmonary bullae）是一种呼吸系统疾病，其特征是肺泡或肺泡囊过度膨胀，导致肺组织内形成直径超过 1cm 的空腔。这些空腔由于肺泡壁的破坏和气体积聚而形成，是慢性阻塞性肺疾病常见并发症，可引起肺功能恶化，导致呼吸困难加重，严重影响生活质量。根据空腔大小和分布，肺大疱可以分为小疱和大疱，其中大疱对肺功能的影响更为显著。主要机制：①空腔周围正常的组织外压性膨胀不全或气道陷闭；②通气 / 灌注比例失调；③膈肌低平而且活动度受限；④无效腔通气；⑤肺循环血管受压导致肺动脉压升高。

（二）病因学

肺大疱的形成通常与慢性阻塞性肺疾病（COPD）、慢性支气管炎、支气管哮喘、尘肺等慢性肺部疾病有关，可导致小支气管的炎症和纤维化，引起气道阻塞和肺泡内压力增高，最终导致肺泡壁的破裂和融合。此外，遗传因素、吸烟、环境污染和职业暴露也是肺大疱发病的危险因素。

（三）临床表现

肺大疱临床表现多样，轻度病例可能无明显症状，而严重病例则表现为呼吸困难、胸闷、咳嗽、活动耐量下降等。当肺大疱破裂时，可能引发气胸，导致急性呼吸困难和胸痛。

（四）诊断

肺大疱的诊断主要依靠胸部X线检查和计算机断层扫描（CT）。X线检查可显示肺野内的透亮区域，而CT则能更清晰地显示肺大疱的大小、形状和位置。另外，肺功能测试、动脉血气分析和临床症状评估也是诊断肺大疱的重要手段。

（五）临床分型

根据大疱周围肺实质内有无阻塞性肺病的表现，可将肺大疱分为以下三类：

1. Ⅰ型　大疱伴正常的肺实质，其特点是大疱位于肺实质内，有明确的空腔和边界。常位于肺尖。大疱较大时，会压迫周围肺组织，但因肺实质正常，患者相对无症状，肺功能仍可接近正常。巨大肺大疱可充填一侧胸腔。

2. Ⅱ型　大疱伴周围肺实质的广泛气肿，为广泛肺气肿基础上的局部加重，常为多发、双侧、有植入肺内宽的基底，各大疱的大小和累及范围常不同，其症状不仅与大疱的大小有关，而且与其周围的肺气肿的严重程度有关。

3. Ⅲ型　毁损肺，为弥漫性大疱性气肿，使该区域完全失去肺实质，多局限于肺段或肺叶，但也可累及一侧全肺。

（六）治疗技术

CT引导下经皮穿刺支气管封堵术原理：CT引导下经皮穿刺治疗肺大疱是一种微创的介入性治疗方法。该技术利用CT的高分辨率成像能力，精确地定位肺大疱的位置和大小，引导医师进行经皮穿刺，实现对肺大疱的直接治疗。CT成像能够提供肺组织的详细视图，帮助医师评估肺大疱的形态和周围结构，确保治疗的安全性和有效性。

（七）CT引导下经皮穿刺支气管封堵术适应证

1. 明确的肺大疱诊断，且影响肺功能或生活质量。
2. 患者有症状，如呼吸困难、持续咳嗽或反复发生的气胸。
3. 患者不适合或拒绝接受传统开胸手术。

（八）CT引导下经皮穿刺支气管封堵术禁忌证

1. 严重的心肺功能不全，无法承受穿刺过程中可能的风险。
2. 凝血功能障碍或出血倾向。
3. 穿刺路径存在感染或肿瘤风险。
4. 无法控制的咳嗽或无法配合治疗的患者。

二、CT引导下经皮穿刺支气管封堵术的精准护理

肺大疱作为一种慢性肺部疾病，其特征是肺泡过度膨胀、破裂，形成大的空腔，严重影响患者的呼吸功能和生活质量。随着医疗技术的进步，CT引导下经皮穿刺治疗肺大疱的技术应运而生，为患者提供了更为精准、安全的治疗选择。为了进一步提高治疗效果，术后的围手术期精准护理至关重要，主要包括以下几个方面：

（一）术前精准护理

1. 护理评估

（1）术前评估

1）身体评估：应用慢性阻塞性肺疾病（COPD）评估测试评分（CTA）（表3-1），评估患者一般情况及伴随症状（表3-2）。

表3-1　慢性阻塞性肺疾病（COPD）评估测试评分

本问卷可以帮助你和你的主治医师评估慢性阻塞性肺疾病（COPD）对你的健康和每日生活质量的影响，你的回答以及测试的分值，可以帮助你的主治医师调整你的COPD治疗方案以使你从治疗中获益。

请你独立完成本问卷，完成过程中不要询问其他人，并完成以下8道问题。

我从不咳嗽	○1	○2	○3	○4	○5	我一直咳嗽
我一点痰也没有	○1	○2	○3	○4	○5	我有很多很多痰
我一点也没有胸闷的感觉	○1	○2	○3	○4	○5	我有很重的胸闷的感觉
当我爬坡或爬一层楼时，我并不感到喘不过气来	○1	○2	○3	○4	○5	当我爬坡或爬一层楼时，我感觉非常喘不过气来
我在家里的任何劳动都不受慢阻肺的影响	○1	○2	○3	○4	○5	我在家里的任何活动都很受慢阻肺的影响
每当我想外出时就外出	○1	○2	○3	○4	○5	因为我有慢阻肺，所以我从来没有外出过
我睡眠非常好	○1	○2	○3	○4	○5	因为我有慢阻肺，我的睡眠非常不好
我精力旺盛	○1	○2	○3	○4	○5	我一点精力都没有

你的得分是：

表 3–2　CTA 评分与疾病严重程度对照表

评分	疾病状态	主要表现	防治措施
＞ 30	非常严重	患者不能从事任何活动，生活困难，如果需盆浴或淋浴，将花费很长时间，不能出门进行购物、娱乐或家务劳动，通常不能远离自己的床或椅子，感觉自己就好像变成了残疾人	除了轻症和中等程度影响患者的防治措施之外，还可以考虑转至专科门诊（如果是社区医务人员）。增加药物治疗，转诊至肺康复治疗部门，确保采用最佳治疗方法以减少急性加重发作次数并积极治疗急性加重疾病
20 ＜评分≤ 30	严重	患者不能从事大部分活动，在住宅附近散步、洗澡或穿衣时，均会感到呼吸急促。说话也可能气喘吁吁，咳嗽使患者非常疲劳，绝大多数夜晚肺部症状会干扰睡眠，患者感觉锻炼身体已不再安全。做每件事情都很费力，自觉无法控制肺部问题，并感到害怕和惊恐	
10 ＜评分≤ 20	中等	COPD 成为患者最严重的健康问题之一，每周有数天比较正常，但大多数时间都会咳嗽、咳痰，每年有 1 ～ 2 次急性加重，经常出现气促，夜间有憋醒。弯腰时会气喘，仅能缓慢地走上数级楼梯，只能慢慢地做轻家务劳动或者只能静养休息	除轻微影响患者的防治措施外，还可以考虑重新评估目前的维持治疗方案，转诊至肺康复治疗部门，确保采用最佳治疗方法
＜ 10 分	病情轻微	患者大部分时间很正常，但 COPD 已导致患者发生一些问题，无法胜任 1 ～ 2 件喜欢的活动，通常每周有几天咳嗽，并在运动或进行重体力劳动时出现气促，爬山或在平地快速行走时，不得不减慢速度或停下来，且经常容易筋疲力尽	包括戒烟、每年接种流感疫苗、减少暴露于急性加重危险因素及通过进一步临床评价，保障所采取的治疗措施

2）症状评估：有无咳嗽、呼吸困难、喘息、痰量增加、痰液颜色和黏度改变及发热等症状，有无心动过速、呼吸急促、全身不适、失眠、嗜睡、疲乏、抑郁或精神错乱等非特异性症状，有无明确的细菌、病毒感染依据；有无诱发因素，包括吸烟、空气污染、吸入过敏原、外科手术、应用镇静药物、气胸、胸腔积液、充血性心力衰竭、心律失常及肺栓塞等，对症用药，如单用短效 β 受体激动剂或联用短效抗胆碱能药物扩张支气管，全身糖皮质激素和抗菌药物等，可以缩短恢

复时间、改善肺功能和低氧血症，做好术前准备；对于痰液较多的患者要做好痰液管理，可雾化吸入、叩背咳痰，必要时吸痰。

3）实验室检查：重点检查肺功能，它是判断气流受限的主要客观指标，对诊断COPD、评估严重程度、疾病进展、预后及对症治疗的反应等有重要意义。其中主要指标为第一秒用力呼气容积（FEV_1）出现减少，且 $FEV_1/FVC < 70\%$。

4）风险评估：术前评估的最后一步是风险评估，通过病史、体格检查、实验室检查、影像学检查及心理评估等结果，评估手术对患者的风险。决定手术方案，并采取必要的措施降低手术风险。

（2）术后评估

1）心理评估：一般会情绪比较紧张，处于紧绷状态；术中体验感及术后期待感。

2）病情评估：①生命体征。术后应用持续心电监护，监测体温、脉搏、呼吸、血压、血氧饱和度等，评估手术效果及术后恢复情况，重点评估呼吸状况，注意呼吸的频率、节律和呼吸音，必要时使用听诊器或观察胸廓起伏次数。②手术伤口。观察患者手术切口敷料是否妥善固定，有无渗血、渗液、肿胀等情况，必要时及时更换敷料。

3）实验室检查：血常规、生化及CT、胸部X线等辅助检查结果，特别要重视血气分析结果，注意观察尿量。

2. 术前宣教

（1）心理护理：患者对封堵术不了解，认为进手术室意味着生命的尽头，易产生焦虑及恐惧心理；担心手术的成功与否、麻醉手术意外及手术可能引起的并发症等。为使手术顺利进行，减轻患者焦虑情绪，应用动画视频等手段，形象地向患者及其家属介绍CT引导下经皮穿刺支气管封堵术治疗肺大疱的手术过程及需要患者配合的事项，客观地评价手术疗效及术中、术后可能出现的并发症，解除患者的心理顾虑，增强对该手术的信心，用良好的心态接受手术。教会患者放松技巧，保证充足睡眠，疏解心理压力。

（2）其余内容同本章第二节术前宣教部分内容。

（二）术中精准护理

1. 准备工作

（1）环境准备：同本章第二节准备工作部分内容。尤其注意环境消毒后不应立即携带患者进入房间，避免刺激性气味引起咳嗽和喘息。

（2）物品准备

1）手术耗材：根据患者的身高体重及脂肪层的厚度、手术部位选择合适的穿刺针及手术专用的黏合剂，专用注射器等。

2）应急耗材：胸腔闭式引流装置。

（3）器械准备

1）CT（计算机断层扫描）检查仪：检查 CT 检查仪功能是否处于功能完好状态，升降按钮是否完好，语音提示是否清晰，连接的计算机是否处于完好状态。

2）心电监护仪、电除颤仪：检查仪器是否处于功能状态，心电监护仪血压计袖带、无创血氧饱和度夹、心电导联插件、连接电源线是否完好，连接点是否紧密，开关是否完好，血压计袖带有无漏气等。电除颤仪器要注意电极板的清洁干燥，电源线有无破损，交流开机、直流开机是否正常，手把不能浸湿。

3）负压吸引：中心负压吸引装置连接完好，处于正常使用状态。必要时备气管切开包。

（4）药品准备

1）麻醉药：同本章第二节准备工作部分内容。

2）非甾体消炎药：氟比洛芬酯、双氯芬酸钠等。

3）止血药：血凝酶、垂体后叶素等。

4）黏合剂：外用冻干人纤维蛋白黏合剂。主要由人血浆制备的纤维蛋白原和凝血酶组成，两种成分混合时，模拟血液凝固过程的最后一步，通过凝血酶对纤维蛋白原的激活作用，使纤维蛋白原逐渐聚合，最终形成纤维蛋白网络，起到组织黏合作用。准备两支以上，避免由于接头堵塞、时间过长，黏合剂出现凝固影响手术的情况。

5）支气管扩张剂：糖皮质激素静脉剂型的如地塞米松、甲泼尼龙，吸入型的如布地奈德、莫米松，口服剂型的如泼尼松、泼尼松龙等；β_2受体激动剂如沙丁胺醇；白三烯调节剂如孟鲁司特；茶碱类药物如氨茶碱；抗胆碱类药物分为长效剂和短效剂如异丙托溴铵、噻托溴铵。

6）化痰药：盐酸氨溴索、乙酰半胱氨酸等。

（5）患者准备

1）已禁食水 4 ～ 6 小时，空腹状态，如口干可多次漱口缓解不适。

2）明确术前的宣教内容，例如手术的方式、术中需要配合的事项。

3）保持功能体位，安全舒适；充分显露手术野，并保护患者隐私；正确约束。常用体位有仰卧位、过伸仰卧位、侧卧位。

2. 麻醉方式　一般采用局部麻醉进行封堵手术，如配合困难也可根据患者的状况，采取基础加局部麻醉手术。

3. 术中护理

（1）安全核查：核对患者身份、手腕带，确认手术部位，确定知情同意书的签署及术前检查完备，确保手术的安全性及准确性，这一步骤主要是出于对患者安全的考虑，同时在一定程度上让患者感受到医护人员的专业和负责任的态度，从而增强其信任感。

（2）设备检查：确保 CT 等设备正常运行，处于完好状态。

（3）患者体位：铺防压疮垫，协助患者进行体位摆放，因为患者呼吸功能差，所以需要选择一个让患者感觉稳固和舒适的体位，必要时辅助使用头托、支架、各种海绵垫或真空垫，以及专用人体定位垫等辅助固定患者体位。某些特殊部位的患者可能需要将手臂向头侧伸展，应当考虑对患者手臂进行固定。做好甲状腺、性腺等辐射敏感器官的屏蔽保护。

（4）吸氧：鼻导管吸氧持续低流量吸氧 2L/min。

（5）生命体征监测：持续心电监护，密切监测心率、血压及血氧饱和度，同时要观察患者的呼吸、疼痛、咳嗽、咯血等情况，必要时对症处理。

（6）护理配合：术前教会患者护理训练，采用平静呼吸屏气法：即让患者处于平静呼吸状态，不需要额外用力。护士需熟练地掌握手术步骤，密切配合医师，确保手术顺利进行及缩短手术时间。护理人员应熟练掌握黏合剂的配制时机和配制方法。

（7）心理护理：该手术是局部麻醉状态下进行，患者清醒，手术中主刀医师及巡回护士应尽可能地与患者多沟通交流，尤其是在重要的需要患者配合的步骤中，鼓励、稳定患者的情绪。对于有特殊诉求的情况，应适当给予满足。

（8）静脉通路：静脉通道一般选择在手背部，保持通畅且需固定好。因为 CT 引导时，需将输液架放在 CT 管球后面，输液管长度有限，如管球移动时过度牵拉，会造成套管针滑脱、液体外渗，必要时可加用延长管来避免这一问题。

（9）黏合剂过敏的处理：据文献报道，反复多次用药，有可能导致荨麻疹、发热、恶心呕吐、呼吸困难等过敏反应，严重时可导致过敏性休克。护士需要密切关注生命体征，关注患者主诉，在出现过敏症状后立即给予 0.1% 肾上腺素 0.5 ～ 1.0mg 皮下注射，静脉滴注 100mg 氢化可的松或 5 ～ 10mg 地塞米松，病情严重者，可出现心搏骤停，应立即实施胸外心脏按压、0.1% 肾上腺素 1.0mg 直接心内注射。

（三）术后精准护理

1. 基础护理　同本章第二节一般护理部分内容。

2. 专科护理

（1）穿刺处护理：同本章第二节专科护理穿刺处部分内容。

（2）肢体运动：同本章第二节专科护理肢体运动部分内容。

（3）胸腔闭式引流管的护理：同本章第二节专科护理胸腔闭式引流管的护理。不同的是此手术常引起继发性气胸，需在持续负压［14 ～ 18cmH_2O

（$1cmH_2O=0.098kPa$）］下进行胸腔闭式引流术。该方法是将引流管的一端放入胸腔内，另一端接入比其位置更低的水封瓶或引流袋内，使用负压吸引机或者中心负压装置，根据需要调节负压大小，将被动引流变成主动引流；另外负压状态下细菌生长也会受到抑制，更好地防止感染。当目标大疱经放射学检查证明塌陷至稳定 72 小时后，夹闭引流管 24 小时后进一步确认后可拔除。使肺组织重新张开而恢复功能，术后检查由医师全程陪同，坐轮椅或推床携带负压泵前往行胸部影像学检查（如 X 线检查或 CT 扫描），以评估治疗区域的状态和气胸的发展情况。

（4）呼吸管理：定期监测患者的呼吸频率、呼吸深度和呼吸节律，观察是否有异常表现如呼吸困难或急促，防止二氧化碳潴留及呼吸衰竭的情况发生；注意患者是否有咳嗽、咳痰或其他呼吸道症状的变化；定期进行胸部 X 线检查或 CT 扫描，评估治疗区域的状态，及时发现和处理气胸的迹象。对于有咳嗽和咳痰的患者，需要进行有效的痰液管理，如积极咳嗽和使用吸痰器；确保痰液排出通畅，预防肺部感染的发生。根据患者的氧合情况，确保及时有效的氧疗，如低流量氧疗或高流量氧疗；向患者及其家属提供关于术后呼吸管理的教育，包括呼吸技巧的示范和应对呼吸困难的策略。

（5）血气分析的持续监测：血气分析可以较为直观地反映受检者肺换气功能，在进行血气分析的样本采集时应注意采血部位的合理选取，采集过程中需严格隔离空气并保证在患者较为平静的状态下。采血时机同样重要，通常患者需停用氧气吸入 30 分钟以上方可取用，如患者不能脱氧，请在送检的化验单上标记上吸氧的氧流量，以便医师正确的判断检查结果。除此之外，血气分析样本在采集后需立即送检，若血样送检不及时，检查结果势必会出现一定程度的偏差。

3. 症状的精准护理

（1）疼痛的精准护理：同本章第二节症状的精准护理中疼痛的精准护理部分内容。

（2）咳嗽的精准护理：保持房间内空气新鲜湿润，避免干燥环境对呼吸道的刺激，有助于减轻咳嗽的频率及强度；使用雾化吸入帮助舒缓呼吸道、减轻咳嗽症状；采用正确的咳嗽技巧减少对手术部位的压力，建议采取深吸气、屏气、缓慢咳嗽的方式，避免剧烈咳嗽；同时咳嗽时可用手轻轻按压手术部位，减轻痛感；在医师指导下使用一些镇咳、化痰药物。

（3）呼吸困难的精准护理：表现为呼吸频率、节律和（或）深度的改变，严重表现鼻翼扇动、发绀、端坐呼吸、张口抬肩等。根据严重程度给予精准氧疗。一般缺氧而无二氧化碳潴留的患者，给予持续 2 ～ 3L/min 浓度为 29% ～ 33% 的吸氧；一般缺氧而有二氧化碳潴留的患者，给予持续 1 ～ 2L/min 浓度为 25% ～ 29% 的吸氧；严重缺氧而无二氧化碳潴留的患者，给予持续 4 ～ 6L/min

浓度为 37% ～ 45% 的吸氧。必要时应用支气管扩张剂。

（4）睡眠障碍的精准护理：同本章第二节症状的精准护理中睡眠障碍的精准护理部分内容。

（5）出入量的精准护理：准确记录 24 小时之内出入量，了解患者水、电解质、酸碱平衡的变化，协助医师进行诊断，制订治疗方案以提高疗效。一般饮食中的入量要参照食物的含水量表计算，另外还包括静脉输注的液体；出量包括小便量、大便的含水量、呕吐量、引流量、排液量等。需要准备带有清晰刻度的尿壶、量杯，详细记录患者摄入、排出的所有液体，注意记录每次的时间、液体种类及量。如有异常及时报告医师。

4. 术后并发症的精准护理

（1）发热护理：术后组织损伤后的吸收过程可引起低热，这是机体对手术创伤的正常反应。一般体温不会超过 38.5℃，通常出现在术后的 2 ～ 3 天，这种发热一般不需要处理，可通过适当的补充水分、物理降温等方式增加患者的舒适度；如术后出现手术部位的感染或肺部感染，细菌等病原体侵入肺部，会引起炎症反应导致发热。可伴有咳痰、穿刺处红肿、胸腔闭式引流液颜色有变化，需要进行血常规、痰培养、引流液培养等检查，根据感染的病原学类型使用相应的抗生素治疗。

（2）气胸和胸腔渗液：是肺大疱封堵手术后最常见的并发症，与高龄、合并肺气肿、多次进针、粗针、病变深、穿刺经验有关。具体内容同本章本节术后护理中胸腔闭式引流装置的部分内容。

（3）皮下气肿：是胸部皮下组织有气体积存，用手按压皮下气肿的皮肤，可引起气体在皮下组织内移动，出现捻发感或握雪感，一般患者无自觉症状，只需安静休息。也可应用氧疗，不但可以治疗呼吸困难所引起的缺氧，而且能增高气肿部分的氧分压，促进气肿快速消退。通常与气胸并发。

5. 康复训练指导　包括呼吸训练、有效咳嗽、捶背，具体内容同本章第二节康复训练指导部分内容。对于咳痰无力的患者可采用摇振法，即操作者站在患者的背侧，操作者双臂弯曲，将双手放置在患者左侧 / 右侧胸壁，操作者与患者保持同步呼吸节律，在吸气相末，呼吸相初开始摇振，操作者双臂保持对患者侧胸壁的持续压力，每侧连续做 4 ～ 5 次；如咳嗽无力且带有胸腔闭式引流的患者，也可采用刺激咳痰法，即操作者站在患者右侧，将左手置于患者颈枕部，稍向前顶住患者颈枕部，防止患者向后躲闪，操作者右手拇指沿着患者右锁骨上缘向锁骨上窝移动，操作者在患者胸骨上窝处用拇指指腹向颈部正中方向稍用力施压，旋转揉搓，刺激主支气管引起咳嗽反射。必要时为患者吸痰，查看患者气道分泌物的颜色、性状、量。

6. 出院指导

（1）注意保暖，房间定期通风，保持室内空气清洁，温度适宜，适当运动，增强免疫力，防止呼吸道感染。

（2）充分休息，避免劳累，保持大便通畅，避免突然用力、大笑导致发生并发症。

（3）肺大疱患者饮食上应忌辛辣刺激食物，戒烟戒酒，宜多食富含维生素、富含蛋白质及铁元素、锌元素的食物，能够改善气道功能、有利于肺泡组织的修复。

（4）复查项目：需要检查胸部 CT。

（5）复查时间：术后 1 个月、3 个月、6 个月复查一次，之后每年复查一次。

（6）动态观察：术后需要定期观察呼吸状态，如发现咳嗽、呼吸困难等异常情况，及时就医。

第四节　CT 引导下经皮穿刺支气管胸膜瘘封堵术的围手术期精准护理

一、概述

（一）定义

支气管胸膜瘘（BPF）是指肺泡、各级支气管与胸膜腔之间相互交通而形成的瘘管，是肺、胸疾病及肺部手术后严重的并发症之一，威胁患者生命，发生率为 2% ～ 16%，但病死率可达 40%，所以治疗非常棘手，因此支气管胸膜瘘的治疗已引起临床高度重视。目前支气管胸膜瘘的治疗分为保守治疗、内镜治疗和手术治疗。随着近期医疗技术的提高和诊疗的完善，BPF 的治疗趋向于微创甚至无创的方向发展。

（二）病因学

支气管胸膜瘘是一种由各种原因（包括慢性病、外伤、手术并发症等）所导致的贯通主支气管或叶段支气管与胸膜腔之间的异常通道，是胸外科肺切除手术后的严重并发症之一，由于其病症复杂、并发症多、容易预后不良等原因，当今仍给胸外科医师带来很大困扰。

1. 肺或肺叶切除术中局部支气管周围淋巴结清扫，残端过长或吻合口有张力及病灶切除不彻底造成残端肿瘤或结核浸润都是术后支气管胸膜瘘的易发因素。瘘更易发生于右侧，这可能是因为右侧支气管较短粗，张力大，而且与左肺比，右肺缺乏纵隔支撑及遮盖。缺血坏死是产生瘘的常见机制，残端过长可导致分泌物蓄积、继发感染，使黏膜坏死。非手术性易感因素则包括术前放疗或化疗、术后机械通气、糖尿病、营养不良、低蛋白血症、肝硬化及过多应用类固醇激素等。

2. 肺部感染、结核、真菌或梅毒等感染可致肺组织变性坏死、穿孔，形成支气管胸膜瘘。慢性脓胸时脓液可腐蚀邻近肺组织后穿破支气管或因肺内病灶直接侵袭胸膜腔或破溃至胸膜腔形成瘘管，也可因胸腔穿刺或手术切除脓腔感染造成。脓液可从支气管咳出，严重时大量脓液被吸进支气管，可使患者窒息而死。

3. 闭合性、开放性胸外伤及气压伤都可致肺组织破裂形成支气管胸膜瘘。

4. 肺癌：放疗和化疗可增加肺癌患者肺组织炎性浸润、坏死、穿孔，形成支气管胸膜瘘。

（三）临床表现

1. 支气管胸膜瘘患者可有咳出胸水样痰、不同程度发热、呼吸困难等症状。其中，若患者出现持续刺激性剧烈咳嗽并咳出胸水样痰，尤其在健侧卧位时明显而患侧卧位时减轻或缓解具有诊断意义。

2. 支气管胸膜瘘的临床表现可随着病因不同而不同。继发于慢性感染者起病较慢，表现为原发病症状逐步加重；而肺脓肿或空洞溃破引起者起病较急，有突发胸痛，随后出现全身性症状。术后发生支气管胸膜瘘距肺切除术的时间间隔可以从几天到数年，表现为持续高热、咯血、咳脓痰、刺激性干咳或表现为败血症，以及由于脓性分泌物大量流入对侧肺导致吸入性肺炎、呼吸衰竭等。支气管残端破裂早期表现为大量持续漏气伴皮下气肿。术后数月或数年发生的瘘可以并发脓胸。

（四）诊断

目前诊断支气管胸膜瘘的金标准主要依靠胸部计算机断层扫描（CT），能更清晰地显示瘘的大小、形状和位置。另外，肺功能测试、动脉血气分析和临床症状评估也可以协助诊断。

1. 判断有无支气管胸膜瘘形成最简便的方法是胸部 X 线片。

2. 胸部 CT 检查有助于明确脓腔部位大小及有无支气管胸膜瘘，了解有无纵隔移位、肺部有无吸入性肺炎等。

3. 胸腔穿刺抽液可抽出与咳痰性状相同的脓液，或从胸腔注入亚甲蓝，若随后痰中出现亚甲蓝则可确诊。

4. 支气管碘油造影检查可从碘油漏出处有助于确定瘘的位置。

（五）治疗技术

CT 引导下经皮穿刺治疗支气管胸膜瘘封堵术是一种微创的介入性治疗方法，该技术利用 CT 的高分辨率成像功能，精确定位肺脓腔的部位、大小及有无支气管胸膜瘘。是否有纵隔移位、有无吸入性肺炎等。引导医师进行经皮穿刺，实现直接治疗。

（六）CT 引导下经皮穿刺支气管胸膜瘘封堵术适应证

1. 患者存在明确的支气管胸膜瘘且瘘口位置适合经皮穿刺封堵。

2. 不能接受或不愿接受开放手术的患者，尤其是有严重合并症的患者。

3. 瘘口尺寸适合封堵，通常较小的瘘口更适合经皮穿刺封堵。

4. CT 影像学检查能够清晰显示瘘口的位置和周围结构，有助于手术的精确操作。

（七）CT 引导下经皮穿刺支气管胸膜瘘封堵术禁忌证

1. 穿刺路径上有重要结构，穿刺增加并发症风险。

2. 存在严重的胸膜腔感染或脓胸，需要先进行感染控制和引流。

3. 患者凝血机制障碍，增加出血风险。

4. 无法控制的剧烈咳嗽，影响手术过程和术后恢复。

5. 无法配合治疗的患者。

6. 严重的心肺功能不全，无法承受穿刺过程中的生理压力。

二、CT 引导下经皮穿刺支气管胸膜瘘封堵术的精准护理

在现代医学的飞速发展中，微创治疗技术以其创伤小、恢复快等优点，成为许多疾病治疗的首选。CT 引导下经皮穿刺支气管胸膜瘘封堵术作为先进的介入治疗方法，为支气管胸膜瘘患者提供了一种新的治疗选择。然而，手术的成功不仅仅依赖于技术本身，更与围手术期的精准护理密切相关。为了进一步提高手术成功率，降低并发症发生率，促进患者的快速康复，围手术期精准护理至关重要，主要包括以下几个方面。

（一）术前准备

1. 护理评估

（1）术前评估

1）身体评估：入院后重点监测患者的心率、呼吸、血压、血氧饱和度等客观指标来初步评估其心肺功能的情况，并及时记录、报告给医师。采静脉血检查脑钠肽、肌钙蛋白的情况。询问患者既往史，了解患者是否有肺部手术史、肺部疾病史（如慢性阻塞性肺疾病、肺结核等）、糖尿病、胃食管反流病等增加 BPF 风险的疾病。

2）症状评估：询问患者是否有呼吸困难、胸痛、咳嗽、咳痰、发热等症状，以及症状持续的时间、严重程度和变化趋势。

3）实验室检查：根据患者的病情，进行相关实验室检查，如果患者有感染症状，需进行痰液的细菌培养和药敏试验，以明确感染的病原体和选择合适的抗生素。

4）专科评估：是由具有相关专业知识的医师对患者进行的评估，以确定患者是否适合进行特定的手术。对于 CT 引导下经皮穿刺支气管胸膜瘘封堵术，评估患者的肺部状况、手术指征和可能的手术风险。

5）吸烟史：吸烟史是 BPF 的一个重要危险因素，需详细询问患者的吸烟情况。

6）肺功能测试：常规的肺功能检查如肺容积检查，包括潮气容积、补吸气容积、补呼气容积和残气容积等，可通过肺量计直接测量；通气功能检查，主要通过用力肺活量（FVC）和最大呼气流量 - 容积曲线等来评估。测试时，受试者需要在平静呼吸后进行最大深吸气，然后以最大力量和速度呼气；弥散功能检查，常用一氧化碳弥散功能测定，包括一口气呼吸法和重复呼吸法。肺量计检查包括用力肺活量和最大自主通气量（MVV）。自测方法包括吹气试验、憋气试验、爬楼试验等。

（2）术后评估

1）评估患者的心理状态，重点考虑术中体验感。

2）病情评估：①呼吸状况。监测患者的呼吸频率、深度和节律，观察是否有呼吸困难、气短等症状。②咳嗽和痰液。记录咳嗽的频率和痰液性质，如痰量、颜色、气味等，以评估感染情况。

3）影像学检查：胸部 X 线检查或 CT，评估肺复张情况、胸腔积液及积气的变化，以及瘘口的愈合情况。

4）评估各项辅助检查结果，重点是脓液送检结果、痰标本，检测肝肾功能、电解质等，了解患者的代谢和排泄功能。评估有无出血倾向。

2. 术前宣教

（1）饮食管理：纠正营养不良，改善全身营养状况，纠正血糖异常等导致的代谢紊乱。对于糖尿病患者，将血糖控制在适当水平（8 ～ 9mmol/L）。肺曲菌球多为继发性，特别是继发于肺结核时，应给予充分抗结核治疗，同时给予营养支持。注意营养与休息，保证每天 2 个鸡蛋和 1 袋牛奶，可服用多维片，同时避免过度劳累。

（2）环境管理：注意病房干净整洁，安静舒适，减少不良刺激。减少探视人员，防止交叉感染。

（3）相关检查：根据医嘱行静脉采血治疗，关注凝血功能，若凝血酶原及血小板计数异常，应遵医嘱肌内注射维生素 K_1，10mg 连用 3 天后复查，正常后方可实施。

（4）心理护理：关注患者的心理状态，提供心理支持和疏导，帮助患者建立治疗信心。

（5）其他同本章第二节术前宣教部分内容。

（二）术中精准护理

1. 准备工作

（1）环境准备：同本章第二节准备工作部分内容。

（2）物品准备：手术耗材，黏合剂和硬化剂专用注射器、负压吸引装置、凡士林纱条等。

（3）器械准备：护士要在手术开始前，仔细核对手术器械，确保手术所需的器械齐全，并处于良好的工作状态。准备呼气末二氧化碳检测仪，它是一种用于监测患者呼出气中二氧化碳浓度的设备，具有无创、实时、连续的特点，可以评估患者的呼吸支持效果、间接反映心排血量和循环状态。

（4）药品准备

1）准备麻醉药、抗生素、非甾体抗炎药、止血药、急救药品、支气管扩张剂及化痰药。

2）硬化剂：黏膜下硬化剂注射常用的是1%乙氧硬化醇，主要优点是微创，无毒、无副作用，瘘口小的患者容易成功，但瘘口大的患者需多次注射，术后若引流不畅会影响瘘口愈合。黏合剂是生物蛋白，可在瘘口顶端深部混合形成凝块发挥填塞效应，可有效地封闭缺损瘘口，随着导管边注胶边退出，瘘管由深至浅被完全封闭。更重要的是其形成的纤维蛋白块可促进纤维母细胞增殖，窦道内的纤维蛋白块可被组织吸收，且黏合牢固，不易脱落，最终促进瘘口愈合，缺点是对牛蛋白高度敏感的患者会出现过敏性休克。

（5）患者准备及医务人员准备：同本章第二节准备工作部分内容。

2. 麻醉方式　采用局部浸润麻醉进行手术，目的是以阻滞神经末梢达到麻醉效果，常用的局麻药物包括1%利多卡因、0.5%普鲁卡因注射液，经皮内注射、分层注射、深层注射，通过皮肤、皮下组织直至到达瘘口，注射后4～5分钟起效。

3. 术中护理

（1）黏合剂过敏的处理：同本章第三节术中护理部分内容。

（2）硬化剂过敏的处理：硬化剂过敏通常在注射后30分钟内发生，轻度过敏表现为荨麻疹或轻微瘙痒，可使用口服抗组胺药物进行治疗；严重过敏表现为过敏性休克，应立即平卧，给予高流量吸氧，保持呼吸道通畅，应用抗过敏药物和抗休克药物。

（3）其余内容同本章第二节术中护理部分内容。

4. 术后精准护理

（1）基础护理：同本章第二节一般护理部分内容。

（2）专科护理：同本章第三节专科护理部分内容。其中术后行胸腔闭式引流管患者的护理，需要对其开放和夹闭情况下的肺功能进行测试，以更准确地评估肺功能的耐受性。

（3）症状的精准护理：疼痛的精准护理、咳嗽、咯血或痰中带血、呼吸困难及睡眠障碍的精准护理同本章第三节症状的精准护理部分。

（4）术后并发症的精准护理

1）呼吸困难的护理：术后患者可能出现气促等呼吸困难的症状，应严密观察呼吸频率、节律、深度及血氧饱和度情况，并注意观察患者的神志、面色等变化，了解呼吸困难的诱因、伴随症状，根据缺氧程度，选择合适的氧疗方式如鼻导管、面罩或无创通气等。对于有二氧化碳潴留倾向的患者，需控制氧浓度。保持呼吸道的通畅，按需吸痰清除呼吸道分泌物，对于张口呼吸的患者做好口腔护理。调整体位，采取半卧位或身体前倾坐位以利于呼吸，遵医嘱对症用药。

2）感染的护理：密切监测患者的体温变化，定期进行血常规、C 反应蛋白等实验室的检查；保持手术伤口清洁干燥，严格遵守无菌操作原则，避免医源性感染；保持病房清洁、通风，定期进行消毒，限制人员探视，避免交叉感染。重点向患者及家属介绍术后感染的预防知识，包括保持个人卫生、正确咳嗽、咳痰等。

3）呼吸衰竭的护理：可能与手术封堵不完全，瘘口未能完全封闭，导致气体和液体持续从支气管进入胸膜腔，影响肺的正常扩张和提起气体交换或术后气道堵塞、痰液积聚影响通气有关。对于封堵不完全的可择期行二次手术再进行瘘口的封堵；对于气道堵塞可根据情况行气管插管机械通气，缓解局部因肿胀引起的堵塞；如气道出现痉挛，则可使用支气管扩张剂，缓解症状；如痰液积聚可行机械吸痰，缓解堵塞，改善通气。

4）心力衰竭：由于疾病原因引起的心肌缺血缺氧，引起心肌能量代谢障碍或伴发酸中毒使能量产生减少，导致舒缩功能障碍。应对心功能进行检测和评估是否存在肺部啰音、颈静脉怒张等体征；根据患者情况，适当调整体位，以减轻心脏负担促进呼吸；保证充分的休息，急性期和重症心力衰竭患者应卧床休息，以免过度活动，待心功能好转后，可逐渐增加活动量，但需避免剧烈活动。遵医嘱应用利尿剂、强心剂、血管扩张剂等药物，注意观察药物的疗效和不良反应。严格控制输液速度，一般不应超过 2ml/min。

5. 康复训练指导

（1）呼吸训练、有效咳嗽及捶背同本章第三节康复训练指导部分内容。

（2）激励性肺量计训练：激励性肺量计是一种简单有效的呼吸训练工具，可以帮助患者提高肺活量增强呼吸肌力。

（3）运动锻炼：在稳态和非稳态的环境下以动态或静态的方式进行屈、伸、推、拉、旋转等动作的练习。

（4）肌肉锻炼：力量运动包括仰卧起坐、举重、引体向上、俯卧撑等。

6. 出院指导

（1）继续进行深呼吸和咳嗽训练，以促进痰液排出，防止肺部感染。

（2）建议低盐、低脂和高蛋白饮食，多吃蔬菜水果，保持均衡营养。出院后注意长期营养支持，以促进身体恢复；避免食用辛辣、油腻等刺激性食物，以免引起胃肠道不适。

（3）在医师指导下逐渐增加活动量，如散步等，以促进血液循环和肺部功能恢复；避免剧烈运动和重体力劳动，以免加重心脏负担。

（4）鼓励家庭成员给予患者更多的关心和支持，帮助患者更好地适应术后生活。

（5）按照医师建议定期回医院复查。

第五节　CT 引导下消融术后空洞内药物注射的围手术期精准护理

一、概述

（一）定义

空洞是肿瘤组织汽化、凝固区域坏死吸收，是肺部肿瘤热消融后的常见征象，可视为术后的自然转归过程，但也可能成为感染、出血等严重并发症的根源。

（二）病因学

空洞的形成发生率为14%～17%，大多于术后2～4周出现，2～4个月后吸收，变为纤维灶。肿瘤邻近胸壁、复发肿瘤和合并肺气肿的肿瘤更易出现空洞。大部分空洞没有症状，不需要处理，如果出现发热、衰弱，应考虑空洞感染、脓肿形成。

（三）临床表现

空洞的临床表现多样，轻度病例可能无明显症状而严重病例则表现为咳嗽、咳痰、痰中带血、胸闷、发热、消瘦等。

（四）诊断

空洞的诊断主要依靠计算机断层扫描（CT）。CT 则能更清晰地显示空洞发病部位、空洞内壁是否光滑、空洞壁的最大厚度、空洞壁厚度的均匀性。

（五）治疗技术

CT 引导下经皮穿刺空洞内药物注射原理：CT 引导下经皮穿刺空洞内药物注射治疗是一种微创的介入性治疗方法，该技术利用计算机断层扫描（CT）的高分辨率成像能力，精确地定位肺空洞的位置，引导医师进行经皮穿刺，实现对空洞的直接治疗。CT 成像能够提供肺组织的详细视图，帮助医师评估肺空洞的形态和周围结构，确保治疗的安全性和有效性。

二、术前准备

术前准备工作是确保患者安全和手术成功的重要环节。护士对患者的病史、用药情况、过敏史等信息进行详细询问。还需要对患者进行呼吸系统、全身功能、精神状态和心理状态等进行评估，来保证手术的安全。

（一）护理评估

1. 术前评估

（1）身体评估：同第二章第二节中的部分内容。评估患者心肺功能，护士可以通过询问用药史、既往史对患者进行评估，既往是否做过肺部消融手术；入院后重点监测患者的心率、呼吸、血压等客观指标来初步评估其心肺功能的情况，并及时记录、报告医师。

（2）症状评估：重点观察患者体温变化，最常见的症状是持续发热，对广谱抗生素治疗反应不佳。

（3）实验室检查：同第二章第二节中的部分内容等。但需重点观察痰液颜色，含有絮状物的烟灰色痰液是本病的特征，可有助于疾病的诊断。

（4）心理评估：全面评估患者的心理状态，评估患者是否存在负性情绪，主动与之沟通，了解心理需求，建立信任关系，尊重患者的隐私和感受，让患者感受到温暖。

2. 影像学评估

（1）胸部 CT 平扫 + 增强的精准护理：了解患者疾病状况，评估患者疾病进展程度，如病灶轮廓、大小、与周围组织关系、有无钙化等。

（2）PET-CT 检查的精准护理

1）患者准备：指导患者去除身上的金属饰品，空腹 6 ～ 8 小时，禁止输入含糖液体，以免影响检查效果。

2）配合医师：密切配合医师操作，确保检查的准确性。

3）生命体征监测：检查过程中，密切监测患者的血压、心率、呼吸等生命体征，确保患者的安全。

3. 术后评估

（1）心理状态。

（2）病情评估

1）生命体征：重点监测体温变化。

2）手术伤口：有无渗血、感染征象等，重点观察有无咯血等情况。

（3）身体评估：四肢活动度。

（4）评估各项辅助检查结果，重点进行曲霉菌的培养。

（二）术前宣教

1. 环境管理　病房保持干净整洁，减少探视人员，防止交叉感染。

2. 饮食管理　告知患者禁食牛奶、豆制品、萝卜等易产气的食物，会影响成像，术前禁食禁水 4 ～ 6 小时，防止恶心呕吐。

3. 用药准备　氟康唑、伊曲康唑、阿替霉素 B 均是侵袭性曲霉病的首选初始治疗药物。

4. 其他准备　同第二章的第二节的术前宣教部分内容。

5. 心理护理　大多数患者对空洞内药物注射不了解，且本病大多是热消融术后引起的局部感染，患者会对二次手术产生消极、抵抗等负面情绪。为了使手术顺利进行，应根据患者的不同情况，讲解此情况出现的原因及之后的治疗。

三、术中精准护理

（一）准备工作

1. 环境准备　同本章第二节准备工作部分内容。

2. 物品准备

（1）常规物品：同本章第二节准备工作部分内容。

（2）手术耗材：穿刺针、黏合剂专用注射器、冲洗导管等。

3. 器械准备　手术床、CT 检查仪、心电监护仪、电除颤仪。

4. 药品准备　麻醉药、抗生素（氟康唑、伊曲康唑、阿替霉素 B）、非甾体抗炎药、止血药、急救药品、支气管扩张剂、化痰药。

5. 患者准备

（1）患者侧卧或者俯卧位，疼痛在可耐受范围，心理状态平稳。

（2）患者禁食 4 ～ 6 小时，禁水 2 小时。

6. 医务人员准备　同本章第二节准备工作部分内容。

（二）麻醉方式

局部麻醉：患者取仰卧位，体表放置定位标志行 CT 扫描，选择并标记皮肤进针点，局部消毒，铺洞巾，1% 利多卡因皮下局麻，采用 20G 穿刺针经皮穿刺入肺空洞内，注入药物，术后 CT 扫描未见明确并发症，患者返回病房。

（三）术中护理关注点

1. 患者体位：同本章第二节体位部分内容。

2. 吸氧：鼻导管持续低流量吸氧 2L/min。

3. 密切监测患者的生命体征，如血氧、血压、呼吸等，及时发现并处理异常情况。

4. 术中密切观察患者有无不适症状，如咳嗽等，可适当给予止咳药物。

5. 配合医师：熟练掌握手术步骤，密切配合医师，确保手术顺利进行。

（四）术后精准护理

1. 基础护理

（1）一般护理：患者返回病房后，协助患者取平卧位，头偏向一侧，为患者盖好被子，做好保暖工作，密切关注患者感受。保持周围皮肤清洁干燥，及时清理胶布痕迹。

（2）监测生命体征变化：给予持续心电监护及低流量吸氧 2L/min，注意患者有无胸闷、胸痛、咳嗽等反应。

（3）遵医嘱静脉输液：补充液体和电解质，应用抗生素 3 ～ 5 天。

（4）口腔护理：餐后协助患者漱口或刷牙，保持口腔清洁，以减轻口腔炎的发生。

（5）饮食护理：术后加强营养，饮食均衡。

（6）疼痛护理：同本章第二疼痛护理部分内容。

（7）康复指导：鼓励患者早期的肢体功能锻炼，告知患者抬高下肢 20° ～ 30°，正确的踝泵运动方法，预防术后下肢深静脉血栓形成，能下床活动时及早下床。

（8）心理护理：医护人员详细地向患者解释手术的情况，耐心倾听患者的想法和担忧，鼓励进行深呼吸、冥想等放松技巧，帮助缓解紧张和焦虑。鼓励家属参与患者的护理和心理支持，提供情感上的陪伴和帮助。

2. 专科护理

（1）意识状态：观察患者是否有意识模糊、嗜睡、昏迷等情况，如有异常及时通知医师。

（2）生命体征：体温、脉搏、血压、血氧饱和度有无异常。

（3）伤口敷料：伤口敷料有无渗血、渗液。

（4）肢体活动情况：注意观察患者肢体活动能力、肌力和协调性。

（5）呼吸管理：呼吸管理目的是确保患者的呼吸功能稳定。特别是在肺部病变治疗后，患者的呼吸状况可能受到影响，需要特别关注和护理。定期监测患者的呼吸频率、呼吸深度和呼吸节律，观察是否有异常表现如呼吸困难或急促；根据患者的氧合情况，确保及时有效的氧疗，如低流量氧疗或高流量氧疗；向患者及其家属提供关于术后呼吸管理的教育，包括呼吸技巧的示范和应对呼吸困难的策略。

3. 症状的精准护理

（1）疼痛的精准护理：患者术后疼痛的原因多种多样，包括手术切口、并发症和心理因素等。应用 VAS 评分表对患者进行疼痛评估，根据疼痛性质及程度给予对症处理。同本章第二节症状的精准护理部分内容。

（2）呕吐的精准护理

1）及时清理呕吐物，保持患者口腔、鼻腔清洁，避免误吸。

2）遵医嘱应用止吐药、胃肠道动力药等，缓解呕吐症状。

3）调整床头高度，避免平卧，以减轻胃肠道负担。

（3）咳嗽的精准护理

1）对于咳嗽的患者，为了帮助缓解症状带来的不适，最好有陪护在身边照顾。

2）如果患者咳嗽，可以坐起来并向前倾斜上半身。不要保持太久的姿势。

3）可以给患者轻拍背部，或使用排痰仪有助于痰液的排出。

4）注意室温，保持温湿度舒适，避免长时间处于通风不良的环境，及时开窗通风，保持空气流通新鲜。

5）应给予高蛋白，高维生素饮食，多喝水，并保持每天超过 1500ml 的饮用量。

6）加强口腔护理，排痰后应漱口。

7）如果患者咳嗽得很厉害，给予精神心理治疗，安慰和减轻患者的焦虑感。

8）按照医师的指示及时合理地服药。如果患者的咳嗽是由肺部感染引起的，建议给予适当的抗生素并给予一些止咳药以对症治疗。

（4）咯血或痰中带血的精准护理

1）药物治疗：遵医嘱给予止咳、化痰、解痉，根据患者病情，遵医嘱给予雾化吸入每日 2 次，湿化气道稀释痰液等治疗。

2）心理护理：告知患者主要因反复穿刺消融区损伤细支气管所致。患者咳血或痰中带血是将坏死物质排出，一般于术后 7 ～ 10 天消失。

4. *术后用药精准护理*

（1）护士严格遵医嘱进行药物治疗，讲解术后继续服用药物的原因，取得患者及其家属的配合。

（2）术后正常进食后，落实发药到口。应在饭后口服镇痛及咳嗽药物。

（3）密切观察有无出现药物不良反应，如胃肠道反应、精神症状等及时报告医师，以便对症处理。

5. *术后并发症的护理*　常见并发症有发热，气胸和胸腔积液，咳嗽、咯血或痰中带血、肺部感染、下肢静脉血栓等。

（1）发热护理、气胸和胸腔积液、咳嗽、咯血或痰中带血的护理同本章第三节术后并发症的护理部分内容。

（2）大咯血的护理：空洞内曲霉菌菌丝感染可侵入支气管小动脉，造成患者出现大咯血这一危及患者生命的症状。

1）体位调整：应立即采取患侧卧位或头低足高位，以利于血液排出，防止窒息；及时清除口腔及气道内的积血和血块，必要时使用吸引器。

2）控制出血：根据医嘱使用止血药物，如垂体后叶素等；给予持续低流量吸氧，以维持血氧饱和度。

3）监测生命体征：密切观察生命体征，及时发现休克等并发症；准确记录咯血的量和性质，以便评估病情。

4）心理护理：安抚患者，给予心理支持，向患者解释咯血的原因和治疗措施。

5）饮食护理：大咯血时应禁食，少量咯血时可给予温凉的流食；避免便秘增加腹压，导致再次咯血。

（3）下肢深静脉血栓的护理

1）对于不能下床活动的，指导患者踝泵运动，鼓励患者活动。

2）家属给予下肢按摩和肢体被动活动等。

3）当患者能起床时，鼓励患者尽快起床，防止压疮、深静脉血栓形成的发生。

6. 功能锻炼精准护理

（1）主动咳嗽锻炼：患者可自行尝试主动咳嗽，动作要轻，深度要浅，可逐步稍加深程度，可有助于将气道分泌物、残留物如痰液、黏液等排出体外。

（2）吹气球锻炼：患者可通过吹气球的动作，以阻止小气道的过早闭合情况，可改善肺部的气体交换功能，吹气时，可使肺部收紧。

（3）深呼吸及腹式呼吸：嘱患者吸气时缓而长的进行，以锻炼呼吸肌肉的力量，同时保证足量的气体进入肺部，扩充肺部体积。

（4）吸气末停顿锻炼：嘱患者在吸气时屏住呼吸，停顿几秒后呼出气体，反复几次进行，可以使气体停留在肺部，阻止出现气体分布不均和部分肺体缺氧情况的出现。

7. 出院指导

（1）合理安排休息时间，保证睡眠。

（2）保持良好的心态，避免过度焦虑和紧张。

（3）1 个月以内避免剧烈运动和重物搬运。

（4）饮食调理：出院后需要注意饮食，避免辛辣刺激、高脂、高蛋白、高热量等食物，增强身体抵抗力。

（5）手术穿刺处护理：手术穿刺处需要保持清洁干燥，避免受到污染、碰撞等，以免出现感染等情况。

（6）动态观察：术后需要定期观察呼吸状态，如发现咳嗽、呼吸困难等异常情况，及时就医。

（7）恢复锻炼：出院后需要根据医师建议适量进行锻炼，逐渐恢复身体功能，但要注意避免过度劳累。

（8）定期进行胸部 CT 等检查，以评估手术的效果。

参考文献

柴玉胜 . 优质护理模式运用在子宫肌瘤手术患者中的临床效果观察 [J]. 中国医药指南 , 2021, 19(25): 144-145.

陈宏伟 , 高莉梅 , 阳玉芳 , 等 . 医疗设备安全管理维度评价模型在介入手术室抢救设备安全管理中的价值分析 [J]. 中国医学装备 , 2023, 20(6): 122-126.DOI: 10.3969/J.ISSN.1672-8270.06.025.

韩文彬 , 黄偶麟 , 周允中 , 等 . 支气管胸膜瘘 31 例临床分析 [J]. 中华胸心血管外科杂志 , 2017, 13(4): 226-228.

黄婷苑 , 李文新 , 何桂媛 , 等 . 支气管镜下自体血封堵术治疗难治性气胸 1 例 [J]. 中国医药科学 , 2024, 14(6): 194-198.

黄文婷 , 刘海平 , 张碧珠 , 等 . 肺癌氩氦刀冷冻治疗患者围术期症状群及前哨症状调查 [J]. 军事护理 , 2023, 42(9): 86-89.

霍小森 , 李媛 , 周翠 , 等 . 支气管胸膜瘘的临床特征和支气管镜介入治疗的回顾性研究 [J]. 中国临床医生杂志 , 2022, 50(12): 1471-1473.

吉红波 . 支气管胸膜瘘的治疗和护理进展 [J]. 山西医药杂志 , 2017, 46(1): 81-82.

李成利 . 磁共振介入应用与前景 [J]. 介入放射学杂志 , 2019, 28(11): 1017-1019.DOI: 10.3969/j.issn.1008-794X.2019.011.002.

李晓光 . 介入诊断与治疗肺癌的现状与挑战 [J]. 中国介入影像与治疗学 , 2023.20(6): 321-324.

刘宝东 , 叶欣 , 范卫君 , 等 . 影像引导射频消融治疗肺部肿瘤专家共识 (2018 版). 中国肺癌杂志 , 2018, 21(2): 76-88.

刘幼方 , 吕玉娥 , 黄秋萍 , 等 . 介入手术室的安全管理体会 [J]. 当代护士 (下旬刊), 2016, (2): 172-173.

马丽 , 赵晶 , 祁晓磊 , 等 . 中国医药教育协会介入微创治疗专业委员会 , 中国抗癌协会肿瘤微创治疗专业委员会 . CT 引导下不可逆电穿孔围手术期护理管理专家共识 [J]. 中华介入放射学电子杂志 , 2022, 10(4): 355-359.DOI: 10.3877/cma.j.issn.2095-5782.2022.04.002.

宋焕 , 王坤 , 茹玉航 . 自发性气胸手术治疗中单孔与双孔胸腔镜肺大疱切除术的应用对比研究 [J]. 解放军预防医学杂志 , 2019, 37(5): 189-190.

王开宇 , 邹学广 , 荣阳 . 肺空洞性病变的 CT 鉴别诊断与影像学研究 . 中国医药指南 , 2017, 8 (15): 161-162.

韦庆旭 . 介入手术室的护理安全管理研究进展 [J]. 医学食疗与健康 , 2021, 19(7): 193-194, 220.

魏颖恬 .CT 引导下射频消融肺结节联合术中穿刺活检的临床应用及预防出血措施 . 中国介入影像与治疗学 , 2021, 18(01): 8-11.

肖越勇 . 非血管介入技术的应用与展望 [J]. 中国介入影像与治疗学 , 2020, 17(1): 2-3.

肖越勇 , 黎海亮 , 翟博 , 等 . 2023 中国肿瘤整合诊治技术指南 (CACA). 北京 : 天津科学技术出版社 , 2023.

杨瑾 , 西九根 , 归淑华 . 肺大疱的诊疗进展 [J]. 家庭医药 , 2017.

余慧敏 , 张晓芳 , 丁玉霞 . 氩氦刀冷冻治疗肺癌术后并发症护理探究 [J]. 心理月刊 , 2020, 12(4):

221-223.

曾杰 . 介入手术室的护理安全管理与对策 [J]. 影像研究与医学应用 , 2018, 2(19): 218-219.DOI: 10.3969/j.issn.2096-3807.2018.19.152.

赵纯 , 向述天 , 苏伟 , 等 . 个体化金属覆膜支架治疗气道瘘的临床应用 [J]. 介入放射学杂志 , 2019, 28(12): 1185-1189.

中国临床肿瘤学会肿瘤消融治疗专家委员会 , 中国医师协会肿瘤消融治疗技术专家组 , 中国抗癌协会肿瘤消融治疗专业委员会 . 影像引导下热消融治疗原发性和转移性肺部肿瘤临床实践指南 (2021 年版)[J]. 中华内科杂志 , 2021, 60(12): 1088-1105.

Bertolaccini L. Prisciandaro E, Guarize J, et al. A proposal for a postoperative protocol for the early diagnosis of bronchopleural fistula after lung resection surgery [J].JThorac Dis, 13(11): 2021, 6495-6498.

Biswas B, Basu R, Banei Rjee B.Classic lung bulla[J].Asian Cardiovasc Thorac Ann, 2017, 25(5): 402.

Cammarota G, Lauro G, Santangelo E, et al. Mechanicalventilation guided by uncalibrated esophageal pressure may bepotentially harmful[J]. Anesthesiology, 2020, 133(1): 145-153.

Huynh K, Baghdanian AH, Baghdanian AA, et al. Updatedguidelines for intravenous contrast use for CT and MRI[J]. EmergRadiol, 2020, 27(2): 115-126.

Turcotte LM, Liu Q, YasuiY, et al. Temporal trend in treatment and subsequent neoplasn rish am ong S-wear sunvivors of childhoon cancer, 1970-2015[J].JAMA, 2017, 317: 814-824.

Wang W, Fang DQ, Li DY, et al.Treatment strategy of spontancous progressive hemopneumothorax in young people [J].Chin J Biomed Eng, 2021, 27(3): 294-297.

第二篇　食管癌新辅助治疗的精准护理

第 4 章

食管癌新辅助联合治疗新技术

第一节　概　述

一、食管癌定义

食管癌（esophageal carcinoma，EC）是指原发于食管的上皮源性恶性肿瘤。食管黏膜自腔向外膜分为五层：黏膜上皮层、黏膜肌层、黏膜下层、固有肌层、外膜层。黏膜上皮是由复层鳞状上皮组成的，具有很强的修复能力，能够抵御外来刺激性食物及一定量的胃酸、胆汁的刺激。黏膜下层是疏松结缔组织，富含血管、神经、淋巴管、食管腺。固有肌层是由内环肌外纵肌两层肌肉组成，中间是弹性纤维。食管没有浆膜层，只有一层薄薄的外膜层。根据新版国际 EC TNM 分期标准《2017 年第八版》。TNM 分期标准，包含了 3 个关键指标：T 指原发肿瘤的大小，N 指区域淋巴结的受累情况，M 指远处转移的情况。

二、流行病学调查

WHO 发布的 GLOBOCAN 2020 数据显示，2020 年全球约有 60.4 万 EC 新发病例和 54.4 万死亡病例，发病率和死亡率分别居恶性肿瘤第 7 位（3.1%）和第 6 位（5.5%），其中亚洲东部的发病率最高。我国癌症中心最新数据显示，2015 年我国食管癌发病 24.6 万例，死亡数是 18.8 万例，分居全部恶性肿瘤第 6 位（6.3%）和第 4 位（8.0%）。全球疾病负担研究（GBD 2019）摘取了中国地区 31 个省、自治区、直辖市和香港、澳门特别行政区的 EC 数据，最新结果发现，2019 年中国 EC 发病病例数和死亡病例数分别是 27.8 万例和 25.7 万例。标化发病率从 20.97/10 万减少至 13.90/10 万，标化死亡率从 22.08/10 万下降至 13.15/10 万。尽管我国 EC

的发病率及死亡率在大幅提高，但经年龄标准化后，标化发病率及死亡率呈下降趋势。EC 总体负担下降及发病年龄后移特点，可能与我国启动农村 EC 筛查及早诊早治工作、人均期望寿命增加、居民生活环境和生活方式改变等多方面因素有关。

我国食管癌的新发病例数约占全球发病总数的 54%。目前我国仍是食管癌发病率和死亡率最高的国家，年平均死亡率为 14.59/10 万。我国农村食管癌发病率是城市的 1.5 倍，死亡率是城市的 1.4 倍。在性别分布上，男性发病率明显高于女性，男性是女性的 2.6 倍。

EC 发病因素多种多样，烟酒、暴饮暴食、快饮快食、维生素及微量元素缺乏和喜食腌制、霉变、熏烤、油炸、干硬、辣、咸及烫的食物都是 EC 的危险因素。研究表明，EC 容易在高龄、低文化程度，低收入及未婚（离异或丧偶）的农村居民聚集。然而，并非所有暴露于这些危险因素的人都会发生 EC，这提示遗传因素可能起更重要的作用。

我国食管癌组织学类型绝大多数为鳞状细胞癌，约占 95%。而在欧美等国家则以腺癌为主，约占 70%。EC 的早期临床表现既不典型也不明显，发现率极低，而当进食困难时，病情大多已进展为中晚期，预后很差，5 年生存率不到 20%，这也是 EC 患者预后不良的重要原因。

研究表明，人工智能技术可很好地与 EC 的内镜诊断技术整合，从而有效减少癌前病变漏诊。我国部分医疗机构公布的早期 EC 患者行内镜治疗后 5 年生存率可高于 90%，中晚期 EC 新辅助治疗联合手术的 5 年生存率也已接近 50%。

三、临床表现

1. 早期食管癌患者常无特异性症状，随着病情进展，可反复出现以下症状：

（1）吞咽食物时有异物感或哽噎感。

（2）胸骨后疼痛。

（3）食欲缺乏、反酸、嗳气、呕吐、黑粪。

2. 进展期食管癌除上述症状外，常出现：

（1）吞咽困难进行性加重。

（2）胸痛、咳嗽、发热等提示恶性食管穿孔可能

（3）声音嘶哑、饮水呛咳提示喉返神经受累。

（4）短期内体重迅速减轻。晚期食管癌患者可出现严重消瘦、水肿等恶病质表现。

四、治疗方法

（一）内镜切除

内镜黏膜下剥离术（endoscopic submucosal dissection，ESD）和内镜黏膜切除

术（endoscopic mucosal resection，EMR）是在日本发展起来的治疗 EC 的内镜切除（endoscopic resection，ER）方法，具有创伤小、并发症少、恢复快、费用低等优点，5 年生存率可达 95% 以上，适用于食管早癌，高级别上皮内瘤变及原位癌，不适用浸润性癌。

（二）介入治疗

介入治疗适用于晚期不可切除食管癌，主要方法包括食管内支架置入成形、选择性动脉栓塞、选择性动脉灌注化疗。

（三）内科治疗

内科治疗包括放疗、化疗、免疫治疗、光动力治疗。可单独用于晚期不可切除食管癌患者，或联合手术开展新辅助及术后辅助内科治疗。

（四）手术治疗

手术治疗是食管癌主要根治性手段之一。食管癌手术治疗历经以左胸为主开放食管大部分切除及食管胃胸内或颈部吻合术发展 30 余年后，在近 10 余年内逐渐转为以右胸为主的胸腹腔镜食管大部分切除及食管胃胸内或颈部吻合术。由不重视上纵隔淋巴结清扫逐步发展至现今腔镜下完全胸腹二野淋巴结清扫，尤其是双侧喉返神经链淋巴结清扫，使我国食管癌的微创治疗水平和预后达到国际先进水平。对于 cIA 期食管癌，推荐直接手术切除。对于 cIA 期以后可根治性手术患者，推荐综合治疗。

（五）可切除进展期食管癌的综合治疗

cIA 期以后可根治性手术患者，行新辅助治疗 + 外科手术切除 + 术后辅助治疗全程治疗模式。

附治疗流程图（图 4–1）：

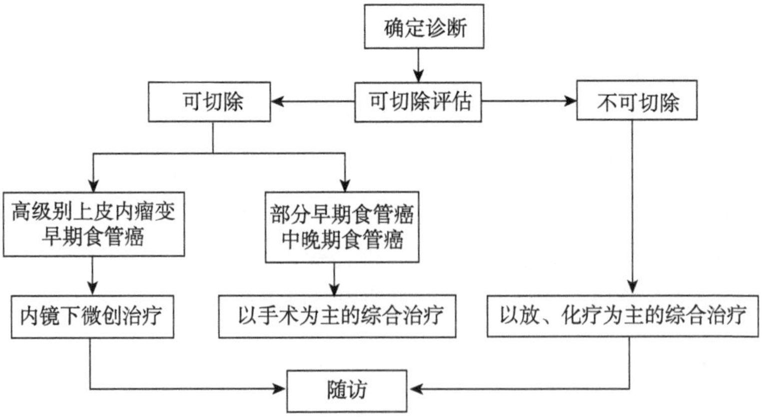

图 4–1　可切除进展期食管癌综合治疗流程图

五、食管癌治疗中的临床新进展

（一）多学科综合治疗（multi-disciplinary treatment，MDT）

癌症属于慢性病，由于其发病机制的复杂性，特别是肿瘤中晚期，病变可累及多器官，治疗涉及多手段。诊疗方案不同，疗效也有差异。肿瘤的复杂性决定了在诊断和治疗过程中需要多个学科的参与制订针对患者的个体化治疗方案。

肿瘤 MDT 模式最早可见于 20 世纪 60 年代的美国，一些医疗机构为了讨论肿瘤案例组建了肿瘤委员会，初始目的只是让医师们能够及时了解和分享与肿瘤治疗有关的新进展，同时作为一个智囊团为委员会成员提供临床决策意见。

随着整合医疗理念的兴起，MDT 模式得到快速发展，逐渐向以提高患者医疗服务质量为目标转变，并在美国众多医疗机构中流行。1988 年英国的乳腺癌的筛查计划促进了肿瘤 MDT 的施行，20 世纪 90 年代以后，许多发达国家（如加拿大、澳大利亚等）的医疗机构逐渐引入 MDT 模式。1995 年英国英格兰和威尔士的首席医学专家发布了 Calman-Hine 报告，指出在提供癌症诊断和治疗的机构中，多学科诊疗和管理被认为是必要的，癌症的诊疗必须以患者为中心，此报告发布后引起英国国内医学界及社会的关注。

2006 年，美国临床肿瘤学会与欧洲肿瘤内科学会将 MDT 作为癌症诊治流程中的必要组成写入专家共识。由此，MDT 不断被列入美国及欧洲不同癌症的诊治指南中，逐渐成为肿瘤标准化诊治流程中的关键环节，自此，MDT 已成为肿瘤诊疗的标准模式。

我国的 MDT 起源可追溯到 1970 年北京协和医院在曾宪九教授倡导下成立的联合会诊胰腺疑难病例的制度。20 世纪 90 年代以后肿瘤 MDT 的理念逐渐拓展到食管癌的诊疗中。2000 年吴一龙教授主编的《肺癌多学科综合治疗的理论与实践》一书，为我国 MDT 进一步发展和完善起到很大的推进作用。2017 年国家卫生健康委在《进一步改善医疗服务行动计划（2018 ～ 2020）》开辟专门章节，要求“以患者为中心，推广多学科诊疗模式”。近年来 MDT 模式在我国得到快速发展。

多学科诊疗的产生与发展标志着当今肿瘤治疗对象已由“病”转移至“人”，突出个体差异重视个体化治疗，以团队力量服务个体，多学科干预，系统性治疗，提高诊断准确性，改善诊疗质量。

食管癌患者预后较差，尽管手术是可切除食管癌的首选治疗方式，但是单纯手术的病理切缘阴性（R0）切除率低，患者极易复发；同时针对不可切除的晚期或局部晚期食管癌，单一的治疗手段已经不能满足患者个体化诊疗的需求，MDT 是改善食管癌患者预后的关键。

（二）免疫治疗

程序性死亡受体 1（programmed death-1，PD-1）是表达在活性 T 淋巴细胞上的免疫抑制跨膜蛋白，与肿瘤表面的配体 PD-1 和 PD-L2 结合后，可以抑制 T 细胞的激活，达到免疫逃逸效果。阻断 PD-1/PD-L1 通路则能重新激活免疫系统对肿瘤细胞的杀伤作用。近年来研发的 PD-1/PD-L1 单抗在治疗 EC 上极具潜力，通常联合化疗使用，既提高了晚期患者的总生存期（overall survival，OS）及无进展生存期（progression-freesurvival，PFS），也在新辅助治疗中，提升了手术切除率及病理缓解率，从而进一步提升患者 OS 及 PFS。

（三）新辅助治疗

新辅助治疗的适应证为：①临床分期为局部晚期；②可切除或边缘可切除食管或食管胃交界癌；③患者有手术意愿并可耐受放化疗毒性。术前新辅助治疗可及时消灭潜在转移病灶、缩小肿瘤负荷，从而提升手术切除率、提升整体预后。

（四）微创治疗

食管癌的外科治疗已经进入微创化和个体化相整合的时代，目前胸腹腔镜食管癌根治术仍是主流，微创治疗极大减轻手术创伤，在胸腔镜辅助下，提高了淋巴结清扫数量，从而在减轻创伤同时，保证了手术安全性和手术效果，提升患者生存质量和预后。达·芬奇机器人手术系统近来引入了食管微创手术中，该手术方式突破了传统腔镜手术的二维手术视野，同时因其灵活的关节操作原理及滤抖功能，有效增加了手术操作的灵活性及稳定性。进而使学习曲线得到明显缩短。同时因其三维成像系统，以及多角度的操作空间，其在胸腔淋巴结清扫中的效率已超过传统腔镜手术。

第二节　食管癌新辅助联合治疗围手术期精准护理

一、术前精准护理

（一）术前整体评估

1. 评估患者一般状况及既往史　包括生命体征、皮肤完整性、饮食、排便、睡眠、饮酒吸烟史、精神状态、手术史、外伤史、过敏史、家族史等。

2. 合并症评估　患者有无服用阿司匹林、波立维（硫酸氢氯吡格雷片）、潘生丁（双嘧啶胺醇）等血小板聚集抑制剂，术前需停药 1 周。合并冠心病患者，停口服抗凝药物，给予低分子肝素钠皮下注射替代治疗；合并糖尿病患者，术前监测血糖，将糖化血红蛋白水平控制在 7.0% 以下，必要时进行内分泌专科会诊；合并高血压患者，规律服用降压药（禁用降压 0 号）。

3. 症状体征　目前临床表现，重点关注因病灶造成的吞咽困难情况、饮食情况、肺功能情况等。新辅助治疗用药及周期，是否有因此引起免疫相关不良反应（Immune-Related Adverse Events，irAEs），如皮炎、免疫性肺炎、胃肠炎等。是否有化疗后造成的恶心、呕吐、食欲缺乏等胃肠道反应，或白细胞计数降低、血小板计数降低等骨髓抑制反应，及时进行止吐、升白细胞、升血小板等治疗措施。

4. 专科评估　了解术前检查检验结果，包括心电图、肺功能、腹部超声、胸部 CT、颅脑磁共振、血常规（血红蛋白）、血凝、电解质（血钾、血清白蛋白）、肝肾功能、血清八项、血气分析结果，了解患者注意内脏器官功能，有无心、肝、肺及肾功能不全。

5. 营养状况评估　推荐使用 PG-SGA 联合 NRS-2002 进行营养风险筛查与评估。NRS-2002 ≥ 3 分或 PG-SGA 评分为 2 ～ 8 分的患者，术前应给予营养支持；NRS-2002 ≥ 3 分，PG-SGA 评分≥ 9 分的择期手术患者给予 10 ～ 14 天的营养支持后手术仍可获益。首选口服肠内营养（EN）支持。中晚期食管癌患者常合并吞咽困难，部分患者有营养不良、消瘦、脱水表现，术前应注意患者的近期体重变化及白蛋白水平，体重下降＞ 5kg 常提示预后不良，白蛋白＜ 30g/L 提示术后吻合口瘘风险增加。若无须紧急手术，则应通过静脉高营养和鼻饲胃肠营养改善患者营养状况后再行手术治疗，以减少术后相关并发症。术前有贫血者，应给予高蛋白、高维生素饮食，必要时给予输注全血血浆等。

6. 吞咽功能评估　视频透视吞咽造影检查是吞咽功能评估最常用的影像检查方法，是目前最主要的评估方法。视频透视吞咽造影检查还可与视频透视吞咽困难量表和渗透吸入量表进行联合使用。视频透视吞咽困难量表对包括口腔和咽部参数的 14 个项目的得分相加，总分为 0 ～ 100 分，0 分表示无口咽吞咽困难，100 分表示有严重口咽吞咽困难。而渗透吸入量表则描述了物质进入气道的程度及个人对渗透和吸入的反应。

7. 血栓风险评估　采用 Caprini 评分进行血栓风险评估，该模型包括既往手术史、病史、实验室检查等因素，对各因素进行赋值，以各因素分值之和为总评分；根据总评分进行危险度分级，其中，0 ～ 1 分为低危险度，2 分为中危险度，3 ～ 4 分为高危险度，≥ 5 分为极高危险度。评估是否存在血栓高危因素，根据评定结果采取基础、机械或药物预防措施。

8. 心理社会评估　询问患者既往有无精神类疾病及相关药物服用史，采用广泛性焦虑障碍量表（GAD-7）、抑郁症筛查量表（PHQ-9），如果评分较高，可进一步采用汉密尔顿抑郁量表（HAMD）、汉密尔顿焦虑量表（HAMA）评估患者的心理状况。评估患者及其家属对疾病的认知程度，对腔镜手术术后并发症、术后治疗和康复等相关知识的了解及接受程度，家人能否给予有效支持，有无思想及经济负担，新辅助治疗后心理焦虑程度，讲解相关知识及自我监测 irAEs 的方法，有针对性地疏导，缓解其心理压力，为手术做好心理准备。如患者精神情绪不稳定，给予安排病房时宜选择靠近护士站的多人病房，班班交接，加强巡视，酌情安排家属陪床，给予患者家庭支持力量结合患者病情和年龄特征等建立安静、舒适的病房环境和适宜的就餐环境。

（二）术前预康复

1. *预康复理念的形成* 2002 年，Topp 等将预康复的理念引入外科临床，提出以术前运动锻炼为核心的预康复策略，可提高患者的功能储备，更好地耐受手术相关的创伤应激。2013 年 Li 等提出三联预康复的策略，即预康复不仅包括运动干预，还包括营养干预与心理干预。但是临床医护人员通常更关注患者手术本身及术后住院期间的管理，术前对患者运动、营养和心理方面进行评估管理和优化往往被忽略。近些年随着对 ERAS 认识的不断深入，预康复这一概念逐渐深入人心并且被重视，大家认识到康复治疗的目的是通过解决可调整的风险因素，来预防而不是治愈癌症治疗的功能后果。2022 年我国发布首个《基于加速术后康复的胸外科手术预康复管理专家共识》，共识指出，预康复是改善患者术前营养状态和围手术期预后的关键措施。

2. *食管癌术前预康复推荐时间* 预康复时间自手术医师与患者共同决定手术至术前 1 日。既往研究多推荐胸外科手术施行 1 个月以上的预康复锻炼，1 ～ 2 个月甚至更长时间的预康复有利于提高峰值摄氧量，增加骨骼肌肌力，加快术后康复，降低呼吸系统并发症，改善疾病预后。但是预康复的周期过长也可能降低患者的依从性，增加术前焦虑的风险。综合考虑预康复时间以术前 2 ～ 4 周为宜，不推荐因执行预康复计划而推迟手术 4 周以上。但若从决定手术至开始手术时间不足 2 周，也应尽可能进行预康复。对于住院期间的患者，预康复时间则从住院当日至术前 1 日。

3. *预康复的主要内容* 制订个体化多模式的预康复方案是食管癌手术预康复的主要内容，应包含戒烟、纠正贫血、有氧运动、抗阻力量训练、吸气肌训练（inspiratory muscle training， IMT）、营养优化及心理支持等方面。预康复前必须对患者进行综合评估，包括一般状态评估、肺功能评估、身体适能评估、营养评估、心理评估等。运动训练的主要内容包括有氧运动训练、抗阻力量训练、IMT。有氧运动训练是预康复运动的基础，抗阻力量训练是重要组成部分，IMT 需同以上训练联合进行。鼓励患者术前采用多种形式的心理放松调节。对存在焦虑抑郁风险的患者，必要时行干预治疗。《中国肿瘤心理治疗指南》建议，临床医护人员可采用音乐疗法、运动疗法、综合护理干预、支持性干预和教育性干预等帮助患者改善痛苦情绪；专业的心理治疗师还可采用认知行为治疗、正念减压训练、叙事疗法、表达性写作和意义中心团体等多种干预方法。此外，《肿瘤相关抑郁中医诊疗专家共识》指出，贴敷、针灸、推拿和中医辨证施治等也可改善恶性肿瘤患者相关抑郁状态。

（三）术前准备

1. *术前宣教*　多种方式结合，帮助患者正确面对手术，可采用面对面讲解、宣教手册、图片、视频等多种方式向患者介绍术前准备及术后注意事项。

2. *呼吸道管理*　了解患者吸烟史，吸烟者推荐术前戒烟 4 周。对于有支气管哮喘病史患者，给予硫酸沙丁胺醇气雾剂；合并慢性阻塞性肺疾病的患者、吸烟指数≥ 400（吸烟指数 = 每天吸烟支数 × 吸烟年数）的患者入院后即给予氧气雾化治疗，每日 3 次。

3. *功能锻炼指导*　包括桥式运动、踝泵运动、患肢功能锻炼如手指爬墙运动、上举运动等。术前引导患者开展肺功能训练，如腹式呼吸、缩唇呼吸，进行咳痰及排痰训练，同时训练患者床上大小便的习惯。

4. *营养支持*　患者出现以下任意一种情况：

（1）6 个月内体重减轻≥ 10%。

（2）体重指数（BMI）＜ 18.5kg/m^2。

（3）SGA 评分 C 级或无肝肾功能障碍情况下血清清蛋白＜ 30g/L，则建议术前进行营养治疗 7 ～ 14 天；营养治疗应遵循循序渐进的原则，从饮食和营养教育开始到口服营养补充，再到全肠内营养、部分肠内＋部分肠外营养，最后是全肠外营养。营养治疗师应根据患者具体情况为其制订个性化的营养干预方案；不推荐术前常规使用肠内免疫营养或药物营养。需禁饮食者，告知患者禁饮食的目的及重要性，同时给予静脉营养治疗。

5. *术前禁食禁饮管理*　术前 12 小时口服橄榄油 100ml 使术中胸导管充盈，术前 6 小时禁食，之前可进食淀粉类固体食物。术前 2 小时禁饮，之前可口服总量不超过 400ml 的清流质饮料，包括清水、糖水、无渣果汁、碳酸类饮料、清茶及不含奶的黑咖啡等，不包括含酒精类饮品。

6. *术前戒酒*　饮酒可增加术后并发症发生率，推荐术前戒酒至少 2 周。

7. *肠道准备*　术前一日可使用磷酸钠盐口服液 45ml 口服进行肠道准备，不推荐常规机械性肠道准备。

8. *皮肤准备*　包括备皮和洗澡。备皮范围：右胸部：上起右侧颈根部开始，包括右侧肩、腋窝、上臂上 1/3，下至脐平面，前至胸骨中线，后至对侧肩胛垂线。腹部：上达乳头平面，下达耻骨联合平面，两侧达腋中线，包括清除脐部污垢（可用松节油棉球擦拭，酒精棉球消毒）。告知患者洗澡、协助剪短指甲、剃胡须、理发、更换休养服等。

9. 口腔护理　术前口腔护理可以减少术后并发症的发生率，因此术前应关注患者的口腔健康，手术当日清晨可用复方氯已定含漱液（内含 0.12% 氯已定和 0.02% 甲硝唑）清洁口腔，减少口腔内的细菌，在临床实际工作中应根据患者具体情况选择合适的护理方法。

10. 术前情绪与睡眠　术前一日行术前指导时观察患者情绪变化，耐心解释患者提问，主动帮助患者解决实际困难，如有入睡困难，遵医嘱用药，并按毒麻精神类药物管理进行登记。

二、术后精准护理

（一）病情观察

了解患者手术方式及麻醉清醒情况，返回病房后，严密观察患者体温、脉搏、呼吸、血压变化，4 小时内每 15 ～ 30 分钟测量一次；血压平稳后，改每 1 小时测量一次。血氧饱和度保持在 90% ～ 100%，若持续低于 90% 或血氧饱和度在 90% 上下波动不稳定，积极寻找原因，鼻导管吸氧由低流量调至中高流量，并嘱患者深呼吸或咳嗽数次，观察指标是否改善，如不改善应改用储氧面罩；观察心电监护仪的心电图及心率变化，如持续高于 100 次 / 分，测量脉搏，波形异常，及时告知医师协助处理；观察切口渗血、渗液及空肠营养管、胸腔引流、纵隔引流等各管道情况；观察患者输液通路穿刺点皮肤情况。

（二）术后体位

患者返回病房神志清醒，30 分钟后给予抬高床头 30°，有利于呼吸和引流，4 小时后可协助患者坐起活动。

（三）气道管理

1. 保持呼吸道通畅，术后给予持续低流量吸氧，氧流量 2 ～ 3L/min，氧气雾化吸入治疗，每日 3 次，氧流量调至 5 ～ 7L/min，根据患者咳痰情况酌情增加雾化次数，指导患者及其家属雾化吸入的正确方法：半卧位或坐位，将口含放入嘴中，深吸慢呼，可用口吸气，鼻呼气，雾化时间 15 ～ 20 分钟或药物用尽无雾气时结束，雾化后及时漱口，清水冲洗雾化器待干。雾化治疗时机为餐前或餐后 2 小时进行，雾化后进行有效咳痰。

2. 协助患者通过胸背叩击、有效咳嗽咳痰、机械排痰等方法，帮助患者及时清除呼吸道分泌物。对于咳痰无力、痰液黏稠的患者，必要时给予气管内吸痰或支气管镜吸痰。也可使用高流量氧疗机改善血氧饱和度。

3. 为患者制订呼吸锻炼计划，鼓励患者深呼吸训练、腹式缩唇呼吸训练，清醒后每小时至少 5 次。

（四）疼痛管理

1. 疼痛管理目标为成立跨专业合作团队，提供安全、持续、有效镇痛；无或仅有可忍受的轻度疼痛。

2. 多模式疼痛镇痛原则是非甾体抗炎药（NSAIDs）为术后镇痛基础用药，尽量减少阿片类药物使用。全身镇痛方式包括口服镇痛药、患者自控镇痛（patient controlled analgesia，PCA）、肌内注射镇痛、静脉输入镇痛等。

3. 尊重患者主诉，采用视觉模拟评分（visual analog scale，VAS）、面部表情评分法（facesrating scales，FACES），评估患者疼痛程度、疼痛部位等。术后患者疼痛评估的时机：术后 24 小时内，每 6 小时评估 1 次，24 小时后建议每 12 小时评估 1 次。当 VAS 疼痛评分超过 4 分时应加用不同作用机制的药物行多模式镇痛，当疼痛评分超过 6 分时需联合阿片类药物行个体化镇痛。护理人员应及时准确观察用药效果。

4. 积极处理引起疼痛的因素，如手术切口疼痛、胸腔引流管刺激肋间神经、焦虑紧张、神经性疼痛、手术被动体位时间过长造成的肩部酸痛等。

5. NSAIDs 基础药物为氟比洛芬酯等、帕瑞昔布、塞来昔布等；阿片类主要用于重度疼痛的镇痛，主要包括芬太尼、舒芬太尼、吗啡、哌替啶、羟考酮等；弱阿片类主要用于轻、中度急性疼痛的口服镇痛，主要包括可待因、双氢可待因、曲马多等。

6. 除药物治疗外，可采用非药物镇痛措施，如调节胸腔引流管位置、转移注意力、咳嗽时按压伤口、播放轻音乐、经皮电刺激、心理疗法等。

7. 加强对患者疼痛知识宣教、心理疏导，采取多种宣教方式、多种宣教渠道，让患者正确认识疼痛，有利于自我控制，对于使用术后 PCA 的患者给予详细讲解用法及注意事项。

（五）营养支持管理

1. 食管癌术后禁食，推荐早期给予肠内营养，促进胃肠功能早恢复、减少菌群失调及电解质紊乱。患者行肠内营养时遵循六度原则，即角度为卧床患者床头抬高 30° ～ 45°；速度以 20 ～ 50ml/h 开始，6 ～ 8 小时根据患者耐受性调整 1 次；温度为营养液常温；浓度为从低浓度开始，逐渐增加浓度；清洁度要求现配现用；适应度通过密切观察患者耐受性确定，注意观察腹痛腹胀、恶心呕吐、腹泻三个方面不良反应。温水冲管，匀速缓慢。

2. 置管后首次喂养前必须行 X 线检查以确保鼻肠管的位置，并用不可擦拭笔标记好鼻肠管外露长度，以后每次喂养前均要查看长度有无改变，有明显改变时要行 X 线检查，及时处理。

3. 患者术后第 1 ～ 2 天常规给予 5% 葡萄糖氯化钠注射液 500ml 进行空肠营

养管滴入，逐渐过渡到肠内营养乳剂，以便肠道更好耐受。

4. 发生腹痛、腹泻等症状要警惕免疫相关性胃肠毒性的可能，食管癌患者术后常规使用肠内营养，肠道不耐受也会出现腹痛腹泻的症状，给鉴别诊断带来一定困难。护理人员需严密观察患者腹泻次数、颜色、性状及量，是否带血，腹痛的部位、程度、体温变化，是否出现腹膜刺激征及患者体重情况。首先停用肠内营养，进行观察，如症状好转，可进行更换肠内营养剂型；如持续腹泻或大便带血，暂停肠内营养改肠外营养。嘱患者多卧床休息，减少体力消耗和胃肠蠕动，注意腹部保暖，避免因受凉加重腹泻。

5. 堵管的处理：每日输注完毕后冲洗导管；给药时研磨完全，给药后立即温水 40 ～ 60ml 冲洗；堵管时可用三腔营养管自带的导丝或碳酸氢钠溶液冲洗导管或 5ml 空针加压冲。

（六）引流管护理

1. 胃管

（1）胃管的作用是进行胃肠减压，采取高举平台法固定，做到一拉一理三查看，一拉即轻拉胃管，鼻贴是否松动，固定不牢；一理即理顺胃管，尤其是变换体位时，注意固定的位置是否合适；三查看即查看固定效果，查看外露长度，查看管道标识。

（2）胃管冲洗过程中如出现大量血性液，且患者伴有面色苍白、四肢躁动、血压快速下降等情况，则说明发生内出血的概率极高，需立即通知主治医师进行诊断，并给予相应治疗。

（3）在冲洗胃管时，如出现推注不畅的情况，则说明胃管发生阻塞，可使用温生理盐水在低压的情况下进行反复冲洗，直至推注和回抽操作无任何阻力位置，以避免管道阻塞造成的胃内压力过大等问题。

2. 空肠营养管

（1）护理时需定时记录营养管置入的长度，交接班时注意对管道固定位置、长度等基本信息进行核对，待确认无误后方可交班。如发生脱出情况，需及时通知主治医师进行处理。

（2）每次输注营养液前，需使用温生理盐水或温水对营养管进行冲洗，保证管道通畅，输注完毕，再次使用生理盐水或温水脉冲式冲洗管道，输注过程中建议至少每 4 小时冲洗管道一次。

3. 胸腔引流管

（1）胸腔闭式引流管主要用以排出胸腔积气、积液，预防胸腔积液、肺部感染等并发症，在手术后需按照标准固定引流管，且要与其他管路区分固定。

（2）在日常更换体位时需注意管路摆放，防止脱落问题，且引流袋或引流瓶应始终处在低于引流穿刺点的位置，如后期患者可下床进行活动，则引流袋的固定位置需低于髋关节，可用别针固定于上衣衣角。

（3）在更换引流瓶或引流袋时，应使用双血管钳夹闭引流管，中间需间隔一定距离，确保不会出现反流或空气流入的情况，预防气胸等并发症，且更换时一人负责更换，另一人负责观察患者情况。

（4）日常护理过程中观察胸腔引流管水柱波动情况，保持引流通畅，以避免被胸腔内血液等物质阻塞，并记录每天引流液的量和性状。如引流液量超过200ml/h，连续 2 ～ 3 小时，且颜色偏红，则说明胸腔出血的可能性较高，应立即通知主治医师，严格遵照医嘱使用止血药。

（5）若使用胸腔水封瓶连接负压吸引，向患者及其家属讲解下床活动时水封瓶及负压连接管道的正确安置，防止水封瓶倾倒，从而影响引流量的记录。

（6）患者进食后准确记录胸液颜色、性状及量，如乳白色、黄色、粉红色或血性浑浊积液持续外渗，且无减少趋势，警惕乳糜胸可能。

4. 纵隔引流管　整体护理原则同胸腔引流管，由于纵隔引流管更加贴近吻合口和食管床，对于术后出血、吻合口瘘的观察更加敏感，因此对于纵隔引流管，更要保持其通畅，重视其引流液的颜色、性状及量。

5. 尿管

（1）患者生命体征平稳情况下，尿管于术后 1 ～ 2 天拔除。将尿管固定于患者引流管的对侧，预防管路混淆，且需定时检查管路是否发生挤压、扭曲或阻塞的情况，并记录尿液的性状和量。

（2）留置尿管期间对尿道口、阴道周围皮肤进行擦拭，每日至少 1 次。

（3）待患者完全清醒后可关闭导尿管夹，每隔 3 小时至 4 小时开放 1 次，或患者有尿意时开放，可帮助其锻炼排尿反射。

6. 腹腔引流管　实时查看手术创面是否存在出血、渗血情况，观察腹腔引流管内引流液颜色、流量，同时固定好腹腔引流管，预防因患者翻身、下床活动等引起管路滑脱问题。

（七）术后活动

1. 推荐术后早期开始活动。全身麻醉清醒后鼓励床上活动，包括桥式运动、踝泵运动、伸腿抬高锻炼，肢体关节的屈伸活动等。

2. 术后 24 ～ 48 小时下床活动，自床边坐立、原地踏步逐渐过渡到室内行走。为预防直立不耐受症状，可采用改良的三步下床法，即第一步先摇高床头至 30° 和 60°，每次保持 3 分钟以上；第二步协助患者 90° 坐于床沿，双腿悬于床边，前后踢腿 3 分钟以上；第三步下床原地站立 3 分钟以上再开始活动。

3. 根据患者耐受性制订每日活动目标，循序渐进增加活动量，必要时提供相应的辅助工具。

4. 活动期间注意患者安全管理，随时评估患者有无心慌、腿软等不适，如有不适及时停止并调整活动目标。

5. 活动期间注意患者管道管理，妥善固定好空肠营养管、胸腔引流管等，防管道扭曲打折及滑脱。

6. 指导患者出院后，可进行一系列有氧运动。有氧运动是以有氧代谢提供运动中所需能量的运动方式，常见的有快走、慢跑、骑自行车、有氧健身操等。抗阻运动是指肌肉在克服外来阻力时进行的主动运动，如举哑铃、深蹲起、过头推举等。与单一的有氧运动或抗阻运动相比，有氧联合抗阻运动对癌症恢复者具有更好的效果。

（八）吞咽功能管理

1. 评估工具　采用改良饮水试验对食管癌术后患者进行吞咽功能评估，即将液体量减少至 3ml，观察吞咽情况。也可采用标准吞咽功能评定量表，主要根据患者的吞咽情况观察有无呛咳、吞咽时喘鸣等进行评分，总分为 18 ～ 46 分，分数越高吞咽功能越差，饮水时有呛咳或饮水后声音发生变化即为阳性，存在吞咽障碍。

2. 评估时机　食管癌术后早期常处于禁食状态，因此术后吞咽功能评估多在患者经胸部 CT 检查排除吻合口瘘后计划开始进食时进行评估，多从术后 6 ～ 14 天开始进行评估。

3. 对于食管癌术后吞咽功能锻炼是护理工作较为重要一项。吞咽功能训练可从经口进食开始，直至出院，甚至延续至术后 4 周。吞咽功能干预方法：包括间接训练、直接训练、姿势调整、冷触觉刺激、穴位刺激。常用的间接训练方法包括张口训练、颈椎活动度锻炼、肩部伸展运动、呼吸训练、咬合肌训练、声门上吞咽训练、舌肌训练、声带闭合训练、空吞咽、空咀嚼等，以增强肌肉力量，保持口腔和咽喉结构的灵活性。直接训练则是在进食时进行，为防止误吸和咽滞留，言语治疗师在患者进食时调整患者体位，并进行吞咽方法指导，以改变患者吞咽习惯，防止发生误吸。吞咽姿势调整，即“chin-down”，吞咽时屈曲颈部，将下颌尽量靠向胸部。冷触觉刺激则是采用冰冻棉签刺激软腭、舌根及咽后壁等部位。电针穴位刺激，刺激穴位包括风池穴、廉泉、夹廉泉、下关等。吞咽干预方法除穴位刺激外，均不需要额外的器械，简便易于实施。

（九）睡眠管理

1. 因素分析：评估食管癌术后患者的睡眠状况，找出影响因素。睡眠障碍的表现有睡眠颠倒、入睡困难、睡眠中断、迟睡早醒等；分析原因主要是术后伤口疼痛、身体不适、心理压力、对疾病认知不足、环境因素等引起。

2. 对症进行药物疼痛干预，另外护理人员在操作时要保持动作轻柔，有创操作技术娴熟，减轻患者疼痛感。

3. 如患者在术前依赖镇静催眠药物，则主张继续使用。

4. 健康宣教：讲解包括睡眠障碍的原因及表现、睡眠不佳的危害性，让患者有全面认识，重视睡眠，避免熬夜，日间午休时间不超过 1 小时。

5. 患者因病痛、担心手术疗效、经济压力、担心为家人增加负担等因素，常会出现焦虑、抑郁、自卑的不良情绪与消极心理，导致其整日胡思乱想，容易失眠。护理人员要耐心与患者交流，对其进行心理护理与情绪安抚，让家属多陪伴、鼓励患者，走出不良情绪。

（十）预防血栓

应尽早指导患者在麻醉清醒、肢体恢复活动感觉后进行主动踝泵运动，也可配合使用机械性预防措施，如间歇充气压力泵、足底压力泵、弹力袜等。此外，在充分评估出血风险的基础上，配合医师准确完成术后抗血栓药物治疗指导，如低分子肝素皮下注射、口服抗凝药物等，鼓励患者尽早下床活动。

（十一）并发症护理

1. 吻合口瘘

（1）概述：吻合口瘘（anastomotic leakage，AL）是指涉及食管、吻合口和局部管胃的全层消化道破损，是食管癌术后严重的并发症之一，发生率为 3% ～ 10%。根据术式不同其分为胸内瘘与颈部瘘，一般多在术后 5 ～ 7 天发生。在 MDT 食管癌患者术后恢复过程中，可能出现无法避免的吻合口瘘是因为 irAEs 使用激素造成，此情况需全面评估患者病情与用药剂量时间，权衡利弊。

颈部吻合口瘘表现为颈部压痛、皮肤红肿、皮下气肿，有腐臭脓液流出，拆开缝线可发现食物残渣等脓液，部分可伴有发热症状等。胸内吻合口瘘一般多合并严重的中毒症状，临床表现为体温增高、脉搏加快、胸痛及呼吸困难等。

确诊吻合口瘘为符合以下任何一条：①将颈部切口拆开可见瘘口；②胸部 X 线片或胸部 CT 检查可见术侧包裹性积液或液气胸；③食管造影检查见造影剂外溢；④内镜下发现瘘；⑤口服亚甲蓝发现引流管有蓝色液体外流；⑥胸腔引流管引流出食物残渣或恶臭性液体可作为间接诊断证据。

通畅引流为处理胸内吻合口瘘的重要治疗方式，包括胸腔闭式引流、介入下鼻纵隔引流等。颈部瘘中毒症状较轻，通常切开引流即可。

（2）精准护理

1）抗感染护理：吻合口瘘可能引起败血症、胸腔感染等，术后给予患者抗生素药物支持，注意观察用药反应。有学者认为吻合口瘘发生后，患者胃内容物对周围组织腐蚀及持续的外渗污染，极易诱发术后感染，一旦发生感染则可能引起恶性连锁反应，加重吻合口瘘，形成恶性循环。

2）颈部切口护理：遵医嘱禁食水，给予营养支持，密切观察颈部切口形状、颜色、是否溢脓，定时更换敷料，相关操作时严格依照无菌操作规范进行。必要时给予瘘口切开引流，生理盐水冲洗，勤换患者床单位与衣物等，避免发生瘘口感染。

3）引流护理：保持胸腔引流管妥善固定，引流通畅，每日记录引流的颜色、性状及量，嘱患者轻咳，观察引流管水柱波动及是否有气泡逸出。如患者持续负压吸引，指导患者下床活动时如何安置吸引管。如患者需要胸腔冲洗，观察并记录是否出入平衡。如出量过少，警惕管道堵塞，及时告知医师，协助处理。

4）发热护理：术后密切观察患者体温变化，若出现体温异常升高，及时进行降温处理；可采用物理降温或药物降温，物理降温使用乙醇擦浴（25% ～ 30%）。进行药物降温时，应当根据患者病情变化，控制药物剂量，避免剂量过大造成休克或虚脱，危及患者生命。

5）心理沟通与宣教：多与患者交流沟通，了解患者心理状态给予疏导支持及语言安慰等，告知患者术后吻合口瘘发生的可能原因及治疗对策，交流时注意语言亲切柔和、态度热情诚恳，取得患者认可；患者禁食水时间较长，嘴唇干裂可使用唇膏涂抹，陪护尽量避免床旁就餐，避免造成患者胃液分泌增多。

2. 肺部感染

（1）概述：食管癌手术因其创伤大、时间长，肺部感染发病率较高，发生率为 15% ～ 20%，通常在术后 24 ～ 72 小时发生。胸部 X 线、胸部 CT 检查及血气分析有助于该并发症的诊断。一经诊断，除加强抗感染治疗外，还应重视咳嗽排痰，并使用雾化吸入支气管解痉剂和化痰药。必要时给予鼻导管吸痰、纤维支气管镜吸痰，以及时清除呼吸道分泌物。如患者发生呼吸衰竭，应及时行气管插管及呼吸机辅助通气。

（2）精准护理

1）术前全面评估，积极控制自身基础疾病，进行呼吸道管理，纠正营养不良，关注口腔健康，最大限度地降低术后肺部感染发生率。

2）对于高热患者，做好物理降温及药物降温，注意保暖，及时更换床单位和衣物，促进患者舒适，预防压力性损伤发生，评估出汗量。

3）呼吸困难及咳嗽的护理，监测血氧饱和度，未合并 COPD 的患者予以高流量吸氧，必要时给予储氧面罩吸氧或使用高流量氧疗机。

4）给予氧气雾化吸入治疗每日 3 次，指导患者呼吸功能锻炼，包括缩唇呼吸、吹气球、深呼吸运动、腹式呼吸法、有效咳痰法，协助叩背咳痰。

5）将患者安排在人少的病房，病房定时通风换气，保持适宜温度；禁食水期间，陪伴人员尽量避免在患者床旁用餐，可进食期间，指导高热量、高维生素、高蛋白易消化饮食，少食多餐，供给足够营养。

6）对于术前联合化疗及免疫治疗的患者，术后出现免疫相关性肺炎，为防止肺部感染加重，危及生命安全，强调抗生素及激素的尽早、足量、全程使用。

7）健康宣教：主动与患者及其家属讲解术后肺部感染的治疗与护理、咳嗽技巧、叩背方法、雾化吸入的规范、抗生素与激素用药的指导等，减轻焦虑心理，提高配合度。

3. 乳糜胸

（1）概述：乳糜胸是大量淋巴液由胸导管或其主要分支的瘘口进入并储留在胸腔而形成，一般出现在术后第 4 ～ 5 天，偶尔也可在术后 24 小时内或术后第 7 ～ 14 天表现出来。中上段食管癌手术因肿瘤局部侵犯容易造成胸导管损伤。临床表现为轻度无症状或严重时胸闷、气急等，胸部引流可引出淡黄色或白色牛奶状液体，经乳糜试验即可确诊。治疗原则为引流胸腔内积液、减少淋巴回流量、维持水分和营养。当术中伤及胸导管主干时，往往因淋巴结清扫后无法形成有效侧支循环而自愈概率降低，因此若非手术治疗无效，应尽早行手术治疗。术前 2 ～ 3 小时口服高脂类流食以增强术中对于瘘口的辨认，如无法发现破口，可根据胸导管解剖位置，在膈肌上方胸椎体前奇静脉与主动脉间隙行胸导管双重结扎。

（2）精准护理

1）巡视病房时，仔细观察患者胸液颜色。注重患者主诉，如出现胸闷、呼吸困难等不适，及时测量生命体征及血氧饱和度，查找原因。

2）如患者术后已到进食阶段发生乳糜胸，限制饮食，可饮水，进食无脂、高蛋白质、高糖、低碳水化合物的流质或半流质饮食，做好饮食指导。

3）如患者术后处于禁食水阶段发生乳糜胸，停肠内营养，改全肠外营养支持，严格无菌原则配制及输注，可使用可调节输液器或输液泵匀速输注，营养液现配现用，24 小时内有效。推荐使用中心静脉（如颈内静脉或锁骨下静脉）导管、PICC 导管或输液港进行输注，做好管道管理。

4）持续的乳糜胸可导致水、电解质紊乱，营养丢失和免疫力下降，因此纠正水、电解质、营养失衡同样关键，观察患者有无下肢水肿等异常情况，监测生化指标，如血清白蛋白较低，遵医嘱静滴人血白蛋白，使用输血器输注。

5）用药指导。在使用生长抑素治疗时应采用静脉给药方式并确保用药连续性，使用微量泵输注。

6）使用胸腔内注入高渗糖液等硬化剂使胸膜发生无菌性炎症，使脏层及壁层胸膜粘连闭锁，减少胸腔渗液的治疗方法前，预防性使用镇痛药物，减轻药物刺激胸膜引起的剧痛。

7）心理疏导。与患者及其家属多沟通，了解患者心理状态，讲解乳糜胸的禁食原因及预后，教会患者自我监测胸液颜色，提高自我关注度，共同参与疾病管理。

4. 气管食管瘘

（1）概述：气管食管瘘（tracheoesophageal fistula，TEF）是食管切除术后一种少见病，是由多种原因引起气管与食管之间形成的病理性交通。早期症状不明显，具有一定的隐匿性。尽管食管切除术后 TEF 发生率不高，但致死率极高。早期可能仅表现为频繁咳嗽，随着病情发展，咳嗽逐渐加重，表现为突发性剧烈咳嗽，咳出消化液样痰，并有特征性的吞咽后咳嗽。此外，可出现顽固性的肺部感染、全身慢性中毒症状，以及营养不良引起体重减轻等，严重者甚至出现急性呼吸衰竭、急性呼吸窘迫综合征等。瘘口大、位置高，病情进展快，预后较差，尤其＞ 2cm 的瘘管，存活率低。

常规的辅助检查手段包括上消化道造影及内镜检查。上消化道造影一般采用泛影葡胺造影，可出现吞咽泛影葡胺后呛咳，造影可见食管与气管相交通。内镜检查包括食管镜及纤维支气管镜检查，内镜下可以显示瘘口所在位置及大小，直观观察到食管或气管壁缺损所形成瘘管。纤维支气管镜检查往往被认为是更佳的选择。此外，CT 也可以帮助诊断 TEF，可直观显示气道与食管相通的层面。目前 TEF 患者的治疗主要包括内镜介入治疗和手术治疗。

1）内镜介入治疗包括支架置入、生物胶、粘堵剂、内镜夹（OTSCs 等）、剥离缝合、房间隔缺损封堵器等，其中以支架置入技术较为成熟。

2）手术治疗的成功率超过 90%，甚至更高。因此，微创食管癌切除术后 TEF 一线治疗仍旧是手术治疗。

（2）精准护理

1）密切观察病情变化：如患者出现随体位变化的刺激性咳嗽，并咳出大量泡沫样稀痰，同时胸腔引流管内大量气泡逸出，应警惕 TEF 的发生，立即报告医师处理。

2）呼吸系统护理：及时纠正低氧血症，早期定时叩背协助排痰。如痰液黏稠不易咳出，鼓励多饮水，加强雾化吸入。根据血氧饱和度、血气分析调整吸氧的浓度和时间，必要时使用纤维支气管镜吸痰或在患者镇静状态下使用呼吸机辅助呼吸减少氧耗。应给予患者系统的呼吸训练指导改善其肺功能，文献报道呼吸训练方法可纠正和改善 TEF 患者的呼吸困难症状及肺功能指标。缩唇呼吸法可延缓呼气流速，增加气道内压以抵抗气道外的动力压迫，防止外周小气道陷闭，便于肺泡内气体排空，从而增大潮气量，降低呼气频率。而深呼吸法则可增加肺活量、肺泡通气量，改善吸入气体分布不均状态和低氧现象，提高气体交换效能。

3）给予适量有效的抗生素，控制感染，纠正中毒症状。辅以大量维生素，多次少量输入人血白蛋白，纠正低蛋白血症，促进瘘口的恢复。观察患者用药反应，严格无菌操作。

4）心理护理：由于患者病情重病程长，给患者带来极大痛苦，术后并发症的发生更增加了患者的心理负担。患者表现情绪低落、悲观失望，对身体的康复失去信心。因此，加强对患者的心理护理，支持、激发其战胜疾病的信心十分重要。针对心理特点，向患者及其家属介绍 TEF 的治疗及预后等，以增强治疗信心，同时注意多与患者交谈，及时解答患者心中的疑虑，给患者安慰和鼓励，并指导患者家属配合，从语言和行动上关心和理解患者，稳定其情绪，并积极配合治疗。

5. *声带麻痹*

（1）概述：声带麻痹（VCP）分为单侧声带麻痹（UVCP）和双侧声带麻痹（BVCP），其主要表现是声嘶、咳嗽、误吸及呼吸困难等。近年来，随着双侧喉返神经旁淋巴结清扫术的实施，该并发症发生率有所增加，发生率为 6% ～ 20%。颈段食管癌手术切除中并发喉返神经损伤的概率显著高于胸段，另外胸部上段的受伤概率又远远大于中下段。但气管插管引起的杓状软骨脱位也可以有类似的临床表现，故应尽早行声带检测与其区分。

全身麻醉术后声带麻痹主要原因为喉返神经损伤，对损伤程度较轻，无须特殊治疗，可于拔管后 6 ～ 8 周自愈。为促进愈合，可给予营养神经药物，促进喉返神经修复，同时可给予对症治疗，如雾化促进水肿消散、抗炎预防炎症刺激等。

因声带麻痹而出现术后声音嘶哑、饮水呛咳，通常影响术后咳嗽、咳痰，进而加重肺部并发症的发生。对误吸明显的患者，为避免术后误吸性肺炎，应当立即停止经口进食，改为鼻肠管或空肠造口进行营养支持。通常进食 2 周后，开始慢慢经口半流带管进食，半流 2 周后，可脱管完全经口进食。对于神经损伤较重的患者应尽早行气管切开以减少肺部并发症。对术后出现喘鸣的患者，应当机立断给予气管切开，待 4 周后缓慢脱管。术后早期排痰困难的，应积极给予气管镜吸痰。对于单侧麻痹的患者，应积极进行声带注射治疗。

（2）精准护理

1）患者术后返回病房，护士与手术室医护人员全面交接患者情况，并与患者简单交流，判断患者全身麻醉清醒情况及声音是否有嘶哑，护理记录准确书写。如发现患者声音有异常，及时告知医师。

2）心理护理，护士在术前向患者说明术后可能出现声音嘶哑的原因，交代此为术后常见并发症，不要恐慌，术后声音嘶哑的改善需要一定时间，只要配合医师积极治疗，加强声带功能的锻炼，声嘶症状会慢慢改善甚至消失。

3）饮食护理：术后允许进食时，缓慢吞咽，防止误咽。对于术后鼻饲，饮食从少量开始，待患者适应后逐渐增加，饮食温度 38℃左右，温度过高烫伤黏膜，过低使胃部不适。

4）术后嗓音训练：①腹式呼吸训练。指导患者正确使用腹式呼吸，缓慢吸气后，脐部及脐下方位置用力向外凸出，随后保持该状态，发“si”声呼气，注意过程需缓慢、清晰，直至脐部及脐下方逐渐凹陷，重复练习，每日3次，每次10分钟。②喉部按摩。以患者喉结为中心，采用拇指、示指及中指指腹按揉甲状软骨两侧，并向左右两侧轻轻推动，反复10次。③共鸣训练。指导患者发“mi”“ma”的音，引导其感受鼻子两侧及口腔前方的震动感，反复10次。

参考文献

曹艳宏，张未平，李苏宜．肠内营养管饲肿瘤患者临床护理技术路径[J]肿瘤学杂志，2023,(4):289-293.

樊宏哲，郭浩，杜鹏程．胸腔镜食管癌根治术联合左侧颈部吻合术治疗食管癌疗效观察[J]．新乡医学院学报，2022, 39(5): 439-449.

冯杰，张丽，王琼．术前营养风险评估在胸腹腔镜联合食管癌根治术围手术期的应用效果[J].食管疾病，2022, 4(4): 317-320.

郭宏燕，杨红梅．心理护理干预对食管癌放化疗患者负性情绪及生存质量的影响[J].临床医学工程，2023, 30(9): 1285-1286.

胡玮玮．食管癌术后管道护理[J].护理研究，2020, (11): 174-175.

胡燕．急性疼痛服务模式对食管癌患者围手术期疼痛情况、睡眠质量及生命质量的影响观察[J]世界睡眠医学志，2023, 10(09): 2018-2021.

蒋鹏飞，周雪峰．胸导管与静脉吻合术在复发性重症乳糜胸治疗中的临床应用[J].临床外科杂志，2023, 31(12): 1148-1151.

焦曦，鲁智豪．食管癌多学科综合治疗：内科视角[J].肿瘤综合治疗电子杂志，2023, 9(2): 11-19.

康娜婷，余小燕，卢智桥．术前综合护理联合健康教育对高血压合并食管癌患者手术耐受性的影响评价[J].心血管疾病防治知识，2023, 13(13): 55-56.

康颖．食管癌术后吻合口瘘的护理研究进展[J].继续医学教育，2022, (4): 165-168.

雷宇鑫，陈玥伶，周洋．食管癌患者术后肺部感染危险因素的meta分析[J].现代医药卫生，2022, 38(9): 1496-1501.

李华，梁艳，边晨峰．食管癌患者静脉血栓栓塞情况及相关因素分析[J].武警医学，2023, 34(12): 1039.

李汶谦，李晓霞．胸外科手术术后镇痛研究进展[J].现代医药卫生，2022, 38(17): 2968-2973, 2978.

李永梅，李秋贞，王亮，等．食管癌根治术后肺部感染病原菌和耐药性及其耐药基因[J].中华医院感染学杂志，2022, 32(13): 2010-2014.

刘高利，王新，宋恒雅，等．食管狭窄支架植入后发生气管食管瘘的外科治疗[J].武汉大学学报(医学版), 2023, 44(7): 859-862.

刘玲，陈英，喻红．给予快速康复外科的全程营养管理模式在食管癌病人围术期的应用[J].护理研究，2022, 36(3): 490-494.

毛友生，高树庚，王群，等．中国食管癌临床流行特征及外科治疗概况大数据分析[J].中华肿瘤杂志，2020, 42(3): 228-233.

聂洪鑫 , 冕栋 , 刘洪刚 , 等 . 临床诊断食管癌术后食管胃吻合口瘘的研究现状及进展 [J]. 临床消化病杂志 , 2022, 34(1): 72-77.
牛玲莉 , 邱丽 , 阳茂丹 , 等 . 胸腔积液乳糜定性试验在胸外科术后的诊断价值与影响因素 [J]. 中国胸心血管外科临床杂志 , 2021, 28(9): 1037-1043.
苏素真 , 林海燕 , 徐建建 . 细节优化护理对食管癌术后患者睡眠及心理状态的影响 [J]. 中国卫生标准管理 , 2022, (3): 167-171.
孙健 , 张芳芳．加速康复护理在肺癌手术患者围手术期护理中的应用 [J]．中国医药指南 , 2022, 20(15): 154-156.
王国翠 . 综合护理干预在食管癌术后并发乳糜胸患者护理中的应用 [J]. 河南医学研究 , 2018, 27(21): 4013-4014.
王新宇 , 赵晓菁 , 唐健 . 食管癌术后乳糜胸诊疗的研究进展 [J]. 上海交通大学学报 (医学版), 2023, 43(02): 244-249.
王增旭 , 范金玉 , 马盈颖 , 等 . 肺癌术后早期活动实践在加速康复外科领域的研究进展 [J]．全科护理 , 2023, 21(22): 3106-3109.
吴敏 , 朱吉 , 余丽群 . 循证干预对食管癌根治术患者围手术期治疗效果及生活质量的影响 [J]. 癌症进展 , 2019, 17(3): 362-365.
徐连 , 唐文凤 , 王小文 , 等 . 术前睡眠质量对食管癌病人术后康复及生活质量的影响 [J]. 护理研究 , 2021, 35(20): 3594-3599.
徐玥 , 廖应英 , 孙泽群 . 食管癌的流行病学特征及发病高危因素研究进展 [J]. 中国现代医生 , 2024, 62(07): 113-117.
许凯豪 , 刘一铭 , 焦德超 , 等 . 乳糜胸介入诊疗的研究及进展 [J]. 临床放射学杂志 , 2023, 42(6): 1037-1039.
杨春梅 . 临床护理路径在食管癌患者围手术期护理中的效果 [J]. 临床护理 , 2024, 22(2): 172-175.
杨艺芳 , 谢延真 , 刘亚黎 . 健康教育路径表结合云随访平台在食管癌围手术期患者中的应用研究 [J]. 现代医药卫生 , 2021, 37(23): 4096-4097.
鱼芳 , 樊成涛 , 白冰 , 等 . 食管癌根治术患者术后发生下肢深静脉血栓的危险因素及血栓风险评估 [J]. 海南医学 , 2023, 34(9): 1260.
张丽娟 , 王静 , 李明辉 . 中晚期食管癌患者放疗后并发食管气管瘘的原因及护理对策 [J]. 黑龙江医学 , 2024, 48(4): 480-482.
赵悦彤 , 刘庆浩 , 窦攀 . 肺癌术后乳糜胸的诊断和营养治疗研究进展 [J]. 肿瘤代谢与营养电子杂志 , 2023, 10(06): 820-825.
中华人民共和国国家卫生健康委员会医政医管局．食管癌诊疗指南 (2022 年版) [J]. 中华消化外科杂志 , 2022, 21(10): 1247-1268.
Chen Y, Yang SJ, Wang JP, et al. Progress in surgi- cal treatment of acquired tracheobronchoesophageal fis- tula [J]. Chin J Mod Oper Surg, 2018,22(6): 472-475.
Fei X, Wang X Y, Lu Q J, et al. The influence of thoracic duct ligation on long-term survival of patients with esophageal cancer: a propensity score-matched analysis[J].J Thorac Dis, 2020, 12(10): 5532-5541.
Lv Y, Ding Y, Luo M, et al. Study on the indwelling time of polyurethane nasogastric tube in elderly patients with long-term tube feeding [J]. Journal of Chengdu Medical College, 2022, 17(6): 721-724.

Sung H, Ferlay J, Siegel R L, et al. Global cancer statistics 2020: GLOBOCAN estimates of incidence and mortality worldwide for 36 cancers in 185 countries[J]. CA Cancer J Clin, 2021, 71(3): 209–249.

Ubels S, Verstegen MHP, Klarenbeek BR, et al. Treatment of anastomotic leak after oesophagectomy for oesophageal cancer: large, collaborative, observational TENTACLE cohort study[J]. Br J Surg, 2023, 12: 110(7): 852-863.

第5章

新辅助联合治疗食管癌全程康复

第一节　概　述

一、新辅助治疗的定义与重要性

新辅助治疗（neoadjuvant therapy）是指在手术前进行的辅助治疗措施。与传统治疗手段相比，新型辅助治疗具备诸多优点，如能够减小肿瘤大小，降低手术复杂度，提高手术切除效率，以及降低术后再次发病的可能性。新辅助治疗主要包括化疗、放化疗和免疫治疗等方法。

食管癌的新辅助治疗目的是缩小肿瘤大小、改善肿瘤分期、提高手术切除的可能性或降低复发风险，从而改善患者预后，对于食管癌，新辅助治疗可能激发患者的免疫反应，为后续的免疫疗法提供靶点。肿瘤侵袭性和扩散的降低可以应用于边界可切除或不可切除的晚期局部患者。这些新药的单独使用及与其他治疗的联合使用，都在不同程度上提高了食管癌患者的治疗效果和预后。

二、新辅助治疗的目标人群与患者选择

新辅助治疗旨在优化治疗策略，旨在提升患者的生活质量并延长生存期，然而，这同样需要依据个体情况进行医疗决策。在患者选择上，医师会考虑肿瘤的生物学特性、患者的全身状况、治疗的耐受性和预期的治疗效果。此外，术后的康复计划和生活质量也是决策的重要因素。目标人群主要包括：

（一）早期或局部晚期食管癌

这些患者可能还未出现远处转移，但肿瘤较大或位置不利于直接手术切除，辅助治疗可帮助降低手术难度。

（二）高风险因素患者

如肿瘤侵犯深度大、淋巴结转移或有不良病理分型（如鳞状细胞癌）的患者，辅助治疗可减少术后复发风险。

（三）不适合立即手术的患者

如合并其他疾病或身体状况不佳，通过新辅助治疗改善病情后再进行手术。

（四）预后评估需改善的患者

通过基因检测或其他检查发现 对新辅助治疗反应良好的患者，可能会从这种策略中获益。

三、新辅助治疗基于临床路径的个体化护理干预的临床应用

在新辅助治疗阶段，针对目标人群实施相应的个体化治疗方案及整体精准护理干预，能够有效促使肿块缩小，并为并发症及不良反应的预防和控制提供有力保障，从而展现出更佳的临床治疗效果。

1. 在患者入院后护理路径小组成员根据组长的分配与管床医师一起对患者进行详细评估，其中需要对患者的既往病情及目前病程着重关注并记录在案。完成初步了解后，护理人员会对患者进行临床相关的检查，并将检查结果详细告知患者，确保患者掌握治疗的基础知识。

2. 护理人员对患者及其家属开展食管癌疾病相关要点的健康宣传指导。部分患者及其家属对该疾病没有较为准确深刻地认识，因此对于治疗及护理的各个环节可能并不重视，这会导致治疗效果的降低及出现并发性疾病的概率大大增加，不利于预后发展。通过向他们普及疾病的发病原因、治疗方法、预后改善策略等知识，促使患者及其家属更好地配合医护人员的工作。

3. 护理人员对患者的生活方式加以干预。治疗期间，护理人员不仅要及时进行心理干预，还要指导患者调整饮食搭配、三餐习惯及作息时间，以确保他们的日常生活更加科学合理。另在治疗后，大部分患者的身体情况与治疗前相比较差，因此护理人员需定期定时对患者的身体情况进行综合性评估，并开展营养干预补充身体所需能量。

4. 护士对患者治疗间歇期的肺功能、耐力训练、营养、心理等方面给予术前预康复管理。

四、预见性护理在临床健康宣教中的应用

（一）治疗目的和过程宣教

1. 治疗目的　新辅助治疗的目的，即在手术前通过化疗、放疗或放化疗结合的方式，缩小肿瘤体积，降低肿瘤分期，提高手术切除率和治疗效果。

2. 治疗过程　包括化疗或放疗的周期安排、手术计划等。

（二）可能出现的副作用及应对措施

1. 化疗副作用　如恶心、呕吐、脱发、骨髓抑制等，并提供相应的应对措施，

饮食调整、药物治疗、心理支持等。

2. 放疗副作用　如皮肤反应、食管炎、放射性肺炎等，以及如何进行皮肤护理、饮食调整和症状管理。

3. 心脏毒性　包括心律失常、心力衰竭等，强调定期心脏监测的重要性，以及出现相关症状时的及时处理措施。

（三）生活方式调整

1. 饮食调整　选择高蛋白、高热量、富含维生素且易消化的食物，以增强体质和免疫力。避免刺激性食物和饮料，以减轻食管黏膜的刺激。

2. 戒烟限酒　以减少对治疗的不利影响，提高治疗效果。

3. 运动管理　根据患者的身体状况调整运动强度，进行耐力训练等，适量的有氧运动，如散步、慢跑等，以增强心肺功能。

4. 压力管理　提供压力管理技巧，如深呼吸、放松训练等，帮助患者应对治疗过程中的压力和焦虑，保持积极乐观的心态。

（四）定期检查和随访的重要性

1. 定期检查　定期进行心电图、心脏超声、心肌标志物等检查的重要性，以便及时发现并处理心脏毒性等问题。

2. 随访计划　制订详细的随访计划，包括随访的时间安排和检查项目，确保患者能够按时接受复查和随访，及时调整治疗方案。

（五）沟通和支持

1. 建立良好的沟通渠道　及时反馈治疗过程中的任何不适或疑问。

2. 提供心理支持　关注患者的情绪变化，提供必要的心理支持和辅导，帮助患者树立战胜疾病的信心。

3. 家庭和社会支持　鼓励家属和朋友提供支持和关爱，帮助患者度过治疗期，提高生活质量。

第二节　新辅助联合治疗食管癌全程康复精准护理

一、新辅助化疗全程精准护理

（一）新辅助化疗前基于护理程序的个体化评估与准备

1. 一般评估

（1）全面评估并记录患者的年龄、性别、民族、职业、教育程度等基本信息，以及简要病史、诊断和体格检查结果，包括血压、脉搏、体温、呼吸频率和体重等关键指标。

（2）评估方法：运用入院护理评价表、日常生活能力测试（Barthel 指数评分标准）、跌倒风险因素评价表和压力性伤害评价表进行评估并记录。

（3）入院后 2 小时内，护理人员将对患者的疼痛状况进行初次评估。首先了解疼痛位置、严重度、特性、加剧或减轻的原因、当前使用的镇痛药物及可能的不良反应等信息。此外，还采用数值评分系统（NRS）与面部情绪评分方法（FPS）结合的方法来衡量患者的疼痛水平，并详细地记录数据。

（4）NRS-2002 营养风险筛选表格用于评价食物，包含三部分：食品质量损害等级（0～3）、病症影响等级（0～3）及年龄因素。70 岁以上老人额外加 1 分，总分 0～7 分，超过 3 分需提供饮食援助，低于 3 分则建议每周复审。护士需为患者准确测量晨起空腹、排空大小便并去除衣物鞋子后的体重及脱鞋净身高，医师据此计算体表面积，为药物计量提供依据。

2. 个体化专科评估

（1）饮食情况评估：我国的肿瘤营养相关指南建议使用营养不良普遍筛查工具（MUST）来评估肿瘤患者的饮食风险，对营养状况进行评估。特性：主要基于体重指数（BMI）、体重变化与急症状况的影响三个方面来识别营养不足的情况。

（2）吞咽困难程度评估：洼田饮水试验是一项简单且广泛使用的评估方法，可以让医护人员更直观地评估患者吞咽情况。具体步骤为：患者需坐直身体，然后饮用 30ml 温开水，医护人员需观察其吞咽所需时间及是否出现呛咳现象。评估标准如下：

1 级（优秀）：能够流畅地一次性吞咽水分（5 秒内）。

2 级（优秀）：吞咽次数超过两次，能够无咳嗽地进行。

3 级（中）：能 1 次咽下，但有呛咳。

4 级（可）：分 2 次以上咽下，伴有呛咳。

5 级（差）：频繁呛咳，不能全部咽下。

疗效判断标准：

治愈：吞咽问题已经解决，饮水测试被评定为 1 级。

效果显著：吞咽困难有了明显的改善，饮水试验被评为 2 级。

无效：吞咽困难的改善并不明显，饮水试验的评级超过 3 级。

（3）疾病知晓程度评估：评估时需先向家属沟通患者知晓程度，以便使用恰当语言，若评估发现患者对疾病诊断和可能预后不了解，我们应尊重家属的意见，在住院期间的护理过程中，语言需谨慎，避免向患者直接透露诊断的详细信息。

（4）颈深静脉血栓评估：使用“Caprini 评分”对患者进行深静脉血栓形成的风险预测，针对不同风险程度的患者采取相应预防和处理措施。评估时须综合考虑患者情况，如肿瘤分期、化疗方案，它们均可能影响 VTE 风险。

（5）心理承受能力评估：与患者、家属交流过程，初步判定患者患病后的心理状态及应对情况。发现患者因病致心理压力增大、应对力下降时，术前应加强心理疏导和支持，并动员其社会支持力量参与。

（6）理解癌症治疗的体验：掌握患者首次或之前是否经历过化学疗法，是否有任何过敏反应，使用过的抗呕吐药品种类，化疗后的消化道反应状况，包括恶心的发生率、持续时间和强度等。对于曾有过恶心和呕吐病史的患者来说，会深感身体不适带来的痛苦，并因此害怕再次面对化疗。

（二）新辅助化疗副作用的精准护理干预

常见副作用的精准化护理干预策略如下。

1. 胃肠道反应的护理干预

（1）药物护理：遵医嘱使用止吐药物，如 5- 羟色胺受体拮抗剂、皮质类固醇和神经激肽 1（NK1）受体拮抗剂等，以抵抗胃肠道反应。有研究表明，格列酮和甲氧氯普胺可用于化疗前后，以减少恶心和呕吐的发生。

（2）饮食调整：选择清淡、易于消化的食物，并遵循少食多餐的原则。同时，应避免摄入油腻、辛辣及生冷食品，以降低胃肠道所受的刺激。

（3）心理支持：医护人员应展现出人文关怀，耐心细致地倾听患者的内心感受，并积极采取措施帮助他们缓解焦虑和恐惧情绪。

（4）化疗相关性恶心、呕吐的中西医结合护理干预

1）芳香疗法：对预防化疗患者急性恶心和干呕、延迟性干呕具有显著疗效生姜精油应用于含顺铂化疗方案的患者，可以有效降低患者恶心程度及延迟性呕吐的频率，并有效缓解患者头晕、头痛及失眠症状。使用生姜、薄荷、豆蔻、柠檬等精油，通过吸入或按摩的方式使用。把新鲜生姜切片用纱布包好制成中药包，放于床头，于化疗期间使用，并在味道减小时及时更换。

2）采用耳穴压豆法：预期性恶心呕吐（anticipatory nausea and vomiting，ANV）是一种条件反射，受多种因素影响，心理因素占主导地位，药物治疗难以控制预期性胃肠道反应的形成，采用耳穴压豆法，主穴选神门、交感、胃，配穴为肝、脾。方法：将消毒晾干后的王不留籽粘压在专用耳穴橡皮膏上，确定耳部皮肤无破损后，指导患者取合适体位，告知定穴时的感受，用 75% 乙醇消毒耳部皮肤，用探棒探查耳穴找到相应穴位，将王不留行籽贴压在治疗穴位上，指导患者进行有效按压，力度以能耐受的酸、胀、痛、热为宜。每日按压 3 ～ 5 次，每穴 2 分钟，自化疗前 1 天起，每日换贴，双耳交替，持续至化疗后 3 ～ 5 天。护士将耳穴压好之后，教会家属与患者按压方法，以增加患者与家属的情感沟通。

3）鲜生姜泥神阙穴位贴敷：化疗用药前 1 天开始进行鲜生姜泥在神阙穴位贴敷，备用新鲜生姜 100g 洗净去皮捣成泥状，操作前，做好脐部皮肤的评估工作，

有炎症者禁用此法。向患者说明敷脐的目的、方法和注意事项。首先，用温水彻底清洗并擦干脐部区域，使用75%乙醇多次涂抹穴位，直至皮肤微微发红并感到温热，然后取10g生姜泥均匀贴敷于神阙穴，并覆盖上一片新鲜生姜片，最后使用3M透明贴进行固定保护，每日需更换一次。在整个过程中，务必注意保暖措施，尽量减少身体暴露，同时密切注意姜泥的温度，确保既不过冷也不过热。换药时，需仔细观察脐部皮肤状况，一旦发现红肿、皮疹、灼痛或水疱等异常情况，应立即停止敷脐操作，并采取相应的处理措施。敷脐持续至化疗用药结束后3～5天。

（5）腹泻的护理干预

1）饮食调整：建议选择易消化、营养丰富且少渣的食物，如稀饭、面条，同时避免食用油腻、辛辣、生冷及高纤维食品，以减少对肠道的刺激。少食多餐，避免暴饮暴食。化疗后应采取少食多餐的方式，禁食含纤维多、易引起腹泻和腹痛的食物，同时避免饮用咖啡、茶、酒，以及食用甜食和油炸类食品。

2）补充水分和电解质：腹泻可能导致脱水和电解质紊乱，注意补充水分和电解质，可适当饮用淡盐水、果汁等。

3）注意个人卫生：保持肛周部位的清洁与干燥，每次排便后，建议使用温水进行彻底清洗，并可涂抹氧化锌软膏或红霉素软膏，以有效保护肛周皮肤不受刺激。注意手卫生，饭前便后要洗手，防止肠道感染。

4）药物治疗：口服药物如使用止泻药物蒙脱石散和益生菌等，以帮助控制腹泻症状和恢复肠道菌群平衡。蒙脱石散主要功效是控制腹泻和止泻，而益生菌则用于调节肠道菌群平衡。对于由肠道感染引起的腹泻，可能需要使用抗生素。

5）口服补液：适用于轻至中度脱水患者，常用的口服补液盐含有葡萄糖、氯化钠、氯化钾和枸橼酸盐，可补充因腹泻丢失的水分和电解质。

6）静脉补液：对于严重腹泻或无法口服补液的患者，需通过静脉输液的方式，及时补充体内流失的水分和电解质。静脉补液通常包括生理盐水、葡萄糖溶液和电解质溶液等。

7）心理支持：化疗后腹泻可能会增加患者心理压力，给予心理支持，帮助其树立信心，解除对化疗的恐惧和压力。

8）居家护理：注意观察大便次数、性状及量及是否伴有腹痛、发热等症状，如腹泻严重或持续时间较长，应及时就医。

（6）穴位按摩：穴位按压主要用于存在急性和迟发性恶心呕吐的癌症化疗患者。合谷穴（位于第一和第二手指的虎口处）：按压合谷穴3～5分钟，双手交替进行效果更佳，每日早晚各一次。内关穴（位于手腕横纹上方2寸，即约三横指宽的位置）：点按内关穴15秒后放松，重复此动作3分钟，或用拇指旋转按摩 3 分钟，力度由轻至重，重复 3 次。足三里穴（位于膝盖外侧下方四横指宽的胫骨边缘）：每日用拇指或中指按压足三里穴一次，每次 5 ～ 10 分钟，按压 15 ～ 20 次。

（7）营养护理干预：鼓励患者采取少食多餐的进食方式，每天进食 5 ～ 6 次，以减轻胃肠道负担，避免一次性摄入过多食物导致不适。选择高热量、高蛋白、高维生素且易消化的食物，如瘦肉、鱼类、蛋类、奶制品、新鲜蔬菜和水果等。对于存在吞咽困难的患者，可根据具体情况调整食物形态，如选择流质或半流质食物，考虑使用口服营养补充剂（ONS），如蛋白粉等以确保营养摄入。

（8）合理安排饮食时间：建议患者在化疗前 2 小时完成早餐，晚餐则安排在 19:00 之后，其间可适当补充点心、牛奶、蛋汤及水果等。

（9）保持适当活动：在体力允许的情况下，如散步、快走等，以身体不感到疲劳为宜。适当活动可增加食欲，促进消化，缓解恶心呕吐，改善肠道蠕动，预防便秘。

（10）循证护理：基于循证医学理念，结合患者实际情况，制订个性化的护理方案，包括心理情绪管理、口腔护理、胃肠道不适的措施、骨髓抑制的护理和局部组织损伤的护理等，以预防化疗并发症的发生。

（11）睡眠监测技术的临床应用：通过监测脑电图、眼动图、心电图、呼吸等多种生理信号，全面评估癌症患者的睡眠结构和质量，帮助识别睡眠呼吸暂停、周期性肢体运动障碍等睡眠障碍。基于睡眠监测数据，为癌症患者制订个性化的睡眠管理计划，包括作息时间调整、环境改善、睡眠卫生教育等，以提高睡眠质量。

2. 骨髓抑制的个体化护理干预

（1）骨髓抑制预防措施

1）化疗前评估：根据血细胞计数（CBC）检查结果，评估骨髓功能基线水平。

2）个性化护理策略：考虑患者的年龄、既往化疗史、用药情况、是否存在骨髓疾病等因素，综合评估骨髓抑制的风险程度。根据血细胞计数达到特定阈值时，采取相应的护理措施。例如，当白细胞显著降低需实施保护性隔离措施，预防感染；需警惕出血风险，并采取相应的预防措施。

3）感染预防：正确执行手卫生，严格无菌操作，防止医源性感染；保持环境清洁，减少交叉感染的风险；鼓励患者注意个人卫生，如保持手部清洁，居住环境定期清洁消毒，并按时通风；化疗期间，避免去人多的地方，特别是在白细胞低下期，以减少感染的机会。

4）营养支持：选择营养丰富且易于消化吸收的食材，例如富含蛋白质、维生素及矿物质的食品，同时应避免食用生冷或不洁的食物，从而降低感染风险。

（2）骨髓抑制副作用的护理

1）病情观察：密切关注患者的生命体征及血常规各项指标的变化，以便及时发现骨髓抑制的早期迹象。同时，需要密切关注患者是否出现了感染、出血等状况，以及意识、感觉和运动的变化，还有呼吸节奏的改变。

2）预防感染：对于白细胞减少的患者，除了执行上述感染预防措施，还需特别加强对易感染部位如口腔、咽喉、会阴及肛门周边的观察与护理，检查是否有红肿、发热、疼痛等症状出现；建议排便后坐浴，保持会阴和肛门周围区域清洁；加强口腔护理，饭后多漱口，以免口腔疾病导致感染。

3）出血护理：对于血小板减少的患者，应嘱其注意避免碰撞、跌倒等可能导致出血的情况，使用软毛牙刷刷牙，避免使用牙签，避免用力排便、咳嗽等可能导致腹压增高的动作，以减少出血的风险。同时，要注意观察患者大便、尿液、痰液的颜色和性状，以便及时发现出血症状。如出现出血症状，应及时进行止血处理，并遵医嘱输注血小板以纠正血小板减少状态。

4）饮食护理：饮食上应注重选择富含高蛋白、高热量、高维生素且易于消化的食物，例如牛奶、鸡蛋、瘦肉等，确保营养充分摄入，同时避免食用生冷、油腻及辛辣等可能刺激肠胃的食物。提供营养支持的同时，务必提醒患者保持饮食卫生，严禁食用冷冻或过夜食物，餐具需经过彻底消毒处理。为促进造血功能恢复，建议多食用花生、红枣、枸杞、阿胶等具有造血促进作用的食物。

5）心理护理：给予患者及时的心理援助和慰藉，鼓励其树立战胜疾病的信心。保持积极乐观的心态，与家人、朋友多沟通，缓解心理压力。同时，家属也应积极参与到患者的心理照顾中，提供情感上的支持和关怀。

6）健康教育：向患者及其家属讲解化疗药物的作用机制、副作用及预防措施等相关知识，提高其对化疗和骨髓抑制的认识和重视程度。

7）居家护理：两次化疗期间有 2 ～ 3 周在家中休养的间歇期，保持家居环境清洁，避免接触有感冒、流感等传染病的人，定期开窗通风，保持室内空气新鲜，避免到人群密集的场所，减少外出。注意个人卫生，勤洗手、洗澡，特别是要注意口腔和肛周清洁。根据个人身体状况，可适当进行室内活动，如慢走、太极拳等，以增强自身体质。然而，若血小板计数过低，则应尽量避免活动，以防出血情况发生。按照医师的建议，定期到医院复查血常规，监测血细胞计数。居家护理期间，如果出现发热、咳嗽、牙龈出血、皮肤瘀斑等不适，应及时到血液科就医。日常注意多休息，避免熬夜，保证充足的睡眠，有助于身体恢复。严格遵医嘱定期复诊、监测三系细胞数值，化疗性骨髓抑制如果处理不及时或不当，会影响化疗疗程，严重者威胁生命。

3. 黏膜、皮肤毒性反应的护理干预

（1）皮肤黏膜反应的预防措施

1）选择合适的药物和剂量：在化疗前，医师会根据患者的具体情况选择合适的化疗药物和剂量，以减少皮肤黏膜反应的发生。

2）保持皮肤干净：化疗期间，需保持皮肤清洁，选用温和清洁产品，并避免使用高刺激性洗发水或沐浴露。

3）保持肌肤湿润：根据个人肤质选用合适的保湿霜或乳液，以减少干燥脱皮现象。

4）避免暴晒：化疗后，皮肤对紫外线敏感度提升，强烈阳光下尽量减少外出，必要时采取防晒措施，如涂抹防晒霜、佩戴帽子、穿着长袖衣物。

5）饮食调整：多摄入含丰富维生素的食物，比如新鲜水果、蔬菜等，对皮肤健康有益。

（2）皮肤黏膜反应的护理

1）局部护理：对于出现皮肤黏膜反应的部位可进行局部护理，如使用温和的保湿产品涂抹患处，以缓解干燥和脱皮；对于瘙痒症状，可使用止痒药物进行缓解；对于疼痛症状，可使用镇痛药物进行对症治疗。

2）确保口腔卫生：使用生理盐水或朵贝尔溶液刷牙，至少每日 2 ～ 3 次；一旦出现口腔炎症，需要更换为 2% 的雷夫诺尔和 1% 的过氧化氢轮流刷牙，同时可采用西瓜霜等方式进行局部处理；提供温和且无刺激性的食物以保证口腔舒适度，对于因疼痛导致无法进食者，可通过含服 2% 的普鲁卡因缓解痛苦，然后再开始饮食。

3）脱发护理：如脱发严重影响美观和心理健康，可选择佩戴假发或帽子来遮盖脱发部位。选择假发或帽子时，需关注其材质是否亲肤、透气，以及佩戴时的舒适度，确保不会对头皮产生压迫感或不适感。

4）预防感染：保持皮肤黏膜的完整性，避免破损和感染。对于已出现破损的部位，应及时进行消毒和包扎处理。

5）心理护理：化疗期间患者可能会因皮肤黏膜反应而感到焦虑、不安等情绪变化，医护人员及家属应给予患者充分的关怀与心理支持，协助他们减轻心理负担，保持积极向上的心态。

4. 肝肾毒性反应的护理干预

（1）肝肾毒性反应预防措施：在化疗期间，为了帮助身体排出化疗药物及其代谢产物，建议患者根据个人情况和医师的建议适当增加饮水量。一般情况下，没有心脏、肾脏等病变的患者，每天建议摄入约 2000ml 的水分，有利于加快新陈代谢和促进身体恢复。对于肾功能不全或心脏病患者，饮水量应适当减少，病情较轻者建议 1000 ～ 1500ml，病情较重且有水肿症状者建议 500 ～ 1000ml。患者应避免一次性大量饮水，以免加重肾脏负担。如患者的摄取足够但尿量较少，则应考虑使用利尿剂促使药物排出体外。

（2）肝肾毒性反应的护理

1）密切监测肝肾功能：在化疗过程中定期检查肝功能指标（如 ALT、AST 等，正常范围通常为 ALT 5 ～ 40U/L，AST 8 ～ 40U/L）和肾功能指标（如肌酐、尿素氮等，正常范围肌酐男性为 53 ～ 106μmol/L，女性为 44 ～ 97μmol/L；尿素氮成人一般为 3.2 ～ 7.1mmol/L），以便早期发现潜在的问题并采取相应措施。

2）观察患者症状：注意患者有无腰痛、血尿、水肿等肾脏损伤症状及食欲缺乏、乏力、恶心、黄疸等肝脏损伤症状，一旦发现异常，及时报告医师并采取措施。

3）饮食调整：对于肝损伤患者，保证高蛋白、高热量、高维生素的易消化食物摄入，以促进肝细胞再生和修复，同时，避免高脂肪、刺激性食物和饮酒。对于肾损伤患者，应根据肾功能情况调整饮食中的蛋白质、钠、钾等摄入量。

4）在发病期间应多卧床休息，待症状减轻后适度活动，注意勿过度疲劳，避免剧烈运动和重体力劳动，以降低消耗能量和减缓身体新陈代谢速度，以减轻肝肾负担。

5）心理护理：化疗患者常因病情恶化及不良反应而陷入焦虑与恐惧之中，医护人员需密切关注患者的心理状态，给予充分的支持与鼓励，帮助患者树立信心，积极勇敢地面对疾病，从而更加主动地配合治疗工作。

5. 心脏毒性的护理

（1）心律失常护理：在化疗期间，密切监测患者的心率、心律及血压变化，注意倾听患者主诉，如出现心悸、胸闷、气短等症状，发生心律失常，需立即停止化疗，使用抗心律失常药物进行控制，并密切监测心电图变化，必要时进行心电监护应立即报告医师并采取相应措施。

（2）心力衰竭管理：对于出现心力衰竭的患者，限制活动量，避免剧烈运动；遵医嘱使用利尿剂、强心剂等药物治疗，控制心力衰竭症状。注意饮食调整，保持低盐、低脂饮食，控制液体摄入量。

（3）生活方式的护理：保持低盐、低脂、低糖的饮食习惯，多摄入新鲜蔬菜水果，避免高脂肪、高糖、高盐食物的摄入，以减少心脏负担；根据患者的身体状况，制订合适的运动计划，如散步、慢跑等有氧运动，以增强心肺功能和促进新陈代谢，但需避免剧烈运动；鼓励患者戒烟限酒，避免对心脏造成额外的负担。

（4）心理护理：指导患者学会应对压力的方法，如深呼吸、放松训练等，以减轻心脏负担；关注患者的情绪变化，提供心理支持，帮助患者保持积极乐观的心态。

二、新辅助免疫治疗全程精准护理

免疫治疗相较于传统的放化疗治疗方案，具有显著的优势。它不仅能够有效抑制恶性肿瘤细胞的增生并加速其消亡，还能显著减少患者的不良反应，提高治疗的安全性。目前，临床针对晚期食管癌患者实施免疫治疗的药物以卡瑞丽珠单抗、信迪利单抗、帕博利珠单抗为主。

食管癌免疫治疗患者副作用的精准识别对于保障患者安全、提高治疗效果和生活质量、促进临床研究进展等多方面都具有显著的作用。在进行免疫疗法前后，医护人员经过全面审查患者的病况，包括食管癌的分期、病理类型及过往的治疗状况等。同时，在治疗过程中应密切监测患者的生命体征和各项生化指标，及时发现并处理不良反应。

（一）新辅助免疫治疗的副作用精准识别与护理

1. 免疫相关性肺炎　免疫相关性肺炎是食管癌免疫治疗中常见的副作用之一，主要是由于机体对免疫治疗产生过度免疫应答，导致肺部组织受损，患者有可能出现咳嗽、呼吸困难等症状，情况严重时可能出现急性呼吸衰竭。为此，在治疗期间，医护人员应当密切监视患者的呼吸情况，定期进行肺部影像学检查，以便及时发现和处理肺炎症状。

护理措施：持续监测患者的呼吸状态，定期评估呼吸速率、深度以及是否存在呼吸问题、咳喘等症状。一旦发现呼吸异常，应立即进行肺部影像学检查（如 X 线或 CT 扫描），以明确病情。确保气道顺畅是关键，指导患者做有效咳嗽与深呼吸训练，如有需要可实施吸痰或喷雾疗法，保证气道的清洁度。营造清新的室内氛围，防止有害气体和灰尘进入，便于患者恢复。

2. 内分泌毒性反应　ICI 相关内分泌毒性通常在启动治疗后 6 个月内显现，但损伤可能更早开始，导致诊断时患者已出现内分泌细胞不可逆性坏死。最常影响的疾病包括以下：

（1）甲状腺功能异常：包括甲状腺功能亢进（表现为心悸、多汗、体重下降等）和甲状腺功能减退（表现为疲劳、体重增加、皮肤干燥等）。

（2）垂体炎：相对较少见，但可能严重。表现为头痛、疲劳、视力改变等症状。

（3）肾上腺功能不全：表现为疲乏无力、低血压、低钠血症等，通常由于自身免疫反应损伤肾上腺皮质，导致激素分泌不足。

（4）糖尿病：免疫治疗可能引发 1 型糖尿病，表现为血糖升高、多饮、多尿、多食等症状，这是由于免疫系统攻击胰岛 β 细胞，导致胰岛素分泌减少。

护理措施：

（1）甲状腺功能亢进患者遵医嘱使用抗甲状腺药物或 β 受体阻滞剂来控制症

状，并定期监测甲状腺功能变化。

（2）垂体炎患者密切观察患者有无头痛、疲劳、视力改变等症状，并及时报告医师处理。

（3）严重垂体炎患者，需在医师指导下谨慎使用免疫抑制剂来控制炎症反应。

（4）肾上腺功能不全患者应密切观察患者有无疲乏无力、低血压、低钠血症等症状，出现低钠血症的患者，需遵医嘱补充钠盐并定期监测电解质水平，同时避免过度劳累和应激情况，如感染、手术等，以免诱发肾上腺危象。

（5）糖尿病患者应密切观察患者有无多饮、多尿、多食、体重下降等症状，对患者进行糖尿病相关知识教育，包括血糖监测、饮食控制、运动疗法等，提高患者的自我管理能力指导患者规律进行适度的有氧运动，如散步、太极拳等，有助于控制血糖水平。

3. 肝脏毒性反应　相关的免疫治疗可能导致 2% ～ 10% 的肝毒性。特别需要注意，ICI 与一些肿瘤靶向药物的联合可能导致严重的肝毒性，ICI 相关肝毒性反应一般发生在启动免疫治疗后的 6 ～ 14 周，通常无特殊的临床表现，主要以辅助检查中肝脏转氨酶升高为特征。

护理措施：按时、准确遵医嘱用药，注意药物不良反应，定期监测肝功能指标，如转氨酶、胆红素等，及时发现肝功能异常。饮食调整，提供低脂、高蛋白、高维生素、易消化的食物，避免油腻、辛辣等刺激性食物以减轻肝脏负担。患者应保证充足休息，避免过度劳累，并适当活动以促进血液循环和新陈代谢。

4. 胃肠道毒性反应　胃肠道毒性极为普遍，尤其是下消化道毒性，较上消化道更为常见，表现为腹泻或肠炎，多在治疗开始后 6 ～ 8 周出现。ICI 相关结肠炎通常表现为腹泻和腹痛，严重情况下可能出现血便，症状可在数天内迅速发展，需与感染性病变相鉴别。广泛结肠型为主，临床表现均有腹泻，部分伴有腹痛；内镜下可见弥漫性黏膜糜烂，部分病例伴有溃疡。病理表现以隐窝炎或隐窝脓肿为主，部分伴有凋亡改变。治疗以糖皮质激素为主，重症患者可能需要生物制剂治疗。内镜下的表现包括黏膜溃疡、水肿、糜烂和渗出等。

护理措施：对于患有腹泻和结肠炎的患者，需密切观察患者的腹泻、腹痛情况，以及粪便的颜色、质地，并检查肛周皮肤状态。应加强皮肤护理工作，定期进行擦洗，确保皮肤保持干净、干燥状态，并及时更换床单以保持清洁。如发现肛周皮肤发红，及时使用皮肤保护剂如液体敷料。根据医嘱口服蒙脱石散等止泻药物，补充电解质。观察血液生化指标的变化，避免电解质紊乱。

建议患者采取少食多餐的饮食方式，并避免食用高纤维食物。对于恶心的患者，保持环境安静、整洁、通风良好，避免异味。调整饮食的色、香、味，应选择营养丰富、清淡且易消化的食物，避免油腻及辛辣食物，同时不要食用富含 5- 羟色胺的水果和蔬菜，如香蕉、茄子、核桃等。可适量食用清淡爽口的生拌凉菜并注意口腔卫生。

5. *呼吸道毒性反应*　ICI 相关肺炎相较于其他免疫相关不良事件（IRAE）较为少见，肺炎的发生往往晚于其他 IRAE，一般在开始治疗的几个月后出现。ICI 相关肺炎的临床表现并不特异，CT 表现非常多样，最常见的为机化型肺炎，也可表现为间质型肺炎、急性呼吸窘迫综合征、支气管炎和过敏性肺炎等。

护理措施：密切监测患者的生命体征，如体温和血氧饱和度的变化；对发热患者提供适当的降温护理，如使用冷敷包或温水擦浴等方式进行物理降温，若效果不佳，则遵医嘱给予药物降温。及时为患者更换衣物和被褥，以提高其舒适度；同时，密切关注血液生物化学检测结果，包括白细胞计数、中性粒细胞数量及血清降钙素原等指标的变化，并跟踪 X 线检查结果。指导患者正确地深呼吸及排痰，抬高床头改善呼吸。

6. *免疫相关性皮肤毒性*　在肿瘤免疫治疗中，皮肤毒性是一个常见的不良反应，临床表现多样，包括红斑、斑丘疹、瘙痒、白癜风、银屑病样及苔藓样皮疹等。这些症状的严重程度不一，可能伴有脱屑或水疱。大多数情况下，皮肤毒性较轻，主要为 1 ～ 2 级，但也有 3 ～ 4 级的严重不良反应，这些情况下需要紧急处理。

护理措施：出现皮疹和瘙痒时，保持皮肤清洁干燥，修剪指甲以防抓伤，避免使用肥皂和热水沐浴，保护皮肤完整性以防感染，一旦发生感染应立即就医，防止并发症的发生。不要挤压脓疱；建议选择全棉衣物，避免粗糙或过紧服饰，以及羊毛、尼龙等材质，勤更换衣物以保持清洁干燥。饮食上应避免刺激性食物，如浓茶、咖啡和酒类，保持生活作息规律，维持良好心情。适当运动，增强身体抵抗力，降低皮疹和瘙痒的发生率。

7. *心脏毒性反应*　免疫治疗引起的罕见副作用，可能导致心肌炎、心力衰竭及 Takotsubo 综合征等症状。心肌炎的发病率为 1.14%，但致死率为 50%，需引起高度的重视。心肌炎发病中位时间约在启动 ICI 治疗后的 34 天，大多数会在治疗 3 个月内出现。大部分病例都表现出肌钙蛋白水平的增加及心电图异常，其中 50% 患者的左室射血分数（lvef）有所减少，而通过心肌增强磁共振可观察到晚期的强化。少量的活检病理提示，心肌内点状到大片的 T 细胞为主的淋巴细胞浸润，病理表现类似心脏移植排斥反应。

护理措施：早期识别发现，注重主诉，结合既往史采取护理干预。入院时，需全面且准确地记录患者的心脏疾病病史，特别关注那些经历过冠状动脉旁路移植术或心脏支架置入术的患者。针对有心脏病史的患者，应加强预警护理，完善心肌酶谱检测。在心电监护期间，需密切观察心电图变化，每日定时测量脉搏，并认真倾听患者主诉。一旦出现胸闷、心悸等症状，应立即进行床旁心电图检查，并及时请心内科会诊。对于暴发性心肌炎患者，团队协作做好抢救配合。

8. 输液反应　大多患者的输液反应表现症状轻微，伴随症状为低热、寒战、头痛或恶心。发生严重输注反应的概率低于 1 %，具体症状可表现为神经系统：头痛，头晕、晕厥；循环系统：高血压或低血压，和（或）气短；呼吸系统：咳嗽或哮鸣，低氧血症；皮肤方面：荨麻疹 / 瘙痒；骨关节方面：关节痛或肌痛；其他方面：体温升高、寒战、出汗、血管性水肿。

护理措施：按药物说明书进行配制和低速输注药物；输注过程中密切观察患者生命体征和血氧饱和度，主动询问患者有无不适主诉；1 级输液反应不必中断输液，可调节滴速减慢 50% 或暂停至症状消失再次输注，严重反应，停用 ICI，遵医嘱对症处理，如抗组胺药物、NSAIDs，必要时应用皮质类固醇。

9. 其他不常见副作用　食管癌新辅助免疫治疗在带来显著疗效的同时，也伴随着一系列副作用。除了上述常见副作用外，免疫治疗还可能引起一些不常见的毒性反应，如眼睛毒性（如巩膜炎）、神经毒性（如重症肌无力）等。尽管这些副作用的发生率较低，但医护人员仍需给予高度重视，并及时处理。通过及时发现并妥善处理这些副作用，可以有效提升患者的治疗效果，改善其生活品质。因此，医护人员需要密切注意患者的病情变化和心理状况，设计出个性化的治疗方案和护理手段，为患者提供全面的关怀和帮助。

（二）新辅助免疫治疗全程随访与系统性支持护理管理方案

免疫治疗已成为食管癌常见的治疗手段，对患者接受免疫治疗引发的相关不良事件进行有效的管理，可进一步提升治疗的安全性且帮助患者获得更好的预后。

1. 建立全程随访评估

（1）体格检查涵盖神经系统检查及排便习惯评估等。针对新近诊断的自身免疫系统疾病、内分泌病症或感染性疾病，诸如新冠病毒感染等，依据检测结果采取相应治疗措施。

（2）血液学检查：血、尿常规、生化，包括肝功能、肾功能、血糖、血脂等，治疗期间每 2 ～ 3 周复查一次。

（3）影像学检查：在治疗过程中，每隔 4 ～ 6 周对胸部、腹部和盆腔进行一次 CT 扫描。如确诊免疫性相关肺炎，建议增加近期检查的频率。治疗期间每 2 ～ 4 周复查心电图、心肌损伤标志物、心脏彩超。如确诊免疫相关心肌炎，建议检查心脏磁共振、复查脑磁共振、全身骨 ECT，建议每 6 ～ 12 个月 1 次。

（4）对皮肤黏膜的检测：在每次用药之前，都需要对其进行全面的检查，特别是对于有自身免疫性皮肤病史的患者，应及时记录疾病的种类和严重程度，并根据检查结果做出相应的处理。

2. 心理护理　护理团队需时刻留意患者的心理波动，给予个性化的心理支持，及时了解心理状况给予心理疏导，缓解紧张、焦虑情绪，使患者积极配合下个疗程的化疗，乐观面对手术。诸如成功案例分享、耐心倾听、温馨安抚及积极鼓舞等。同时，亦可引导患者参与诸如冥想、瑜伽等舒缓身心的活动，以期缓解其精神重负。

3. *营养支持*　营养科会诊根据患者情况制订个体化营养治疗方案，指导患者改善不良饮食结构，以高热量、高蛋白、高维生素且易消化的食物为主，如鸡蛋、肉类、奶制品、 水果及蔬菜等。对于已出现营养不足的患者，应立即采取相应措施进行营养补充。

4. *疼痛管理*　免疫治疗过程中，患者可能出现疼痛等不适症状，医护团队需要对疼痛程度进行评估并实施适当的镇痛方法，如药物疗法和物理疗法等，同时应关注患者的疼痛感受，及时调整治疗方案以减轻痛苦。

5. *康复训练*

（1）指导患者进行早期呼吸功能康复训练，推荐进行心肺功能训练，包括每日 3 次的吹气球训练，每次持续 3 分钟；以及腹式呼吸和有效咳嗽训练，患者取坐位，身体稍前倾，深吸一口气后立刻进行短促有力的咳嗽，每日进行 4 组，每组 10 次。训练强度由患者依据自身情况进行适当调整，以不增加明显疲劳为宜。

（2）有氧运动：美国癌症协会推荐每周至少进行 150 分钟的中等强度锻炼或 75 分钟的高强度锻炼，或同等组合的总活动量，并建议每周进行 2 ～ 3 次针对主要肌肉群的力量训练。根据患者体质每日 ≥ 3000 步为宜；爬楼梯训练，患者以平常速度上台阶，上 48 级台阶为一组运动，连续进行 2 组或 3 组，组间休息 3 分钟，每日 2 次，每次 30 分钟（包括休息时间）。

1）抗阻运动：如哑铃、弹力带等，有助于增加肌肉力量和体积，提高代谢率。建议每周进行 2 ～ 3 次，每次选择 8 ～ 10 个动作，每个动作重复 10 ～ 15 次。

2）柔韧性训练：如瑜伽、太极拳等，有助于改善关节灵活性和身体协调性，减轻肌肉紧张和疼痛。建议每周进行 2 ～ 3 次，每次 20 ～ 30 分钟。

6. *健康教育*　向患者及其家属介绍免疫治疗的基本原理、治疗流程、注意事项等，提高患者认知水平。同时，强化健康教育，确保患者充分掌握食管癌的预防与治疗知识，从而提升其自我管理和保健能力。

三、新辅助化疗联合免疫治疗的精准护理

（一）联合治疗的副作用全方位预防与精准化护理

晚期癌症患者通过结合免疫疗法与化疗，可以显著提高治疗效果，食管癌新辅助化疗联合免疫治疗的副作用预防与护理策略是一个高度个体化和综合性的过程，它融合了最新的医学研究与临床实践，旨在最大限度地提高治疗效果并减轻患者的不适。

1. 个体化治疗方案的制订　基于患者的具体病情（如年龄、身体状况、疾病分期、病理类型等）、药物敏感性及预期治疗效果，充分评估了患者的耐受性和潜在的副作用风险，协助医师制订个体化的化疗联合免疫治疗方案，以期达到最佳治疗效果与最小副作用负担。

2. 药物选择与剂量调整　密切观察副作用，对于已知的副作用，如骨髓抑制、消化道反应等，遵医嘱采取预防性治疗措施，如提前使用升白药物、止吐药物等。

3. 密切的监测与评估　在治疗期间，密切监测患者的生命体征，包括体温、脉搏、呼吸频率和血压，以评估个体健康状况。密切关注实验室指标如血常规、肝肾功能等，以及临床症状，确保能够及时发现并妥善处理任何潜在的副作用。

4. 营养与心理支持　指导摄入高蛋白、高热量且易消化的食物，维持良好营养状态。同时，给予患者充分的心理支持，缓解其焦虑、恐惧等负面情绪，提高治疗依从性。运用交流、聆听和激励等手段，帮助患者建立积极的治疗态度，增强战胜疾病的信心。

5. 副作用的精准护理

（1）骨髓抑制：对于白细胞减少、贫血、血小板减少等骨髓抑制症状，及时遵医嘱给予升白药物、输血等对症治疗，同时预防感染和出血的发生。

（2）消化道反应：通过调整饮食结构、使用止吐药物等方法缓解恶心、呕吐、腹泻等消化道反应，指导选择容易消化、清淡的食物，不要吃油腻、刺激性食物。

（3）免疫功能异常：密切监测患者的免疫功能指标，及时发现并处理免疫相关性肺炎、免疫性肝炎等免疫功能异常症状，给予相应的免疫调节治疗以恢复患者的免疫功能。

（4）皮肤毒性：对于皮疹、瘙痒等皮肤毒性反应，采取抗过敏、止痒等针对性治疗措施，保持肌肤清洁无油腻状态，以减少瘙痒和摩擦带来的不适感。

（5）其他副作用：针对可能出现的其他副作用（如神经系统反应、心血管系统反应等），依据患者的具体情况，实施包括营养神经、改善血液循环、降压、利尿等在内的个体化护理措施，以有效缓解患者的不适症状。

（二）联合治疗患者的教育与管理

在食管癌的治疗中，通过有效的患者教育与管理，患者能够深刻理解治疗的目的、过程及可能遇到的挑战，从而采取积极的应对措施。同时，针对患者的特定需求，个体化的治疗方案会进行适时的调整，以保证其具有针对性和效果。这一过程促进了医患之间的紧密沟通与合作，建立了基于信任的医患关系，为患者的全面康复奠定了坚实的基础，最终有助于改善患者的预后并延长生存期。

1. 患者教育

（1）治疗方案认知：向患者详细解释新辅助化疗联合免疫治疗的目的、重要性及预期的治疗效果，帮助患者建立正确的治疗观念；介绍化疗药物和免疫治疗药物的基本信息，包括药物名称、作用机制、用药方式、剂量及疗程等。

（2）预防和处理副作用：在使用药物前提醒患者可能会出现的不良反应，例如恶心、呕吐、骨髓受抑、免疫功能异常、皮肤毒性等，指导患者处理副作用的方法和技巧，如饮食调节、药物预防、心理调适等。

（3）饮食习惯改良：建议患者多吃含有丰富维生素与蛋白质的食品如新鲜蔬果及海鲜等，减少对辣椒或其他强烈口味食材的选择偏好，依据其个人健康状态挑选合适的锻炼方法如慢跑或瑜伽，但要防止过度的体力消耗或疲劳感，另外也要确保有足够的休眠时间以便恢复精力。

（4）心理辅导：引导患者学习积极应对疾病，维持积极的情绪。提供心理咨询、交流小组等资源，帮助患者缓解焦虑、抑郁等心理问题，强调家庭在患者康复过程中的重要性，教育家庭成员如何提供情感支持和实际帮助。

（5）睡眠干预：肿瘤患者睡眠障碍较普通人群更为严重。通过闭目深呼吸运动，患者能够显著提升睡眠质量，直至安然入睡。

（6）运动干预：2020 年 ACS 最新指南再次提出，推荐每周应进行 150 ～ 300 分钟的中等强度运动或 75 ～ 150 分钟的剧烈运动，达到或超过 300 分钟上限效果更佳。太极拳（一种有氧运动）和抗阻运动不仅对肿瘤患者的预防和治疗具有积极作用，还能有效改善其疲劳状态、增强身体免疫力，并稳定心理情绪。

抗阻运动方案依据患者的体力状况和乏力程度定制，首周包括床上过头推举、卧推和双下肢抬腿训练，每日 3 次，每次 10 ～ 15 分钟，每周 3 天进行。第 2 周及以后进行床上或床下锻炼如双上肢和双下肢抗阻训练（单臂和双臂间断 1kg 重物弯举），20 分 / 次，每日 3 次，每周 3 天。

八式太极拳留取二十四式太极拳中倒卷肱、左右搂膝拗步、左右野马分鬃、云手、左右金鸡独立、左右蹬脚、左右揽雀尾、十字手 8 个动作，整套动作用时约 3 分钟。每次练习 4 ～ 8 遍，每日早晚各练习 1 次，每周练习 3 ～ 5 天。练习前、后均需进行 5 ～ 10 分钟的热身和整理运动。告知患者，适宜的运动强度应达到微微出汗，稍感疲惫但仍能进行日常交谈（如无法唱歌），且不应出现胸闷、气短、心慌或大汗淋漓等不适症状。

2. 患者管理

（1）定期随访与监测随访计划：根据随访计划，包括随访时间、随访内容等。定期检查生命指标、实验室数据及临床症状，能够及时识别并应对可能出现的副作用和并发症。依据跟踪结果及患者的个体状况，灵活调整治疗计划及药物剂量，旨在确保治疗效果的同时，最大限度地减少副作用。

（2）健康教育活动：组织专家讲座，邀请医师、营养师、心理专家等为患者提供健康教育。讲座内容可以涵盖食管癌的预防、治疗、康复等方面的知识，利用多媒体技术（如图文、音频、视频等）向患者传达健康教育信息，制作教育视频、饮食菜谱、运动指导等资料供患者参考。

（3）个体化管理方案：针对每位患者的具体情况（如年龄、身体状况、治疗反应等）制订个体化的管理方案，提供个性化的饮食、用药、运动等方面的指导措施，借助社区活动和家庭指导等途径，拓宽患者的社交渠道，构建支持网络，从而增进患者间的互动与交流，提升患者对健康教育的接纳程度与参与热情。

食管癌新辅助化疗联合免疫治疗患者的教育与管理是一个持续的过程，需医护人员、患者及其家庭共同参与。通过全面的患者教育和管理措施的实施，可提高患者的治疗依从性、减轻副作用、提升生活质量并改善预后。同时，这也需要医护人员不断学习和更新知识，以提供更加专业、有效的服务。

四、新辅助放化疗全程精准护理

（一）新辅助放化疗前基于护理程序的个体化评估与准备

1. 一般评估

（1）基本信息：包括患者的年龄、性别、职业、生活习惯（如吸烟、饮酒史）等，这些信息有助于医师了解患者的基本情况和潜在风险。

（2）病史评估：详细询问患者的既往病史，特别是与食管癌相关的症状出现时间、治疗经过、并发症等。同时，还需了解患者是否有其他慢性疾病，如糖尿病、高血压等，这些疾病可能会影响放化疗的耐受性和安全性。

2. 专科个体化评估

（1）医师对患者进行病理类型与分期、肿瘤情况、心肺功能、肝肾功能的评估。

（2）护理人员对患者进行营养状况评估：评估患者的营养状况，包括体重、BMI、人血白蛋白等指标，对于营养不良的患者，需进行营养指导并遵医嘱进行营养支持治疗，以提高治疗效果和生活质量。

（3）治疗耐受性评估：使用 ECOG 评分系统评估患者的体力状况和治疗耐受性。0～1 分：患者通常能够耐受标准剂量的放化疗；2 分：患者需由临床医师综合评估后决定是否放化疗；3 分及以上：患者因一般状况较差，不建议放化疗。

（4）心理评估：放化疗前应对患者进行心理评估，了解其心理状态和情绪变化，对于存在焦虑、抑郁等负面情绪的患者，应给予相应的心理支持和辅导，以提高治疗依从性和生活质量。

（二）新辅助放化疗副作用的精准护理

1. 精神萎靡

护理措施：提供心理支持，鼓励患者树立战胜疾病的信心；同时，营造温馨舒适的病房环境，以缓解患者的紧张情绪。鼓励患者参与适当的活动，如散步、听音乐等，以分散注意力，缓解疲劳。根据医嘱，给予患者促进食欲的药物或进行营养支持治疗。深呼吸是指胸腹式呼吸联合进行，可以排出肺内残气及其他代谢产物，吸入更多的新鲜空气，以供给各脏器所需的氧分，提高或改善脏器功能，能帮助减压，缓解焦虑、疼痛、失眠症状。

2. 食欲下降

护理措施：给予清淡、易消化、营养丰富的食物，避免油腻、刺激性食物，鼓励患者少食多餐，细嚼慢咽。遵医嘱使用止吐、止泻等药物，保持患者口腔卫生，预防口腔感染。

3. 放射性皮炎

护理措施：在放射治疗后，应保持放射区域皮肤的干燥和清洁，避免使用刺激性的洗涤剂或化妆品。建议使用温和的护肤霜或保湿剂来维持皮肤的水分，同时穿着宽松、透气的衣物以减少摩擦。此外，应避免直接暴露于阳光下，以保护皮肤免受进一步的伤害。对于出现湿性皮炎、糜烂或破溃的皮肤，应停止放疗并给予局部清洁、消毒，使用合适的药膏促进愈合，并可能需要抗生素治疗以防感染。

4. 口腔黏膜损伤

护理措施：指导患者强化口腔卫生习惯，于餐前及餐后使用温开水或专业漱口液清洁口腔。若发生口腔黏膜溃疡或放射性食管炎，推荐使用维斯克、康复新液或地塞米松联合普鲁卡因稀释液含漱，亦可尝试口服鸡蛋清，以促进消化道黏膜修复并有效缓解疼痛。

5. 放射性食管炎

护理措施：注重对放射性食管炎的预防及相关护理，以减轻痛苦，改善抑郁、焦虑等情绪，提升治疗依从性，提高疗效及预后。临床上主要采用对症治疗手段，包括镇痛、消肿、保护食管黏膜、解除食管平滑肌痉挛、抑制胃酸分泌等。同时，众多研究者也积极探索了减缓食管炎损伤程度的新的方法，例如，采用细胞因子重组人白细胞介素 -2（rhIL-2）与重组人粒细胞巨噬细胞刺激因子（rhGM-CSF）联合应用，能有效减轻食管癌放疗后放射性食管炎的严重程度，这可能与增强机体免疫应答能力相关。实施全程个体化系统营养干预，能显著改善食管癌患者在放疗期间的营养不良状况，该方案通过精确评估患者的个性化营养需求，制订针对性的饮食计划，从而避免了盲目补充营养的问题。

6. 放射性肺炎

护理措施：术前必须严格戒烟、并指导其适当加强呼吸功能训练和有效咳嗽排痰的练习，如深呼吸练习、不间断深呼吸、腹式呼吸、吹气球等，对术前合并肺部炎症者先行抗炎、祛痰治疗和药物雾化吸入，以有效控制放射性肺炎的发生和减少术后肺部并发症的发生。

7. 骨髓抑制　护理措施如下。

（1）预防感染：严格消毒隔离，患者进入病房或层流室前、中、后需要进行严格的消毒隔离，随身物品如毛巾、衣裤等都需要消毒。鼓励患者保持个人卫生，勤漱口、戴口罩，便后坐浴，接触物品前后洗手，确保皮肤清洁干燥。注意饮食卫生，每餐食物需经过高温处理后方可进食，病房通常配备微波炉，如自带食物最好为家属自做或者医院食堂餐饮，避免购买外卖，即使是家属送来的食物，也需要经过微波炉的加热消毒再进食。重点护理口腔、肛门、尿道及阴道等与外界相通的腔道，预防感染，如饭后睡前漱口，便后使用高锰酸钾等消毒剂坐浴。

（2）预防出血：叮嘱患者尽量卧床休息，减少活动，夜间需要留陪护，预防夜间起床如厕时摔倒。尽量避免用力咳嗽、排便等导致胸腔、腹腔压力明显增高的动作，以免诱发出血。详细询问患者大便状况，若大便干燥坚硬，应嘱咐患者避免用力排便，以防腹压骤增导致出血，并及时向医师报告以开具适宜的通便药物。观察患者大便、尿液、痰液的颜色和性状，及时发现出血情况并处理。

（3）营养支持：为促进造血功能恢复，可多食用花生、红枣、枸杞、阿胶等有利于造血功能的食物。此外，还需注重饮食的均衡搭配，确保摄入充足的蛋白质、维生素及矿物质。同时，应避免食用生冷、辛辣及油腻等可能刺激胃肠道的食物，以防加重胃肠负担或诱发感染。

（4）心理支持：放化疗后患者易出现情绪波动，应提供充分的心理支持，协助患者维持情绪平稳，防止因情绪波动剧烈而引发出血、感染等并发症。

（5）其他注意事项：密切观察病情变化，注意观察神志、感觉、运动及呼吸节律的改变，及时发现并处理异常情况。尽量减少侵入性操作如采血、注射等，如无法避免严格执行无菌操作原则。在患者骨髓抑制期间，应尽量减少探视人数和时间，避免交叉感染。

（三）新辅助放化疗营养与心理支持护理

在放化疗等治疗方式的干预下，由放疗干预射线引起的放射性食管炎、由化疗所引起的胃肠道症状及患者自身营养水平缺乏等影响，导致患者身心负担较重，生活质量较低。另外，长期的化疗过程往往会进一步恶化患者的营养状况，从而延长治疗时间，并增加住院天数及患者的经济压力。

1. 新辅助放化疗护理　食管癌患者的预后结果与其营养水平有着较为密切的关系。提升食管癌患者的营养状况，有助于减轻同步放化疗所带来的不良反应。近年来，临床在常规营养护理基础上，结合患者需要和快速康复理念，提出预康复干预措施。作为预康复措施之一，营养支持方案能够全面评估食管癌患者的营养状况，并根据治疗进展及时调整营养计划，确保患者的营养水平满足治疗代谢需求，从而预防营养不良及其引发的不良反应。

在日常膳食宣教、食补基础上，额外发放全程口服营养补充（oral nutrition supplement，ONS；肠内营养粉剂），每次发放 2 周食用量，共 3 次。进行营养宣教，并告知其冲调方法和使用方法，即在日常膳食基础上每天补充约 18 勺 ONS。作为一种便利且实用的医学营养治疗方法，ONS 也成了许多癌症患者的日常饮食选择，它提供了各种形式的微量与宏观营养补充品（包括粉末状、半流质或者液态），旨在提高食物摄取量。根据研究，接受放疗和化疗的患者通过每日服用含有 400 ～ 600kcal 热量的肠道营养补品或特定健康食品，并分次小量食用，这种标准化的营养干预策略已被证实为 ONS 的标准操作流程。例如，对食管癌患者进行的个体化系统营养干预研究显示，干预组患者的体重和蛋白质水平等关键指标显著提升，这表明 ONS 在维持患者体重和蛋白质摄入方面具有显著优势。

2. 新辅助全程心理支持护理　放化疗法属于有效干预手段，既能够对肿瘤生长进行抑制，阻碍体内癌细胞生物进行合成与增殖，同时还能防止肿瘤细胞出现耐药性，最大程度上实现杀死及杀伤肿瘤细胞作用，以此来提升患者生存率。但在实际治疗中，同步放化疗法治疗的食管癌患者因心理压力较大，易产生消极情绪和不良心理，少数甚至极度绝望、悲观，抵触治疗。因此需及时了解患者心理感受，明白其需求，并针对性提供心理疏导及情感支持，帮助患者释放自身心理压力，进而正确看待疾病，建立良好心态，以此来减少不良反应发生及提升患者生活质量。

护理人员需依据患者具体情况，实施个性化心理疏导，提供恰当的心理护理干预，给予患者支持与鼓励，传授相关疾病知识，增加与患者沟通频次，确保护患关系和谐，协助患者树立战胜疾病的信心，促进其早日康复。家庭与社会支持：深入了解患者家庭背景，鼓励家属与患者增进交流，全面把握患者心理状态，消除负面情绪。在日常生活中，朋友和家人的悉心照料能让患者感受到家庭的温暖和社会的关爱，从而积极、乐观地面对治疗，提高治疗依从性，主动配合治疗。健康知识教育：医务人员应加强与患者的沟通，构建和谐的医患关系。在患者放化疗后，详细讲解疾病知识及注意事项，针对具体病情给予细致指导，密切关注患者心理变化。对于家属因患者化疗产生的担忧，护理人员需耐心解释相关情况，减轻患者心理负担。

参考文献

毕岑，景丽伟，邹圣强，等. 食管癌病人术后早期症状群与生活质 量的相关性研究 [J]. 护理研究，2022, 36(20): 3614-3618.

高鑫，李庆新，胡尕伟. 局部晚期食管癌新辅助治疗策略的研究进展 [J]. 现代肿瘤医学，2023, 31(21): , 4083-4088.

李静 . 营养与心理护理干预对食管癌放化疗患者负性情绪和生活质量及营养状况的影响 [J]. 中国校医 , 2021, 35(12): 935-936, 939.

李艳芬 , 梁梓聪 . 基于 Snyder 希望理论的护理干预在食管癌根治手术患者中的应用 [J]. 护理实践与研究 , 2022, 19(20): 3089-3094.

刘寒雪 , 陈冲 , 张晓菊 , 等 . 食管癌术后患者吞咽功能管理的范围综述 [J]. 护理学杂志 , 2023, 38(9): 112-117.

缪延栋 , 赵雪寒 , 张怡明 , 等 . 免疫检查点抑制剂治疗恶性肿瘤所致免疫相关不良反应预测标志物的研究进展 [J]. 中华肿瘤防治杂志 , 2024, 31(6): 383-390.

芮祖琴 , 张香丽 , 陆敏 . 食管癌患者的延续护理形式及内容研究进展 [J]. 中西医结合护理 (中英文), 2022, 8(11): 196-198.

苏晓雨 , 王青青 , 刘风侠 . 食管癌放疗病人症状群的纵向研究 [J]. 护理研究 , 2023, 37(1): 12-20.

王鹏程 , 孟爱凤 , 智晓旭 , 等 . 芳香疗法预防肿瘤患者化疗后恶心及呕吐的系统评价 [J]. 解放军护理杂志 , 2020, 37(4): 6-10.

朱思曼 , 韩笑 , 艾琼琼 , 等 . 互联网 + 预康复在食管鳞癌病人新辅助化疗空窗期的应用 [J]. 护理研究 , 2023, 37(4): 678-684.

Machingura A, Taye M, Musoro J, et al. Clustering of EORTC QLQ-C30health-related quality of life scales across several cancer types: validation study[J]. Eur J Cancer, 2022, 170: 1-9.

Vidal-González J, Quiroga S, Simón-Talero M, et al. Spontaneous portosystemic shunts in liver cir rhosis: new approaches to an old problem[J].Therap Adv Gastroenterol, 2020, 13: 1756284820961287.

鲍而文 , 车俊 , 周乐源 , 等 . rhIL-2 联合 rhGM-CSF 治疗食管癌放 疗后放射性食管炎临床观察 [J]. 山东医药 , 2022, 62(25): 80-82.

第三篇　纵隔疾病治疗新技术的精准护理

第6章

剑突下入路前纵隔肿瘤手术

第一节　概　述

一、定义

纵隔是左右纵隔胸膜之间的器官、结构和结缔组织的总称，不是某个独立的器官或组织的命名。纵隔位于双侧胸腔之间，呈矢状位，前界为胸骨和肋软骨内面，后界为胸椎及其两侧的椎旁沟，两侧为纵隔胸膜，上界为胸廓入口，下界为膈肌。纵隔内组织和器官较多，胎生结构来源复杂，故纵隔区内可发生各类的肿瘤和囊肿，病变结构多样化，有原发、有转移，原发肿瘤良性多见，但也有相当部分为恶性。

纵隔分区通常以胸骨角和第4胸椎下缘的假想平面，将纵隔分为上、下纵隔；下纵隔又以心包为界，分为前纵隔、中纵隔、后纵隔；心包位于中纵隔内，胸骨与心包之间狭窄区域称为前纵隔，心包与脊柱之间区域称为后纵隔（图6-1，图6-2）。纵隔内有心脏及出入心脏的大血管、食管、气管、胸腺、神经及淋巴组织等，所以是重要生命器官所在地，同时起到分隔左、右肺的作用。

前纵隔是胸腔内的一个区域，位于胸骨角与第4胸椎下缘之间的空间。前纵隔肿瘤是指发生在前纵隔内的肿瘤性病变，较为常见，其组织类型多，可产生不同种类的肿瘤和囊肿，大部分为良性或低度恶性肿瘤，以胸腺瘤、胸腺囊肿及胚胎源性肿瘤多见。由于前纵隔肿瘤有压迫毗邻器官及恶变可能，除恶性淋巴源性肿瘤适合放化疗外，其余类型均主张早期行外科手术治疗。良性的纵隔肿瘤有胸骨后甲状腺肿、纵隔囊肿、良性胸腺瘤、神经源性肿瘤、良性畸胎瘤、纵隔脂肪瘤、纵隔淋巴管瘤等。恶性纵隔肿瘤有恶性胸腺瘤、胸腺癌、神经母细胞瘤、精原细胞瘤、恶性畸胎瘤、绒毛膜癌、平滑肌肉瘤、骨骼肌肉瘤、淋巴瘤等。前纵隔肿瘤的主要类型包括以下3个。

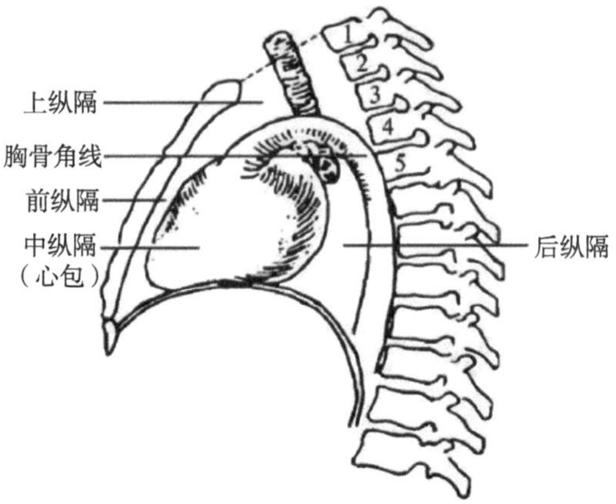

图 6-1　纵隔临床解剖分区 - 四分法

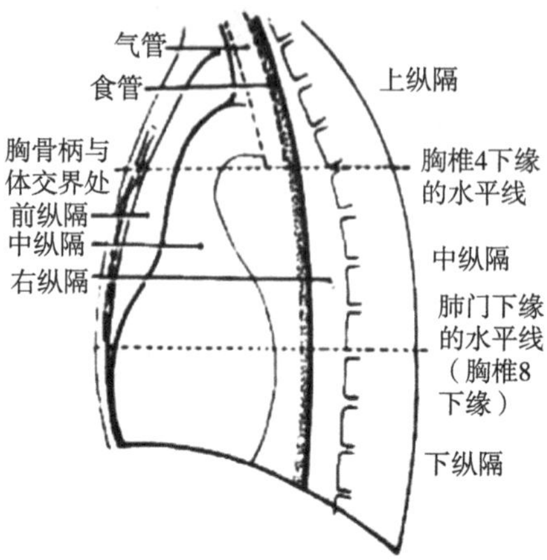

图 6-2　纵隔临床解剖分区 - 六分法

（一）胸腺瘤

最常见的肿瘤，通常是良性的，部分合并重症肌无力。胸腺位于胸腔前上纵隔前部，胸骨柄后方，呈蝴蝶形或“H”形。胸腺瘤可能导致胸痛、咳嗽、呼吸困难等症状，15% 合并重症肌无力。年轻人多见，多发于 20 ～ 50 岁。但也可能恶变成胸腺癌，胸腺癌好发于中老年。

（二）畸胎类肿瘤

畸胎类肿瘤为纵隔内残存胚芽和迷走的多种组织所发生的肿瘤，以良性为主，恶性占 10% 左右。包括畸胎瘤和畸胎皮样囊肿，导致胸痛、咳嗽、呼吸困难、前胸部不适等。

（三）囊肿

囊肿是一种充满液体的囊状结构，通常无症状，如果囊肿增大，可能会压迫周围组织，导致胸痛、咳嗽等症状。

二、流行病学调查

纵隔肿瘤种类繁杂，来源各异，既有原发性又有转移性，诊断有一定难度，治疗原则不尽相同。原发性纵隔肿瘤多数良性，恶性占 10% ～ 25%，儿童纵隔肿瘤恶性约占 50%。畸胎肿瘤、胸腺瘤、神经源性肿瘤、胸内甲状腺肿和各种囊肿为最常见的纵隔原发性肿瘤。

（一）发病率与地域分布

前纵隔肿瘤在全球范围内的发病率并不高，但在不同地区和国家之间存在一定差异。在一些发达国家和地区，由于医疗水平的提高和体检的普及，前纵隔肿瘤的发病率相对较高。而在一些医疗资源相对匮乏的地区，由于诊断手段的限制，实际发病率可能被低估。在中国，前纵隔肿瘤也是一种较为常见的疾病，据统计我国是世界上纵隔肿瘤高发地区之一，每年平均病死约 15 万人，提示要加强对该疾病的防治工作。

（二）性别与年龄分布

前纵隔肿瘤的发病在性别上存在一定差异。一般来说，男性患者多于女性，这可能与男性在生活习惯、工作环境等方面的差异有关，然而具体原因还需要进一步研究和探索。在年龄分布上，前纵隔肿瘤多发生于中老年人群，尤其是 40 岁以上，可能与随着年龄的增长，人体免疫力下降及环境因素的长期积累有关，因此，对于中老年人群，定期进行体检和早期筛查尤为重要。

三、临床表现

前纵隔肿瘤好发于身体好、耐受力强的年轻人，症状与肿瘤大小、部位、生长速度、性质等有关。多数良性纵隔肿瘤临床上常无症状，多于体检时发现，一旦出现症状，往往说明肿瘤体积很大。恶性肿瘤侵袭程度高，进展迅速。恶性纵隔肿瘤常见的症状如下。

（一）呼吸道症状

1. 胸闷、胸痛是各种纵隔肿瘤最常见的症状，一般发生于胸骨后或病侧胸部，大多数恶性肿瘤侵入骨骼或神经时则疼痛剧烈。

2. 咳嗽、气短常为肿瘤压迫或侵犯气管、肺组织所致，严重时发生呼吸困难，咯血较少见。

（二）神经系统症状

由于肿瘤压迫或侵蚀神经产生各种症状，如肿瘤侵及膈神经可引起呃逆及膈肌运动麻痹；侵犯喉返神经可引起声音嘶哑；交感神经受累，可产生霍纳综合征，表现为眼睑下垂，瞳孔缩小，眼球内陷等；肋间神经受侵蚀，可产生胸痛或感觉异常；如压迫脊神经引起肢体瘫痪。

（三）感染症状

如囊肿破溃或肿瘤感染影响到支气管或肺组织时，则出现系列感染症状。

（四）压迫症状

上腔静脉受压，常见于上纵隔肿瘤，多见于恶性胸腺瘤及淋巴性恶性肿瘤，可出现包括有面部、上肢肿胀，颈浅静脉怒张等。食管、气管受压，可出现气急或下咽梗阻等症状。

（五）特殊症状

畸胎瘤破入支气管，患者咳出皮脂物及毛发。支气管囊肿破裂与支气管相通，表现有支气管胸膜瘘症状。极少数胸内甲状腺肿瘤的患者，有甲状腺功能亢进症状。胸腺瘤的患者，有时伴有重症肌无力症状。

（六）心血管症状

心慌、心律失常，面部、颈部水肿。

（七）并发症表现

出血，脓胸，伤口感染。

四、治疗原则

（一）保守治疗

恶性纵隔肿瘤若已侵入邻近器官无法切除或已有远处转移，禁忌手术可根据病理性质给予放疗或化学药物治疗。

（二）手术治疗

除恶性淋巴源性肿瘤适用放疗外，绝大多数原发性纵隔肿瘤只要无其他禁忌证，均应外科治疗。即使良性肿瘤或囊肿毫无症状，由于会逐渐长大，纵隔内重要器官众多，压迫邻近器官，甚至出现恶变或继发感染，因而均以采取手术为宜。

五、辅助检查

（一）胸部X线检查

诊断纵隔肿瘤的重要手段，可显示纵隔肿瘤的部位、形态、大小、密度及有无钙化。

（二）胸部计算机断层摄影（CT扫描）

胸部计算机断层摄影（CT扫描）能提供许多胸部X线片不能提供的信息。在脂肪性、血管性、囊性及软组织肿块的鉴别上，CT扫描具有其优越性，可显示出肿瘤所侵犯的邻近结构和组织的关系。

（三）磁共振检查（MRI）

磁共振检查（MRI）在判断神经源性肿瘤有无椎管内或硬脊膜内扩展方面由于CT，在肿瘤与大血管疾病鉴别时不需要造影剂，除横断面外，还能提供矢状面及冠状面的图像。

（四）超声检查

在实质性、血管性或囊性肿瘤的鉴别诊断上有很大价值，由于纵隔肿块部位的特殊性，临床未能广泛应用。

（五）活组织检查

经上述方法无法满足临床诊断的患者，可考虑应用纤维支气管镜、食管镜、纵隔镜或胸腔镜等进行活组织检查，以明确诊断，确定治疗方案。

（六）核素扫描

可协助胸骨后甲状腺肿的诊断。

第二节　前纵隔肿瘤手术的诊治新技术

一、概述

快速康复理念的推广和胸腔镜技术的不断进步，促使胸腔镜微创手术成为胸外科的主流手术方式。胸腔镜前纵隔肿瘤切除术由经侧胸壁肋间三孔胸腔镜逐渐发展到两孔和单孔胸腔镜。近年来，经剑突下路径胸腔镜前纵隔肿瘤切除术不断在各大医疗机构的胸外科开展和推广。由于剑突下单孔胸腔镜需要通过心脏和胸骨之间的狭小通道进行操作，手术创面渗血较多或出血将严重影响手术的进程和安全，纵隔内各器官和结构间凭借疏松的结缔组织联系，存在潜在的间隙，应用层面解剖技术，在潜在的间隙内进行分离显露，可获得无血化或较少出血的手术创面，清晰精准达到手术区域，减少术中损伤。

（一）传统手术方式

1. 传统的纵隔肿瘤切除术　多采用胸骨正中切口或经侧胸壁手术切口（图 6–3），其优点是对于肿瘤体积较大、侵犯周围重要血管及器官时手术操作方便，缺点是创伤大，术后恢复时间长，对循环呼吸功能影响较大。

2. 颈部切口手术　前上纵隔肿瘤微创切除，对＜ 3 cm 的胸腺瘤和重症肌无力患者采用颈部切口手术，缺点是显露术野差，不能切除较大肿瘤，更不能清除纵隔脂肪，因此存在争议，未被推广。

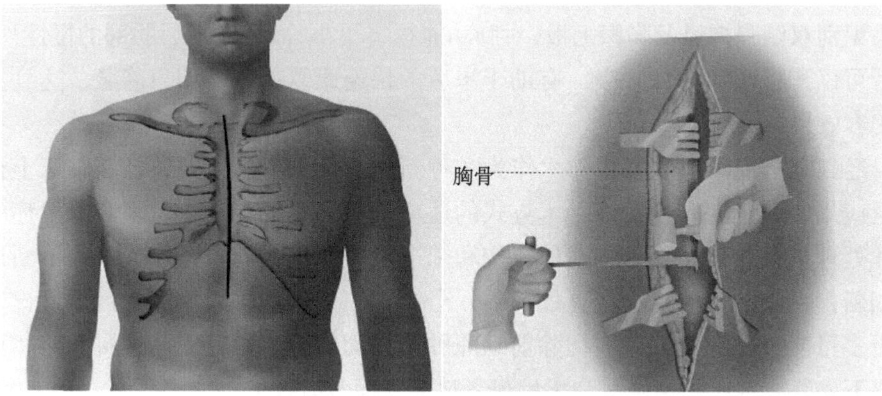

图 6–3　胸骨正中切口

（二）微创手术方式

1. 胸腔镜前纵隔肿瘤切除术　近年来，胸腔镜被广泛应用于前纵隔肿瘤的治疗。胸腔镜前纵隔肿瘤切除术的手术入路有经颈部入路、侧胸壁肋间入路及剑突下入路等。与传统胸骨切开术相比，胸腔镜纵隔肿瘤切除术具有视野清晰、创伤小、术中出血量少、术后疼痛轻、并发症少、术后引流时间和住院时间短、恢复快等优点。然而，经侧胸壁肋间入路胸腔镜仍有一些不足之处，术中可能因肿瘤背侧视野不佳，只能沿单方向分离肿瘤，无法提供双边视野，导致纵隔肿瘤背侧周围组织无法完全切除，对于合并重症肌无力患者无法切除对侧心膈角的脂肪。

2. 剑突下入路胸腔镜前纵隔肿瘤切除术　剑突位于胸骨的下端，在胸前部正中处的下方，剑突周围无骨性结构，术中不压迫肋间神经。经剑突入路胸腔镜前纵隔肿瘤切除术，是在剑突下取长约 2cm 的切口作腔镜观察孔，两侧肋弓中点下缘各取一个 0.5cm 切口作为操作孔，整个手术过程完全在胸腔镜下完成。该手术方式可以获得双侧胸膜腔的手术视野，通过剑突下的腹壁制作小孔，从剑突的下面向胸骨后面逐渐游离，切除胸骨后面的脂肪结缔组织和前纵隔肿瘤。此手术可以切除前纵隔肿瘤，不适合切除中纵隔肿瘤和后纵隔肿瘤。该手术方法经纵隔潜在腔隙建立正确的手术层面，不需要人工气胸装置，术中基本无明显出血，术野清晰，可较清楚地观察到纵隔内血管和神经，减少邻近组织器官的误损伤，创伤更小、术后恢复更好、患者受益更大（图 6-4）。剑突下单孔胸腔镜亦有其劣势，与经侧胸壁肋间的单孔胸腔镜相比，剑突下单孔胸腔镜经过心包前与胸骨之间的隧道距离长，需要备超长超声刀和相应的器械才能达到前上纵隔区域，由于手术操作空间狭小，术中手术器械易相互干扰影响操作；此外，术中器械的进出刺激心包和压迫心脏可引起一过性的心律失常和血压下降。与经肋间入路胸腔镜相比，切口位置从肋间移到了剑突下，保证了胸廓的完整性，且不经过肋间操作，剑突周围无骨性结构，便于移除标本，有效避免了手术对肋间神经和胸壁的损伤，更容易识别双侧膈神经及胸腺上极，对肺功能损害更小，减轻了术后肋部的慢性疼痛，患者可以积极咳痰和深呼吸，有助于术后的快速康复；手术切口隐蔽，达到更好的美容效果。

经剑突下前纵隔肿瘤切除术作为一种新型的微创手术方式，已在临床上得到广泛应用。通过深入了解该手术方式的适应证、禁忌证、手术风险和并发症的预防和处理以及与传统手术方式的比较和未来发展趋势，随着医疗技术的不断进步和创新，纵隔肿瘤的治疗将更加精准、个体化，为患者的康复和生活质量提升提供更多可能。剑突下入路在切除前纵隔肿瘤方面安全、可行，与侧胸入路相比，剑突下入路在术后快速恢复和术后患者疼痛方面具有优势。

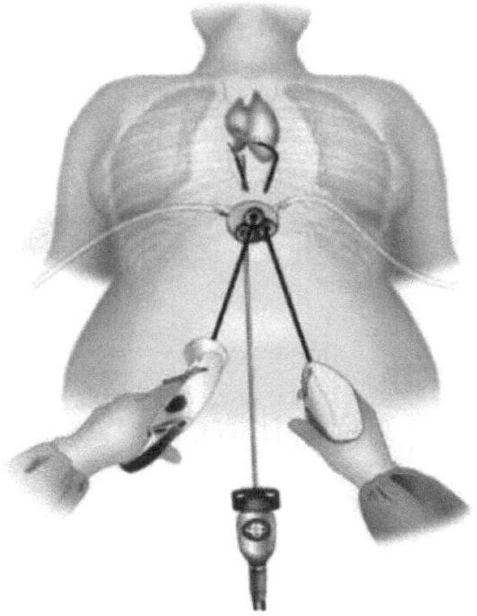

图 6–4　剑突下入路胸腔镜切除术

二、剑突下入路胸腔镜前纵隔肿瘤切除术适应证

主要适用于纵隔内的良性和部分恶性肿瘤。这些肿瘤可能来源于神经、胸腺或畸胎等多种组织类型，其临床表现包括胸痛、呼吸困难和吞咽困难等，这些症状严重影响了患者的生活质量。通过实施纵隔肿瘤切除术，可以有效切除病变组织，缓解上述症状，从而改善患者的生活质量。

在评估适应证时，医师需综合考虑多种因素。首先，肿瘤的类型和良恶性是决定手术选择的关键因素。良性肿瘤通常生长缓慢，边界清晰，与周围组织分界明显，切除后复发风险较低。而恶性肿瘤则具有浸润性和转移性，手术时需更谨慎地评估肿瘤的大小、位置及与周围组织的毗邻关系。其次，症状的严重程度也是适应证评估的重要依据。若患者胸痛、呼吸困难或吞咽困难等症状严重，且已对日常生活造成显著影响，那么手术切除肿瘤的需求就更为迫切。患者的年龄、身体状况等因素也需纳入考量。

三、剑突下入路胸腔镜前纵隔肿瘤切除术禁忌证

（一）骨质疏松

对于骨质疏松的患者，由于不能承受术中的内固定或外固定，因此不应选择经剑突下纵隔肿瘤切除手术。

（二）活动性感染或骨髓炎

对于伴有活动性感染或骨髓炎的患者，手术可能会导致感染扩散或加重，因此应避免手术，通常采用外固定和生物学方法来控制感染。

（三）肝功能严重受损

对于肝硬化伴有肝脏萎缩或肝功能失代偿的患者，手术风险较高，因此应避免手术。

（四）严重的心、肺和肾功能损害

如果患者的心、肺和肾功能严重受损，可能无法承受手术的打击，因此不应选择手术。

（五）远处转移或大量腹水

对于癌症已经扩散到其他部位或伴有大量腹水的患者，手术可能无法完全切除肿瘤或风险较高，因此应避免手术。

第三节　剑突下入路前纵隔肿瘤手术的快速康复精准护理

一、术前准备与评估

在快速康复护理策略中，术前准备与评估不仅直接关系到手术安全性和患者预后，更是实现快速康复目标的关键所在。为了确保患者能够在最佳状态下接受手术，并减少术后并发症，术前准备与评估必须严谨、细致。护士需对患者的病史、用药情况、过敏史等信息进行详细的沟通，还需对患者进行全面的评估，包括神经系统评估、全身功能评估和精神状态评估等，以确保手术的安全性和有效性。

（一）一般评估

1. 入院评估

（1）一般情况：患者的年龄、性别、职业、婚姻状况、营养状况等，尤其注意与现患疾病相关的病史和药物应用情况及过敏史、手术史、家族史、遗传病史等。

（2）发病特点：患者有无胸闷、胸痛、咳嗽等症状，不适是否影响患者的生活质量。

2. 身体状况评估

（1）一般情况：血压、心率等生命体征，以及神志、精神状态、行动能力等。

（2）局部：肿块位置、大小、数量，肿块有无触痛、活动度情况。

（3）全身：重要脏器功能状况，有无转移灶的表现及恶病质。注意有无食管和气管压迫症状，如有气管移位或气管压迫征者，需备好氧气，气管切开用具和吸痰器等。

3. 心肺功能评估　胸外科手术对心肺功能要求较高，因此对患者的心肺功能进行评估是必不可少的。护士可以通过询问用药史、既往史，同时入院后重点监测患者的心率、呼吸、血压等客观指标来初步评估其心肺功能的情况，并及时记录、报告给医师。

4. 实验室检查　根据患者的病情，进行相关实验室检查，如心电图、胸部 X 线片、超声心动图、腹部超声，血常规、生化指标、凝血功能、血气分析等，同时询问抗胆碱酯酶药物的使用情况等。

5. 心理评估与支持　胸外科手术对患者的心理压力较大，术前进行心理评估是很有必要，护士可与患者进行交流，了解其心理状态和抗压能力，并提供相应的心理支持和安慰，以提高患者的手术适应性和预后。

6. 禁止吸烟　应对吸烟的患者，讲清吸烟可使呼吸道黏膜运动减弱、迟缓，降低其对肺部的净化作用，增加气道阻力。为此，要求患者在术前两周停止吸烟，以减少分泌物，减轻术后痛苦，防止肺部并发症。

7. 饮食营养护理　患者应进高蛋白，高热量，高维生素饮食，观察患者的进食情况。

（二）术前宣教

1. 术前 1 天，责任护士对患者及其家属进行物品准备、术前注意事项等进行指导。例如术前 1 天理发、沐浴，术前 12 小时禁食、8 小时禁饮，术前晚间根据医嘱使用开塞露 40ml 灌肠协助排便，保持肠道清洁，术前晚间难以入睡者，遵医嘱口服睡眠药物协助入眠，术日晨起取下活动义齿及随身佩戴的金属物品等。

2. 了解患者心理状态，对患者开展心理干预，帮助患者提高信心。开展详细的健康宣教，讲解肿瘤疾病知识、手术的方式、术中及术后注意事项等，让患者形成正确认知，满足患者心理需求，减轻患者的心理压力，提高重视程度。

3. 术前对患者开展适应训练，教会患者正确的深呼吸、咳嗽方法，防止术后发生坠积性肺炎或肺部感染及肺不张的情况。主要采取腹式呼吸、仰卧位呼吸，有意识控制呼吸，保持每分钟 15 次左右的呼吸频率。

4. 教会患者正确的踝泵运动方法，预防术后下肢深静脉血栓形成。

5. 教会患者正确的桥式运动，以促进胃肠蠕动，预防压疮。

6. 教会患者正确的术侧上肢运动，预防上肢废用综合征。

二、术中护理要点

在快速康复护理策略中，确保患者在手术过程中的安全与舒适是至关重要的。这就要求医护人员在术中护理过程中，必须密切关注患者的生命体征，并采取一系列有效的护理措施。

（一）麻醉管理

医护人员需要精确监测患者的心率、血压、呼吸等生命体征，以确保麻醉药物的安全有效应用。通过及时调整麻醉药物的剂量和给药时间，医护人员可以确保手术顺利进行，同时减轻患者的不适感。

（二）体温管理

保持患者体温在正常范围内，对于预防术中低体温引起的并发症至关重要。可使用保温毯、调节手术室温度等措施来维持患者体温稳定，有助于减少患者因低体温而引发的寒战、心率增快等不良反应，提高手术的安全性。

（三）疼痛管理

及时给予患者镇痛药物，可以有效减轻手术引起的疼痛，提高患者的舒适度。根据疼痛程度和手术进展，合理调整镇痛药物的剂量和给药时间。通过个性化镇痛方案的制订和实施，在确保手术顺利进行的同时最大程度减轻患者痛苦。

（四）液体管理

根据患者出入量及时调整输液速度和量，以保持患者循环稳定。通过精确控制液体的输注，可以预防术中出现低血压、高血压等循环系统并发症，还应密切监测电解质平衡和尿量等，以确保患者的生理功能维持在最佳状态。

三、术后护理

（一）专科护理

密切观察意识、瞳孔、生命体征、伤口敷料、局部皮肤、肢体活动、语言和吞咽功能等情况，正确评估心理状态，并进行安全护理。

1. *观察意识状态*　观察是否出现意识模糊、嗜睡、昏迷等异常状态，如有异常及时通知医师。持续床旁心电监护监测生命体征，病情平稳后可改为 1 ～ 2 小时监测一次。

2. *言语情况*　注意患者的言语表达和交流能力，是否存在言语不清或者无法理解语言的情况。

3. *体位与肢体活动情况*　注意观察患者肢体活动能力、肌力和协调性。密切观察肌无力危象，如手握力、吞咽情况，加强对患者呼吸的监护，若出现呼吸困难症状，应立即行气管插管或气管切开，并以呼吸机辅助呼吸。

（1）全身麻醉清醒后，可适度抬高床头、垫枕，一般床头抬高 30° ～ 45°，保持患者头部和颈部的舒适姿势，同时确保气道通畅。

（2）避免长时间保持同一姿势，鼓励患者主动床上运动。

（3）术后 2 小时，如无不适、生命体征平稳，可协助患者取半坐卧位，以利于伤口引流及减轻腹压减轻疼痛，指导患者轻度有效咳嗽及洗漱。术后 6 小时内主动活动为主被动活动为辅，主要以腹式呼吸、四肢活动、桥式运动为主。术后 6 小时即可从坐位、站位过渡，视具体情况可下床活动，允许在病房内小范围活动，每次步行不超过 30m。应鼓励患者多下床活动，以利引流液的排出及肺扩张。术后第 1 天上午，可让患者在病区内平步慢行，每次 60 ～ 100m，并采取床下进餐，可在椅子上坐 2 小时，自行完成穿脱衣服、进食、排便等活动。术后第 1 天下午行胸部 X 线检查，术后第 2 天出院，并做好出院指导。

4. 饮食护理　术后 6 小时根据患者吞咽功能恢复程度，适当饮用温开水，麻醉消退后每隔 30 分钟用听诊器听诊肠鸣音，当每分钟肠鸣音＞ 4 次后，患者可进食汤汁等流质饮食，排气后，从半流质饮食逐步恢复至正常饮食。以高蛋白、高热量、高维生素、低脂肪的饮食为主。科学合理的饮食搭配不仅促进伤口愈合，还有助于患者身体的整体恢复，加快康复速度。尽量避免辛辣刺激性的食物，禁烟禁酒。

5. 管路护理　患者术后一般会有静脉留置针、导尿管及纵隔引流管，护理中应动态评估管理指征，尽早拔除非必要管道，实现阶段式无管化目标。

（1）保持管路固定在位、通畅，无打折、扭曲、拖拽等情况，防止堵塞、感染、脱出等意外情况。

（2）在翻身时要防止导尿管滑脱，避免尿液外溢，密切观察尿量、性状、颜色变化等，一般术后 1 天即可拔除导尿管。

6. 心理护理　经剑突下纵隔肿瘤切除手术较大，给患者带来的心理压力往往会影响康复进程。在护理过程中不仅注重身体上的照护，还注重心理上的疏导和支持，重视心理需求，通过与患者交流、解答疑问和提供情绪支持等方式，帮助缓解焦虑和不安情绪，树立康复的信心。也可通过专业的心理咨询和干预措施，帮助患者更好地应对疾病和手术带来的心理挑战，促进全面康复。

（二）症状的精准护理

1. 伤口疼痛的精准护理　理想的术后疼痛管理应该在减少镇痛药物使用的前提下，保证或提高镇痛效果，尽量减少不必要的阿片药物的使用。术后不同程度的切口疼痛，如不采取镇痛措施，有可能引起生理功能紊乱，甚至休克。护理人员要评估患者疼痛程度和特点，结合个体差异和手术类型，采用相应的疼痛管理措施。术后疼痛管理推荐使用超前镇痛、多模式镇痛与个体化镇痛的三阶梯镇痛方案。

（1）保持环境舒适，执行保护性医疗制度，耐心听取患者倾诉，建立良好护患关系。

（2）根据疼痛程度，动态疼痛评估，护士需要采用标准化、量化的疼痛评估工具如疼痛数字评分法（numerical rating scale，NRS）进行疼痛评估，采用统一语言询问患者（NRS 评分量表由 0 到 10 共 11 个数字组成，患者用数字描述疼痛强度，数字越大疼痛程度越严重，0分为不痛，10分为剧烈疼痛不能忍受），以便准确了解疼痛程度并记录。在患者特定疼痛评估时间之外，患者感到疼痛时随时告知护士，护士遵医嘱进行镇痛干预并重新评估。

（3）药物镇痛

1）曲马多是一种非阿片类中枢性镇痛药，安全、高效，对血流动力影响轻微、对呼吸无抑制作用、几乎无成瘾性，常以肌内注射或口服用于术后急慢性疼痛，但超量使用会导致恶心、呕吐、嗜睡等。

2）吗啡是一种强效的中枢性麻醉镇痛药，通过与阿片受体结合，激活体内抗痛系统而产生镇痛作用，大量使用、会导致患者恶心、呕吐、尿潴留等，甚至抑制呼吸危及生命。

3）持续给予患者适量的镇痛药物，主要以自控镇痛泵为主，指导患者及其家属自主使用，并定期评估其疼痛程度。

4）根据疼痛程度的不同，灵活调整镇痛药物的剂量或更换药物，以满足患者的个性化需求。

（4）非药物疗法：轻度疼痛患者可指导其使用非药物疗法协助镇痛，可根据患者喜好自行选择，时间20分钟左右为宜，可根据患者疼痛情况自行增加或缩短。音乐干预：选择轻音乐或舒缓的音乐。 转移注意力：鼓励患者聊天或阅读，将注意力转移到与同病室的患者或家属聊天中；正念呼吸训练：在家属的陪同下护士指导患者闭眼放松，在呼吸过程中感受身体变化，不必刻意屏住呼吸延长呼吸或等待呼吸的到来，比如胸、腹部起伏、呼吸间的停顿、周围环境等。

（5）物理治疗：应用冷热疗法可以减轻局部疼痛，如采用热水袋、局部冷敷等方法。如通过针灸、按摩等方法，活血化瘀，疏通经络，有较好的镇痛效果。

（6）心理干预：给予适当安慰，减轻患者心理负担，鼓励患者参加有兴趣的活动，如看报、听音乐、与家人交谈、深呼吸、放松按摩等分散对疼痛的注意力。

2. 咳嗽的精准护理　指导有效深呼吸和咳嗽，给予雾化吸入湿化气道，稀释痰液，使痰液易于咳出，必要时给予吸痰，以保持呼吸道的通畅。咳嗽可加重患者心理负担，干扰日间和夜间的生理活动，在导致切口疼痛的同时，对患者快速康复及生活质量的影响较为明显。

（1）术后常因伤口疼痛、乏力而不敢深呼吸及用力咳嗽，所以应教会患者进行深呼吸及有效咳嗽，掌握排痰方法。

（2）给予胸背部叩击，协助有效咳嗽咳痰。

（3）咳嗽抑制训练（cough suppression therapy，CST），又称言语病理学管理。咳嗽抑制训练方案详细阐述了术后咳嗽的原因机制，促进了患者的主观能动行为，并从训练技巧、心理因素出发，为患者提供了功能锻炼的详细步骤，可作为药物治疗的辅助技术。

1）向患者解释持续性刺激咳嗽的控制机制，以提高患者的自主能力。主要内容包括：正常咳嗽是为了清理呼吸道分泌物，而刺激性咳嗽会对人体生理功能产生不良影响，包括喉外伤、刺激感知加剧及咳嗽周期延长。宣教着重强调刺激性咳嗽是自动的，但也是有意识控制的，因除了脑干在咳嗽反射中起着至关重要的作用外，大脑皮质也参与其中。所以，自主控制咳嗽是一项可以锻炼而获得的能力。

2）分散注意力技巧作为认知行为疗法中的一种，具有无痛苦、无不良反应、使用简单、方便和不需要医师医嘱等优点。主要可归为两大类：一是把注意力转移到外界环境，如看电视、听音乐、与家人或朋友谈话聊天等，通过娱乐消遣帮助放松；另一种是把注意力转移到体内，如冥想、做心算等。

（4）出院指导时，护理人员向患者教授止咳技术，以便于患者可自行阻止或中断咳嗽刺激。首先告知患者，避免易于引起咳嗽的诱因，如油烟、粉尘、冷空气、刺激性食物、精神因素、剧烈活动、药物等，然后教导患者辨别咳嗽冲动的诱发信号，更换一个替代的反应，如分散注意力技术、止咳吞咽（如空吞咽、喝水和吃食物）、放松喉部呼吸、咳嗽控制呼吸及解除喉缩窄等。

3. *恶心、呕吐的精准护理*　因术中麻醉药物副作用，多数患者术后出现不同程度恶心呕吐，患者呕吐时，应协助患者头偏向一侧，及时清除呕吐物，呕吐严重时，报告医师。

（1）及时清理呕吐物，保持患者口腔、鼻腔清洁，避免感染。整理清理被污染的衣服及环境。

（2）遵医嘱给予药物治疗，如止吐药、胃肠道动力药等，缓解呕吐症状。

（3）调整床头高度，避免平卧，注意防护呕吐误吸，以减轻胃肠道负担。

（4）呕吐患者可在呕吐间歇期给予营养支持，防止水电解质失衡，避免高脂、高糖、高蛋白食物。

（5）患者术后呕吐可能导致焦虑、恐惧等负面情绪，护士应加强与患者的沟通，了解患者需求，给予心理支持。

（6）指导患者进行放松训练，如深呼吸，减轻焦虑情绪。

（7）呕吐后饮食：可每次进少量易消化食物，如清水软面条、米粥、面汤等。

4. *直立性低血压的精准护理*　在全身麻醉手术后，直立性低血压的发生率较高，主要是因为术中对神经系统和循环系统产生一定程度的影响，即在改变体位时（例如从坐起或躺下）血压突然下降，导致脑部和上半身器官血液供应不足，出现头晕、恶心、乏力等症状。

（1）缓慢改变体位：当患者坐起或躺下时，应该缓慢而小心地进行，避免突然的体位改变，尤其是从躺下到坐起或站立时。详细讲解三步起床法及预防跌倒的护理措施。

（2）加强宣教：讲解直立性低血压的危害，引起患者重视，提高依从性。

（3）增加液体摄入：根据医嘱给予补液，有助于维持血压稳定。

（4）使用抗血栓压力带：穿弹力袜有助于提高下肢血液循环，有利于减轻直立性低血压的症状。

（5）定期监测：定期监测血压情况，以便及时发现并处理直立性低血压。

5. 睡眠障碍的精准护理　手术后患者失眠的原因多种多样，包括病理生理变化、康复锻炼、手术原因、心理因素及药物治疗等。

（1）营造良好的睡眠环境，保持病房安静、舒适，控制光线、温度和湿度，确保床铺整洁、舒适。

（2）规律作息时间，确保患者按时入睡、起床，避免白天过度睡眠，规律锻炼，但要避免过于激烈的运动。

（3）改善睡眠质量，减轻患者疼痛和不适感，缓解焦虑、抑郁等情绪，避免刺激性饮食和饮料摄入。

（4）加强患者与家人、朋友的沟通，鼓励家属参与护理过程，提供心理支持和康复指导。

（5）医护人员定期评估患者睡眠状况，针对患者制订个体化护理方案，及时调整护理策略。

6. 腹胀便秘的精准护理　全身麻醉手术后腹胀便秘与其发病机制密切相关的因素主要是胃肠蠕动减缓，胸腔镜手术由于术中 CO_2 气腹，患者腹胀更为明显。

（1）护士及时评估，指导患者合理膳食，每日饮水≥2000ml。

（2）多吃富含纤维素的蔬菜、水果、全谷物和豆类，促进肠道蠕动排便。

（3）鼓励患者养成规律排便习惯，训练肠道功能。

（4）术后患者在病情允许的情况下，手术当日主动床上桥式运动，术后 1 天应尽早下床活动，促进肠道蠕动。可根据个人情况选择散步、太极拳等轻度运动，以增强肠道蠕动力。

（5）必要时遵医嘱给予中成通便药物或使用开塞露灌肠等方法，保持大便通畅。

（三）术后常见并发症的精准护理

1. 胸腔内出血的护理　胸腔内出血通常发生在手术后的 24 小时之内，主要是因术中止血不彻底和或结扎缝线发生脱落引起，若不及时救治，患者会出现休克或死亡。由于经剑突下入路前纵隔肿瘤切除手术后采用无引流管化管理，致使无法观察引流液变化，所以护理人员要通过生命体征、意识瞳孔的变化、胸痛变化、患者面色、伤口敷料是否有渗血或者渗液等症状，结合实验室检查及床旁胸部 X

线检查综合判断是否发生胸腔内出血，及时发现并处理降低患者死亡率及致残率。

2. 肺部感染的护理

（1）监测患者的体温波动情况，术后体温≤ 38.5℃时，一般考虑为术后吸收热，可采用物理降温。如术后出现持续低热或体温≥ 38.5℃，应考虑可能发生肺部感染，及时报告医师。

（2）评估患者的咳嗽能力，协助患者进行有效咳嗽，促进痰液排出。保持呼吸道通畅，定期清理呼吸道分泌物，避免痰液堵塞，血氧饱和度≤ 90% 时，给予持续吸氧，根据患者病情遵医嘱调整氧流量。积极进行咳嗽和排痰，大部分患者术后自感咳嗽很难受，因此想要服用止咳药来缓解，向患者宣教咳嗽排痰能减少肺部感染发生概率，住院时间短，费用少，其重要性不亚于抗生素的使用，且术后咳嗽不会导致伤口裂开。

（3）采用雾化吸入疗法，加强听诊对症进行胸肺物理治疗，减轻呼吸道炎症，缓解呼吸困难。

（4）遵医嘱留取血标本，如血常规、生化、C 反应蛋白、动脉血气分析等，根据检验结果选择敏感抗生素。

（5）合理安排患者饮食，保证营养均衡，增强免疫力。保持病房空气流通，减少探视，降低感染风险。

3. 下肢深静脉血栓的护理

（1）手术当天不能下床活动时，生命体征平稳后，即可进行手臂、肩关节的被动运动、桥式运动、双下肢的主动运动及协助患者坐起等。定期协助更换体位，指导踝泵运动，给予穿抗血栓压力带并予下肢按摩和肢体被动活动等。

（2）术后 6 小时至第 1 天，尽早下床活动，采用三步起床法。

（3）静脉输液或采血时，应避免在下肢静脉或股动脉穿刺，特别是下肢反复穿刺。

（4）严密观察 DVT 的症状，双下肢肤色、温度、肿胀程度及感觉，必要时测量双下肢同一平面周径。

（5）做好宣教工作，向患者及其家属讲解发生 DVT 的病因、危险因素及后果，避免高胆固醇饮食，多饮水，保持大便通畅，提倡主动运动。

（四）手术后下床活动评估量表

评估手术后能否下床的量表是一个综合性的评估体系，需要结合患者的多方面情况进行综合判断，视患者的具体情况、手术类型、术后恢复状况及医师的判断来综合制订。在实际应用中，医护人员应根据患者具体情况灵活调整评估指标和方法，以确保评估结果的准确性和可靠性。以下是常用的评估指标和方法，可构成评估手术后能否下床的量表内容：

1. 基本生命体征评估

（1）血压：患者的血压是否稳定，有无低血压或高血压的情况。

（2）心率：观察心率是否在正常范围内，有无心动过速或过缓的情况。

（3）呼吸：检查呼吸频率和深度，确保呼吸功能正常。

（4）体温：监测体温，排除发热等感染症状。

2. 疼痛评估

疼痛评分量表：如视觉模拟评分法（VAS）、数字评分法（NRS）等，用于评估患者的疼痛程度及其对活动的影响。疼痛评分较高时，可推迟下床活动。

3. 肌力与平衡评估

（1）四肢肌肉力量检查：评估患者四肢肌肉力量，特别是下肢肌肉，以确定其是否具备支撑身体进行活动的能力。

（2）平衡与协调能力观察：观察患者站立、行走时的平衡与协调能力，确保其在活动过程中不会因失去平衡而摔倒。

4. 术后疲劳与心理状态评估

（1）衰弱评估量表（FARIL 量表）：用于评估患者术后疲劳衰弱状况，疲劳衰弱感较重时可能影响下床活动的意愿和能力。

（2）心理状态评估：关注患者情绪变化，如焦虑、抑郁等心理状态可能影响其康复进程和下床活动的积极性。

5. 特定手术类型的评估

（1）手术部位与伤口情况：评估手术部位的愈合情况、伤口是否稳定、有无出血或渗液等，以确保下床活动不会加重伤口负担。

（2）手术并发症风险：根据手术类型评估可能出现的并发症风险，如出血、感染、血栓形成等，并据此调整下床活动的安排。

6. 活动计划与指导

（1）制订个体化活动方案：根据患者的具体情况和医师的判断，制订术后早期下床活动的个体化方案，包括活动的时间、强度、频率等。

（2）家属与医护人员协助：在患者下床活动过程中，家属和医护人员应提供必要的协助和支持，确保患者的安全。

四、延续性精准护理

剑突下入路前纵隔肿瘤切除术后患者住院时间短，出院后延续护理极为重要。为了确保顺利康复并有效预防并发症，患者需要注意伤口护理、饮食管理、日常生活管理、心理调节及定期复查等方面的问题。同时，避免不良习惯也是促进身体康复的重要因素。在康复过程中，患者和家属应密切配合医师的治疗和护理建议，以确保顺利康复。

（一）伤口护理

1. 保持清洁干燥　确保伤口区域保持清洁和干燥，避免感染。术后伤口敷料需遵医嘱定期更换，若敷料渗血、渗液或脱落，及时联系医师。拆线前避免沾水（一般 7 ～ 10 天），洗澡可用防水敷贴保护，禁止盆浴或泡澡。

2. 观察感染迹象　如伤口出现红肿、发热、剧烈疼痛、脓性分泌物或发热（体温＞ 38℃），需立即就医。

3. 避免牵拉伤口　咳嗽时用手轻压伤口减轻张力，避免剧烈运动或提重物（＞ 5kg）1 ～ 2 个月。

（二）疼痛管理

1. 药物镇痛　按医嘱服用镇痛药（如非甾体抗炎药），勿自行调整剂量。

2. 物理缓解　可尝试半卧位休息、深呼吸放松或局部冷敷（避开伤口）。

（三）呼吸锻炼

1. 深呼吸与咳嗽　每日练习腹式呼吸和有效咳嗽（手压伤口），预防肺不张和感染。

2. 肺功能恢复　使用呼吸训练器（如 Triflo）或吹气球，逐步增加活动量（如散步）。

（四）饮食建议

1. 术后初期　半流质饮食（粥、汤、蒸蛋），避免辛辣、油腻、过硬食物。

2. 长期营养　高蛋白（鱼、瘦肉、豆类）、高维生素（蔬菜水果）饮食，促进愈合。少食多餐，避免过饱导致膈肌压迫。

3. 禁忌　戒烟酒，避免产气食物（如碳酸饮料、豆类）以防腹胀。

（五）日常生活管理

1. 充足休息　保证充足的休息，避免劳累和剧烈运动，以免影响伤口愈合和身体恢复。

2. 循序渐进　术后 1 ～ 2 周以缓慢运动为主，逐步增加活动量（从室内步行开始）。避免开车、弯腰、举重物或剧烈运动 1 ～ 2 个月。

3. 睡眠姿势　可垫高枕头（30° 半卧位），减轻胸部压力。

4. 注意保暖　防止着凉，以免引发感染或其他并发症。

（六）药物管理

1. 严格遵医嘱服用抗生素、镇痛药或其他药物（如激素需逐渐减量）。

2. 勿自行停药或滥用保健品，避免与药物相互作用。

（七）复查与紧急情况

1. 定期复查　术后需要定期进行复查，包括胸部 X 线、CT 等检查，以及血常规、肝肾功能等检测，以了解身体恢复情况，及时发现并处理可能出现的问题。

2. 立即就医指征　呼吸困难、胸痛加重、咯血、心律失常、持续高热或伤口裂开。

（八）心理调节

1. 关注心理状态：手术对患者的心理状态可能产生一定影响，需关注患者的情绪变化，及时进行心理疏导和调节，保持良好的心态。

2. 保持情绪稳定，家属需关注患者心理状态，避免焦虑。

3. 加入病友群或寻求心理咨询（如有需要）。

（九）长期注意事项

1. 术后 3 ～ 6 个月避免剧烈运动和重体力劳动。

2. 如有放疗 / 化疗计划，需遵医嘱配合治疗并监测血常规、肝肾功能。

参考文献

高学美，李向华，李彦华．加速康复外科理念指导下的“精准护理”模式在宫颈癌围手术期的应用 [J]. 山东医学高等专科学校学报，2024, 46(3): 64-66.

郭俊唐，王彬，申磊磊，等．胸腔镜前纵隔肿物切除术两种入路方式的对比分析 [J]. 中华腔镜外科杂志（电子版）, 2021, 14(4): 221-225.

郭清奎，郑敏，徐烨，等．经剑突下切口和肋间切口胸腔镜前纵隔肿瘤切除术临床对比研究 [J]. 中华胸心血管外科杂志，2020, 36(11): 656-659.

何博，吴蔚，谭德立，等．经剑突肋缘下与经肋间胸腔镜手术治疗前纵隔肿瘤的疗效对比 [J]. 局解手术学杂志，2020, 29(10): 812-817.

贺海奇，冯锦，范坤，等．胸腔镜经剑突下与经侧胸入路行前纵隔肿瘤切除的早期效果 [J]. 现代肿瘤．2020, 28(15): 2614-2617.

洪子强，盛燕楠，白向豆，等．达芬奇机器人辅助经剑突下与经侧胸入路治疗前纵隔肿瘤的临床疗效比较 [J]. 肿瘤防治研究，2023, 50(6): 598-602.

胡晓青，应华娟，任佳维，等．曼彻斯特疼痛管理模式在胸部肿瘤患者中的应用效果 [J]. 中华全科医学，2023, 21(7): 1251-1254.

金新新，郑元亮．剑突下胸腔镜纵隔肿瘤术后无管化的可行性分析 [J]. 浙江临床医学，2020, 22(12): 1790-1791, 1794.

林经纬．前纵隔肿瘤切除患者应用剑突下单孔胸腔镜手术对并发症和安全性的效果研究 [J]. 中外医学研究，2019, 17(30) :3-5.

刘贤丰，刘月．无胸管化治疗在剑突下胸腔镜前纵隔肿瘤治疗中的临床效果探讨 [J]. 中国现代药物应用，2023, 17 (24): 50-53.

刘悦娇，李莉．全程化手术护理在电视胸腔镜辅助小切口纵隔肿瘤切除患者中的应用 [J]. 中国医刊，2020, 55(9): 1040-1042.

娄洁琼，郑悦，李波，等．创新管理模式在胸外科日间手术中的实践 [J]. 华西医学，2024, 39(2): 289-294.

马云霞，陈阿伟，武晓丽．经剑突下入路胸腔镜胸腺切除术中的系统护理支持效果分析 [J]. 河北医药，2022, 44(20): 3187-3190

潘跃天，宋永彬，柳立军．剪刀位经剑突下入路与侧卧位经侧胸入路胸腔镜下治疗前纵隔肿瘤的临床分析 [J]. 中国胸心血管外科临床杂志，2020, 27(10): 1172-1176

邱仁芳，王冰冰．舒适与细节双渗透护理在 VATS 下纵隔肿瘤切除术患者中的应用 [J]. 中外医学研究，2023, 21(11): 84-87.

沈诚，常帅，周坤，等．加速康复外科和日间手术模式在胸外科中的应用现状及发展前景 [J]. 中国肺癌杂志，2020, 23(9): 800-805.

施贵梅．康复护理在电视胸腔镜下纵隔肿瘤切除术患者中的应用效果及对睡眠质量的影响 [J]. 世界睡眠医学杂志，2023, 10(1): 157-159.

汪佳丽，付闯，李兴旺，等．胸腔镜下纵隔肿瘤切除围术期快速康复系统化护理方案的构建 [J]. 护理研究，2024, 38(13): 2311-2317.

吴佳悦，殷岫青．剑突下 VATS 纵隔肿瘤切除术患者围术期护理干预体会 [J]. 中国肿瘤临床与康复，2022, 29(4):505-508.

叶慧，黄日胜，郑元亮．日间手术模式在经剑突胸腔镜前纵隔肿瘤切除术中的可行性 [J]. 浙江临床医学，2024, 26(6): 866-867.

张雷，贡会源，王彪，等．经剑突下入路胸腔镜胸腺切除的解剖基础与临床分析 [J]. 中华解剖与临床杂志，2020, 25(6): 657-661

张涛，李勃，明怀德．快速康复外科理念指导下的单孔电视辅助胸腔镜纵隔肿瘤切除术在原发性纵隔肿瘤中的应用效果 [J]. 研究与实践，2023, 5(8): 26-29.

张伊凡，张艳霞．零缺陷护理在纵隔肿瘤电视胸腔镜辅助小切口切除术患者中的应用效果 [J], 临床医学研究与实践，2022, 5(7): 148-150.

郑泽华，王玉翠，蔡惜娟，等．不同时间段开始协助排痰对肺癌术后预防肺部并发症的效果 [J]. 岭南急诊医学杂志，2024, 29(4): 423-425.

周军正，肖红利，怀琪琳，等．无管化在胸腔镜经剑突下入路治疗老年前纵隔肿瘤中的临床应用 [J]. 老年医学与保健，2021, 27(3): 500-504.

Amr Abdellateef, Ali Jason-M, Jiang Gening, et al. Tips and tricks for success in subxiphoid video-assisted thoracic surgery[J] .Journal of Thoracic Disease, 2019, 11(1): 292-301.

Blanchet MC, Frering V, Gignoux B, et al. Four-year evolution of athrombophylaxis protocol in an enhanced recovery after surgery(ERAS) program: Recent results in 485patients[J]. Obes Surg, 2018, 28(7): 2140-2144.

第7章

重症肌无力的精细化护理

第一节　概　述

一、定义

重症肌无力（myasthenia gravis，MG）是由自身抗体介导的获得性神经－肌肉接头传递障碍的自身免疫性疾病。乙酰胆碱受体抗体是最常见的致病性抗体，此外，针对突触后膜其他组分，包括肌肉特异性受体酪氨酸激酶、低密度脂蛋白受体相关蛋白4及兰尼碱受体等抗体陆续被发现参与MG发病，这些抗体可干扰乙酰胆碱受体聚集、影响乙酰胆碱受体功能及获得性神经－肌肉接头信号传递。目前，MG的治疗仍以胆碱酯酶抑制剂、糖皮质激素、免疫抑制剂、静脉注射免疫球蛋白、血浆置换，如合并胸腺瘤的MG应尽早行胸腺切除术。

二、流行病学调查

重症肌无力全球患病率为（150～250）/100万，预估年发病率为（4～10）/100万。我国MG发病率约为0.68/10万，女性发病率略高；住院死亡率为14.69‰，主要死亡原因包括呼吸衰竭、肺部感染等。各个年龄阶段均可发病，30岁和50岁左右呈现发病双峰，中国儿童及青少年MG患病高达50%，构成第3个发病高峰；以眼肌型为主，很少向全身型转化。最新流行病学调查显示，我国70～74岁年龄组为高发人群，女性发病率略高。

三、病因

重症肌无力的发病原因分两大类，一类是先天遗传性，极少见，与自身免疫无关；另一类是自身免疫性疾病，最常见。发病原因尚不明确，普遍认为与感染、药物、环境因素有关。同时重症肌无力患者中有65%～80%有胸腺增生，10%～20%伴发胸腺瘤。

四、临床表现

1. 全身骨骼肌均可受累，表现为波动性无力和易疲劳性，症状呈“晨轻暮重”，活动后加重、休息后可减轻。眼外肌最易受累，表现为对称或非对称性上睑下垂和（或）双眼复视，是 MG 最常见的首发症状，见于 80% 以上的 MG 患者。面肌受累可致眼睑闭合无力、鼓腮漏气、鼻唇沟变浅、苦笑或呈肌病面容，咀嚼肌受累可致咀嚼困难，咽喉肌受累可出现构音障碍、吞咽困难、鼻音、饮水呛咳及声音嘶哑等，颈肌受累可出现抬头困难或不能。肢体无力以近端为主，表现为抬臂、梳头、上楼梯困难，感觉正常，呼吸肌无力可致呼吸困难。发病早期可单独出现眼外肌、咽喉肌或肢体肌肉无力；脑神经支配肌肉较脊神经支配肌肉更易受累。肌无力常从一组肌群开始，逐渐累及其他肌群，直到全身肌无力。部分患者短期内病情可出现迅速进展，发生肌无力危象。

2. 美国重症肌无力基金会（MGFA 临床分型旨在评估疾病严重程度，指导治疗及评估预后（表 7–1）。疾病严重程度可根据定量 MG 评分（QMGS）评估（表 7–2）。

表 7–1　MGFA 临床分型

分型	临床表现
Ⅰ型	眼肌无力，可伴闭眼无力，其他肌群肌力正常
Ⅱ型	除眼肌外的其他肌群轻度无力，可伴眼肌无力
Ⅱ a 型	主要累及四肢肌和（或）躯干肌，可有较轻的咽喉肌受累
Ⅱ b 型	主要累及咽喉肌和（或）呼吸肌，可有轻度或相同的四肢肌和（或）躯干肌受累
Ⅲ型	除眼肌外的其他肌群中度无力，可伴有任何程度的眼肌无力
Ⅲ a 型	主要累及四肢肌和（或）躯干肌，可有较轻的咽喉肌受累
Ⅲ b 型	主要累及咽喉肌和（或）呼吸肌，可有轻度或相同的四肢肌和（或）躯干肌受累
Ⅳ型	除眼肌外的其他肌群重度无力，可伴有任何程度的眼肌无力
Ⅳ a 型	主要累及四肢肌和（或）躯干肌受累，可有较轻的咽喉肌受累
Ⅳ b 型	主要累及咽喉肌和（或）呼吸肌，可有轻度或相同的四肢肌和（或）躯干肌受累
Ⅴ型	气管插管伴或不伴机械通气（除外术后常规使用）；鼻饲而不进行气管插管病例为Ⅳ b 型

注：MGFA. 美国重症肌无力基金会

表 7-2　QMGS 项目及评分标准

检查项目		评分标准			
		正常 0 分	轻度 1 分	中度 2 分	重度 3 分
左右侧视出现复视（秒）		≥ 61	11 ～ 60	1 ～ 10	自发
上视出现眼睑下垂（秒）		≥ 61	11 ～ 60	1 ～ 10	自发
眼睑闭合		正常	闭合时可抵抗部分阻力	闭合时不能抵抗阻力	不能闭合
吞咽 100ml 水		正常	轻度呛咳	严重呛咳或鼻腔反流	不能完成
数数 1 ～ 50（观察构音障碍）		无构音障碍	30 ～ 49	10 ～ 29	0 ～ 9
坐位右上肢抬起 90° 时间（秒）		240	90 ～ 239	10 ～ 89	0 ～ 9
坐位左上肢抬起 90° 时间（秒）		240	90 ～ 239	10 ～ 89	0 ～ 9
肺活量占预计值（%）		≥ 80	65 ～ 79	50 ～ 64	＜ 50
右手握力（kg）	男	≥ 45	15 ～ 44	5 ～ 14	0 ～ 4
	女	≥ 30	10 ～ 29	5 ～ 9	0 ～ 4
左手握力（kg）	男	≥ 35	15 ～ 34	5 ～ 14	0 ～ 4
	女	≥ 25	10 ～ 24	5 ～ 9	0 ～ 4
平卧位抬头 45°（秒）		120	30 ～ 119	1 ～ 29	0
平卧位右下肢抬起 45°（秒）		100	31 ～ 99	1 ～ 30	0
平卧位左下肢抬起 45°（秒）		100	31 ～ 99	1 ～ 30	0

注：QMGS. 定量重症肌无力评分

3. MG 亚组分类及临床特点，MG 临床表现具有极大异质性，以血清抗体及临床特点为基础的亚组分类，对 MG 个体化治疗及预后评估更具指导意义（表 7-3）。

（1）眼肌型 MG（ocularMG，OMH）：美国重症肌无力基金会（myasthenia gravis foundation of America，MGFA）Ⅰ型，可发生于任何年龄阶段。我国儿童及 JMG 以眼肌型为主，很少向全身型转化。成人发病的 OMG，在眼肌症状出现 2 年内容易向全身型转化，亚裔人群 2 年自然转化率为 23% ～ 31%，低于西方人群（50% ～ 80%）；合并胸腺瘤、异常重复神经电刺激（RNS）结果、AChR 抗体阳性、病情严重的 OMG 更易发生转化。早期免疫抑制治疗减少 OMG 继发转化，部分儿童及青少年 OMG 可能会自行缓解。

表 7–3　MG 亚组分类及临床特点

亚组分类	抗体	合并其他肌无力抗体	发病年龄	胸腺	胸腺切除
OMG	可出现抗体	极少	任何年龄	正常或异常	证据不足
AChR ～ GMG（早发型）	AChR	极少	＜ 50 岁	胸腺增生	获益
AChR ～ GMG（晚发型）	AChR	合并 Titin、RyR 抗体	＞ 50 岁	胸腺萎缩，小部分增生	可能获益
MuSk ～ MG	MuSk	极少	任何年龄	正常	不推荐
LRP4 ～ MG	LRP4	极少	任何年龄	正常	不推荐
抗体阴性 MG	未检测到抗体	可能出现	任何年龄	正常或增生	证据不足
胸腺瘤相关 MG	AChR	通常合并 Titin、RyR 抗体	任何年龄	胸腺上皮细胞瘤	可能获益

注：MG：重症肌无力；OMG. 眼肌型 MG；GMG. 全身型 MG；AChR. 乙酰胆碱受体；MuSk. 肌肉特异性受体酪氨酸激酶；LRP4：低密度脂蛋白受体相关蛋白 4；Titin. 连接素；RyR. 兰尼碱受体

（2）AChR- 全身型 MG：该类患者血清 AChR 抗体阳性，无影像学怀疑或病理确诊的胸腺瘤；依据发病年龄可分为早发型 MG 及晚发型 MG。EOMG 是指首次发病在 50 岁之前，女性发病略高于男性，常合并胸腺增生，胸腺切除可获益，与 HLA-DR3、HLA-B8 以及其他自身免疫性疾病风险基因相关；LOMG 是指首次发病在 50 岁以后，男性发病略高于女性，胸腺萎缩多见，少数伴胸腺增生的患者胸腺切除可能获益。

五、肌无力危象

肌无力危象是指重症肌无力患者在病程中由于某种原因突然发生的病情急剧恶化，呼吸困难，危及生命的危重现象。根据不同的原因，MG 危象通常分 3 种类型。

（一）肌无力危象

大多是由于疾病本身的发展所致。也可因感染、过度疲劳、精神刺激、月经、分娩、手术、外伤而诱发。临床表现为患者的肌无力症状突然加重，出现吞咽和咳痰无力，呼吸困难，常伴烦躁不安，大汗淋漓等症状。

（二）胆碱能危象

见于长期服用较大剂量的“溴吡斯的明”的患者，或一时服用过多，发生危象之前常先表现出恶心、呕吐、腹痛、腹泻、多汗、流泪、皮肤湿冷、口腔分泌物增多、肌束震颤及情绪激动、焦虑等精神症状。

（三）反拗危象

“溴吡斯的明”的剂量未变，但突然对该药失效而出现了严重的呼吸困难。也可因感染、电解质紊乱或其他不明原因所致。

以上 3 种危象中肌无力危象最常见，其次为反拗性危象，真正的胆碱能危象甚为罕见。

六、检查

（一）药理学检查

甲硫酸新斯的明试验：成人肌内注射 1.0 ～ 1.5mg，同时予以阿托品 0.5mg 肌内注射，以消除其 M 胆碱样不良反应；儿童可按体重 0.02 ～ 0.04mg/kg，最大用药剂量不超 1.0mg。注射前可参照 MG 临床绝对评分标准，选取肌无力症状最明显的肌群，记录 1 次肌力，注射后每 10 分钟记录 1 次，持续记录 1 小时。以改善最显著时的单项绝对分数，按照下列公式计算相对评分作为试验结果判定值。相对评分=（试验前该项记录评分 - 注射后每次记录评分）/ 试验前该项记录评分 ×100%。相对评分≤ 25% 为阴性，25% ～ 60% 为可疑阳性，≥ 60% 为阳性。

（二）电生理检查

采用低频（2 ～ 3Hz）重复电刺激神经干，在相应肌肉记录复合肌肉动作电位。常规检测的神经包括面神经、副神经、腋神经和尺神经。持续时间为 3 秒，结果以第 4 或第 5 波与第 1 波的波幅比值进行判断，波幅衰减 10% 以上为阳性，称为波幅递减。部分患者第 4 波后波幅不再降低和回升，形成 U 字样改变。服用胆碱酯酶抑制剂的患者需停药 12 ～ 18 小时后进行检查，但需充分考虑病情。与突触前膜病变鉴别时需要进行高频 RNS（30 ～ 50Hz）或者大力收缩后 10 秒观察 CMAP 波幅变化，递增 100% 以上为异常，称为波幅递增。

（三）单纤维肌电图（SFEMG）

使用特殊的单纤维针电极测量同一神经肌纤维电位间的间隔是否延长来反映 NMJ 处的功能，通过测定“颤抖”研究神经 - 肌肉传递功能。“颤抖”一般为 15 ～ 35 微秒，超过 55 微秒为“颤抖增宽”，一块肌肉记录 20 个“颤抖”中有 2 个或 2 个以上大于 55 微秒则为异常。检测过程中出现阻滞也判定为异常。SFEMG 并非常规的检测手段，敏感性高。SFEMG 不受胆碱酯酶抑制剂影响，主要用于 OMG 或临床怀疑 MG 但 RNS 未见异常的患者。

（四）血清抗体检测

1. 抗 AChR 抗体　50% ～ 60% 的 OMG、85% ～ 90% 的 GMG 血清中可检测

到 AChR 抗体。需注意的是 AChR 抗体检测结果为阴性时不能排除 MG 诊断。放射免疫沉淀法（RIA）是 AChR 抗体的标准检测方法，可进行定量检测。ELISA 法较 RIA 法敏感性低。

2. 抗 MuSK 抗体　在 10% ～ 20% 的 AChR 抗体阴性 MG 患者血清中可检测到 MuSK 抗体，标准检测方法为 RIA 或 ELISA。

3. 抗 LRP4 抗体　在 7% ～ 33% 的 AChR、MuSK 抗体阴性 MG 患者中可检测出 LRP4 抗体。

4. 抗横纹肌抗体　包括抗 Titin 和 RyR 抗体。Titin 抗体通常采用 ELISA 法检测，RyR 抗体可采用免疫印迹法或 ELISA 法检测。

（五）胸腺影像学检查

80% 左右的 MG 患者伴有胸腺异常，包括胸腺增生及胸腺瘤。CT 为常规检测胸腺方法，胸腺瘤检出率可达 94%；MR 有助于区分一些微小胸腺瘤和以软组织包块为表现的胸腺增生；必要时可行 CT 增强扫描；PET-CT 有助于区别胸腺癌和胸腺瘤。

（六）合并其他自身免疫性疾病检测

MG 患者可合并其他自身免疫病，如自身免疫性甲状腺疾病，最常见的是 Graves 病，其次为桥本甲状腺炎。OMG 合并自身免疫性甲状腺疾病比例更高，因此，MG 患者需常规筛查甲状腺功能及甲状腺自身抗体、甲状腺超声检查观察有无弥漫性甲状腺肿大，以及其他自身免疫性疾病相关抗体检测。

（七）乙酰胆碱受体抗体滴度的检测

乙酰胆碱受体抗体滴度的检测对重症肌无力的诊断具有特征性意义。80% ～ 90% 的全身型和 60% 的眼肌型重症肌无力可以检测到血清乙酰胆碱受体抗体。抗体滴度的高低与临床症状的严重程度并不完全一致。

七、诊断与鉴别诊断

（一）诊断依据

在具有典型 MG 临床特征（波动性肌无力）的基础上，满足以下 3 点中的任意一点即可做出诊断，包括药理学检查、电生理学特征及血清抗 AChR 等抗体检测。同时需排除其他疾病。所有确诊 MG 患者需进一步完善胸腺影像学检查（纵隔 CT 或 MRI），进一步行亚组分类。

（二）鉴别诊断

与 OMG 的鉴别诊断如下。

1. 眼睑痉挛发病年龄较大，表现为过度瞬目动作，可伴有眼部干燥、刺激感（需排除干燥综合征），可能会出现长时间闭眼，误认为是上睑下垂；强光刺激可加重眼睑痉挛，患者需长期戴墨镜；触摸眼角、咳嗽和说话时眼睑痉挛可得到意外改善。氟哌啶醇、阿立哌唑或者氯硝西泮治疗有效。

2. Miller–Fisher 综合征：属于 Guillain–Barre 综合征变异型，表现为急性眼外肌麻痹、共济失调和腱反射消失，也可表现为单纯的眼外肌麻痹型，易误诊为 MG；肌电图检查示神经传导速度减慢，脑脊液检查可见蛋白 – 细胞分离现象，部分患者血清可检测出抗 GQ1b 抗体或 GT1a 抗体。

3. 慢性进行性眼外肌麻痹（CPEO）或 Kearn–Sayre 综合征（KSS）：属于线粒体脑肌病，CPEO 表现为双侧进展性无波动性眼睑下垂、眼外肌麻痹，可伴近端肢体无力。若同时合并视网膜色素变性、小脑萎缩及心脏传导阻滞，即为 KSS 综合征。肌电图检查示肌源性损害，少数患者可伴有周围神经传导速度减慢。血乳酸轻度增高肌肉活检和基因检测有助于确诊。

4. 眼咽型肌营养不良：为常染色体显性遗传，存在家族史；表现为老年起病的无波动性对称性眼睑下垂，斜视明显，但无复视，逐渐出现吞咽困难、构音障碍。肌电图检查提示肌源性损害。血清肌酶多正常或轻度增高，肌肉活检和基因检测有助于诊断。

5. 脑干病变：包括脑干缺血性卒中、肿瘤、副肿瘤综合征、Wernicke 脑病、视神经脊髓炎谱系疾病、Bickerstaff 脑干脑炎及其他感染性脑炎，均可以急性双睑下垂为首发症状，易于与 MG 混淆，结合病史、头颅 MRI 及特异性抗体检测有助于明确诊断。

6. 眶内占位病变：如眶内肿瘤、脓肿或炎性假瘤等，可表现为眼外肌麻痹并伴结膜充血、眼球突出、眼睑水肿。眼眶 MRI、CT 或超声检查有助于诊断。

7. 脑神经麻痹（Ⅲ、Ⅳ、Ⅵ）：一侧海绵窦感染、肿瘤、非特异性炎症、颈内动脉海绵窦瘘均可表现为单侧眼睑下垂、眼外肌麻痹伴疼痛，头颅 MRI 及脑脊液检查有助于鉴别诊断。此外，糖尿病也可引起单纯动眼神经或展神经麻痹。

8. Graves 眼病：属于自身免疫性甲状腺疾病，表现为自限性眼外肌无力、眼睑退缩，不伴眼睑下垂。眼眶 CT 或 MRI 检查显示眼外肌肿胀，甲状腺功能亢进或减退，抗甲状腺球蛋白抗体、抗甲状腺微粒体抗体或抗促甲状腺激素受体抗体阳性。

9. 先天性肌无力综合征（CMS）：是一组罕见的由编码 NMJ 结构及功能蛋白的基因突变所致 NMJ 传递障碍的遗传性疾病，依据突变基因编码蛋白在 NMJ 的分布，CMS 可分为突触前、突触及突触后突变。CMS 临床表现异质性很大，极易被误诊为抗体阴性的 MG、线粒体肌病等。多在出生时、婴幼儿期出现眼睑下垂、睁眼困难、喂养困难及运动发育迟滞等症状。青春期逐渐出现眼球固定，与 MG 在临床及电生理表现类似，鉴别主要依靠血清学抗体检测及全外显子测序。

（三）与 GMG 的鉴别诊断

1. Lambert–Eaton（LEMS）肌无力综合征　是免疫介导的累及 NMJ 突触前膜电压门控钙通道（VGCC）的疾病，属于神经系统副肿瘤综合征，多继发于小细胞肺癌，也可继发于其他神经内分泌肿瘤。临床表现：四肢近端对称性无力，腱反射减低，以口干为突出表现的自主神经症状，极少出现眼外肌受累，腱反射在运动后可短暂恢复，其他自主神经症状如便秘、性功能障碍、出汗异常较少见。RNS 为低频刺激（2 ～ 3Hz）出现 CMAP 波幅递减大于 10%；高频刺激（20 ～ 50Hz）或者大力收缩后 10 秒 CMAP 波幅递增大于 60% 或 100%。血清 VGCC 抗体多呈阳性，合并小细胞肺癌的 LEMS 可同时出现 SOX–1 抗体阳性。

2. 运动神经元病（进行性延髓麻痹）　尤其需与 MuSK–MG 相鉴别，患者均以延髓症状为突出表现，进行性延髓麻痹可出现上运动神经元损害证据；若患者病程较长，病程中出现眼睑下垂及复视，缺乏上运动神经元损害的证据，需警惕有无 MuSK–MG 的可能，建议行 MuSK 抗体检测。

3. CMS　CMS 临床表现异质性大，*DOK7*、*RAPSN*、*CHAT* 及 *GFPT1* 突变所致 CMS 几乎不出现眼外肌麻痹。*GFPT1* 突变所致 CMS 可表现为四肢肌易疲劳，肌活检可见管聚集或空泡样改变，*GMPPB* 突变所致 CMS 血清肌酶明显升高，肌活检提示为肌营养不良样改变；CMS 肌电图可表现为肌源性损害。因此，肌肉活检及高通量全外显子测序有助于确诊。

4. 肉毒中毒　由肉毒杆菌毒素累及 NMJ 突触前膜所致，表现为眼外肌麻痹及吞咽、构音、咀嚼无力，肢体对称性弛缓性瘫痪，可累及呼吸肌。若为食物肉毒毒素中毒，在肌无力之前可出现严重恶心、呕吐。瞳孔扩大和对光反射迟钝、四肢腱反射消失、突出的自主神经症状有助于将肉毒中毒与 MG 鉴别。电生理检查结果与 LEMS 相似：低频 RNS 可见波幅递减，高频 RNS 波幅增高或无反应，取决于中毒程度。对血清、粪便及食物进行肉毒杆菌分离及毒素鉴定可明确诊断。

5. Guillain–Barre 综合征　为免疫介导的急性炎性脱髓鞘性周围神经病，表现为弛缓性肢体无力，感觉丧失、腱反射减低或消失。肌电图示运动感觉神经传导末端潜伏期延长，传导速度减慢，传导波幅降低；脑脊液检查可见蛋白 – 细胞分离现象。咽颈臂丛型 Guillain–Barre 综合征（PCB）以球麻痹、抬颈及双上肢近端无力为主要表现，易误诊为 MG，尤其是 MuSK–MG。PCB 多有前驱感染病史，查体可见双上肢腱反射减低或消失，脑脊液可出现蛋白 – 细胞分离现象，血清抗 GT1a 抗体可呈阳性，与 Fisher 综合征共病时，GQ1b 抗体也可呈阳性。

6. 慢性炎性脱髓鞘性多发性神经病　免疫介导的慢性运动感觉周围神经病，表现为弛缓性四肢无力，套式感觉减退，腱反射减低或消失。肌电图示运动、感觉神经传导速度减慢，波幅降低和传导阻滞。脑脊液可见蛋白 – 细胞分离现象，周围神经活检有助于诊断。

7. 炎性肌病　多种原因导致的骨骼肌间质性炎性病变，表现为进行性加重的弛缓性四肢无力和疼痛。肌电图示肌源性损害。血肌酶明显升高、肌肉活检有助于诊断。糖皮质激素治疗有效。

8. 代谢性肌病　如肌肉代谢酶、脂质代谢或线粒体受损所致肌肉疾病表现为弛缓性四肢无力，不能耐受疲劳，腱反射减低或消失，伴有其他器官损害。肌电图示肌源性损害。血肌酶正常或轻微升高。肌活检及基因检测有助于诊断。

八、治疗

（一）药物治疗

1. 胆碱酯酶抑制剂治疗：最常用的是溴吡斯的明，是治疗所有类型 MG 的一线药物，可缓解、改善绝大部分 MG 患者的临床症状。溴吡斯的明应当作为 MG 患者初始治疗的首选药物，依据病情与激素及其他非激素类免疫抑制联合使用。用法：一般成年人服用溴吡斯的明的首次剂量为 60mg（儿童根据具体年龄使用），口服，每日 3 ～ 4 次，全天最大剂量不超过 480mg。应根据 MG 患者对溴吡斯的明的敏感程度进行溴吡斯的明剂量的个体化应用，达到治疗目标时可逐渐减量或停药。溴吡斯的明的副作用包括恶心、流涎、腹痛、腹泻、心动过缓及出汗增多等。妊娠期使用溴吡斯的明是安全有效的。

2. 免疫抑制治疗：免疫抑制药物包括糖皮质激素和其他口服非激素类免疫抑制剂，如硫唑嘌呤、他克莫司、吗替麦考酚酯、环孢素、甲氨蝶呤及环磷酰胺。非激素类免疫抑制剂在糖皮质激素减量及预防 MG 复发中发挥重要作用。值得注意的是：目前尚无临床研究比较不同非激素类免疫抑制剂的疗效，因此，药物选择尚无统一标准，更多依赖于临床医师的经验。

（1）糖皮质激素：目前仍为治疗 MG 的一线药物，可使 70% ～ 80% 的患者症状得到明显改善。主要为口服醋酸泼尼松及甲泼尼龙。醋酸泼尼松按体重 0.5 ～ 1.0mg/（kg・d）清晨顿服，最大剂量不超过 100mg/d（糖皮质激素剂量换算关系为：5mg 醋酸泼尼松＝ 4mg 甲泼尼龙），一般 2 周内起效，6 ～ 8 周效果最为显著。75% 轻 – 中度 MG 对 200mg 泼尼松具有很好反应，以 20mg 起始，每 5 ～ 7 天递增 10mg，至目标剂量。达到治疗目标后，维持 6 ～ 8 周后逐渐减量，每 2 ～ 4 周减 5 ～ 10mg，至 20mg 后每 4 ～ 8 周减 5mg，酌情隔日口服最低有效剂量，过快减量可致病情复发。白细胞计数低于 $3.0 \times 10^9/L$ 或肝功能检测指标为正常值上限的 3 倍，应立即停药。为避免口服大剂量激素，治疗初期与其他非激素类口服免疫抑制剂联用，可更快达到治疗目标。使用糖皮质激素期间必须严密观察病情变化，40% ～ 50% 的患者在服药 2 ～ 3 周症状一过性加重并有可能诱发肌无力危象，尤其是晚发型、病情严重或球部症状明显的患者，使用糖皮质激素早期更容易出现症状加重，因此，对上述患者应慎用糖皮质激素，可先使用 IVIG 或 PE 使病情稳定后再使用糖皮质激素，并做好开放气道的准备。长期服用糖皮质激素可引起食量增加、体重增加、向心性肥胖、血压升高、血糖升高、白内障、青光眼、内分泌功能紊乱、精神障碍、骨质疏松、股骨头坏死、消化道症状等，应引起高度重视。及时补充钙剂和双膦酸盐类药物可预防或减轻骨质疏松，使用抑酸类药物可预防胃肠道并发症。

（2）硫唑嘌呤：与糖皮质激素联合使用，有助于激素减量及防止疾病复发，作为 GMG 及部分 OMG 的一线用药。AZA 起效较慢，多于服药后 3 ～ 6 个月起效，1 ～ 2 年后可达全效，可使 70% ～ 90% 的 MG 患者症状得到明显改善。使用方法：从小剂量开始，50mg/d，每隔 2 ～ 4 周增加 50mg，至有效治疗剂量为止［儿童按体重 1 ～ 2mg/（kg・d），成人 2 ～ 3mg/（kg・d），分 2 ～ 3 次口服］。如无严重和（或）不可耐受的不良反应，可长期服用。主要副作用包括骨髓抑制（白细胞减少、贫血、血小板减少）、肝功能损害、脱发、流感样症状及消化道症状等，多发生在启动治疗的 6 周左右。硫代嘌呤甲基转移酶表型或基因型检测可预测服用 AZA 过程中白细胞减少的风险。长期服用 AZA，应密切监测血常规和肝肾功能，服药第 1 个月，每周监测血常规及肝肾功能；服药后前 6 个月，应每个月监测血常规及肝肾功能；此后每 3 个月监测血常规及肝肾功能。若白细胞计数低于 4.0×10^9/L，应将 AZA 减量；若白细胞计数低于 3.0×10^9/L 或肝功能检测指标为正常值上限的 3 倍，应立即停药。

（3）他克莫司：与环孢素作用机制相似，通过抑制钙神经素发挥免疫调节作用，耐受性较好，肾毒性小。他克莫司适用于不能耐受激素和其他免疫抑制剂副作用或对其疗效差的 MG 患者，特别是 RyR 抗体阳性者。他克莫司起效快，一般 2 周左右起效，疗效呈剂量依赖性。使用方法：3.0mg/d 分 2 次空腹口服，或按体重 0.05 ～ 0.10mg/（kg・ d）。建议：可于服药或者调整药物剂量 3 ～ 4 天后筛查血药浓度，理想谷浓度为 2.9ng/ml。研究表明，他克莫司浓度≥ 4.8ng/ml，92% 的患者可达到 MMS 或更好状态。主要副作用包括血糖升高、血镁降低、震颤、肝肾功能损害及罕见的骨髓抑制。

（4）吗替麦考酚酯：作用机制同 AZA，更安全，耐受性好，长期使用可使大多数患者达到 MMS 或更好状态。使用方法：起始剂量 0.5 ～ 1.0g/d，分 2 次口服；维持剂量 1.0 ～ 1.5g/d，症状稳定后每年减量不超过 500mg/d，突然停药或快速减量可导致病情复发及恶化。MMF 不可与 AZA 同时使用。常见不良反应为恶心、呕吐、腹泻、腹痛等胃肠道反应，白细胞减低，泌尿系统感染及病毒感染等。用药后的前 6 个月，每个月监测血常规及肝肾功能，此后每 3 个月监测血常规及肝肾功能。

MMF 具有致畸性，备孕或妊娠妇女禁用。

（5）环孢素：通过干扰钙调神经磷酸酶信号，抑制包括白细胞介素 2 和 γ 干扰素在内的促炎细胞因子分泌，从而发挥免疫抑制作用。3 ～ 6 个月起效，用于对激素及 AZA 疗效差或不能耐受其副作用的患者。环孢素早期与激素联合使用，可显著改善肌无力症状，并降低血中 AChR 抗体滴度，但肾毒性较大。使用方法：按体重 2 ～ 4mg/（kg · d）口服，使用过程中应监测血浆环孢素药物浓度，推荐血药浓度为 100 ～ 150ng/ml，并根据浓度调整环孢素剂量。主要副作用包括肾功能损害、血压升高、震颤、牙龈增生、肌痛和流感样症状等。服药期间至少每个月监测血常规、肝肾功能 1 次，严密监测血压。因环孢素肾毒性较大以及和其他药物之间存在相互作用，不作为首选推荐。

（6）环磷酰胺：用于其他免疫抑制剂治疗无效的难治性及伴胸腺瘤的 MG。与激素联合使用可显著改善肌无力症状，并在 6 ～ 12 个月时使激素用量减少。使用方法：成人静脉滴注 400 ～ 800mg/ 周，或分 2 次口服，100mg/d，直至总量 10 ～ 20g，个别患者需要服用到 30g；儿童按体重 3 ～ 5mg/（kg · d）分 2 次口服（不大于 100mg），好转后减量，2mg/（kg · d）。儿童应慎用。副作用包括白细胞减少、脱发、恶心、呕吐、腹泻、出血性膀胱炎、骨髓抑制、致畸及远期肿瘤风险等。每次使用前均需要复查血常规和肝肾功能。

（7）甲氨蝶呤：作为三线用药，用于其他免疫抑制剂治疗无效的难治性或伴胸腺瘤的 MG。使用用法：口服，每周 10mg 起始，逐步加量至 20mg/ 周，如不能耐受口服制剂产生的消化道不良反应，也可选择肌内注射制剂，一般肌内注射可使患者耐受更高的剂量。副作用包括胃肠道反应及肝功能异常，可伴发口腔炎、皮疹、肺纤维化、白细胞减低。治疗时需同时添加叶酸 1mg/d 预防口腔炎，并应密切关注骨髓抑制及肝功能损害等副作用。甲氨蝶呤有生殖致畸性，妊娠或备孕妇女禁用。

3. 急性加重期治疗免疫球蛋白与血浆置换主要用于病情快速进展、危及生命的情况，如肌无力危象、严重的球麻痹所致吞咽困难、肌无力患者胸腺切除术前和围手术期治疗，可使绝大部分患者的病情得到快速缓解。为达到持续缓解，可同时启动免疫抑制治疗（非激素类免疫抑制剂），因激素早期可一过性加重病情，甚至诱发肌无力危象，于免疫球蛋白与血浆置换使用后症状稳定时添加激素治疗。免疫球蛋白多于使用后 5 ～ 10 天起效，作用可持续 2 个月左右。在稳定的中、重度 MG 患者中重复使用并不能增加疗效或减少糖皮质激素的用量。

（1）免疫球蛋白使用方法：按体重 400mg/（kg · d）静脉注射 5 天。副作用包括头痛、无菌性脑膜炎、流感样症状和肾功能损害等，伴有肾功能损害的患者禁用。

（2）血浆置换使用方法：剂量为 1.0 ～ 1.5 倍总血浆容量，在 10 ～ 14 天进行 3 ～ 6 次置换，置换液可用健康人血浆或白蛋白。多于首次或第 2 次血浆置换后 2 天左右起效，作用可持续 1 ～ 2 个月。副作用包括血钙降低、低血压、继发性感染和出血等。伴有感染的患者慎用血浆置换，宜在感染控制后使用；如血浆置换期间发生感染则要积极控制感染，并根据病情决定是否继续进行血浆置换。

4. 生物靶向治疗：目前临床上用于 MG 治疗的生物靶向治疗包括已经被美国食品药品监督管理局（FDA）批准使用的靶向补体的依库珠单抗，以及适应证外用药的靶向 B 细胞的利妥昔单抗（RTX）。此外，一些靶向免疫系统不同组分的生物制剂仍在临床前研究。靶向 B 细胞治疗：RTX 为人鼠嵌合的单克隆抗体，通过靶向 B 细胞膜分子 CD20 实现特异性清除 B 细胞，用于对激素和免疫抑制剂疗效差的难治性 GMG，特别是 MuSK-MG，对部分 AChR-MG 有效。

RTX 用药方案目前尚无统一标准，通常为诱导治疗序贯维持治疗。临床推荐诱导方案包括标准方案及低剂量方案。

（1）标准方案：诱导剂量按体表面积 375mg/m^2，间隔 1 周给药 1 次，连续给药 4 周，序贯给药 1g，间隔 2 周治疗 1 次，共 2 次。

（2）低剂量方案包括：按体表面积 375mg/m^2，间隔 2 周给药 1 次，共 2 次或 100mg+500mg 单次治疗，维持剂量为按体表面积 375 ～ 750mg/m^2。通常在给药后第 4 周，患者外周血 B 细胞比例可降至 0，1 次给药为 1 个循环，作用可维持 6 个月，6 个月后 B 细胞开始爬升。维持治疗更多为经验性治疗，有医师建议临床复发时追加 RTX 治疗，也有医师建议每隔 6 个月给予一次 RTX 治疗。CD27 ＋记忆 B 细胞的监测有助于判断疾病复发及指导 RTX 追加给药。RTX 主要副作用包括发热、寒战、支气管痉挛、白细胞减少、血小板减少和进行性多灶性白质脑病等。

补体抑制剂：补体在 AChR-MG 发病中发挥着重要作用。依库珠单抗为靶向补体级联反应的关键组分补体 C5 的人源化单克隆抗体，可有效抑制 C5 激活。一项关于依库珠单抗在 MG 有效性及安全性的Ⅲ期临床研究以及其开放性扩展研究显示：依库珠单抗对其他免疫抑制治疗无效的 AChR 抗体阳性 GMG 有显著疗效，56% 的患者可达到 MMS 或药物缓解。2017 年 FDA 批准依库珠单抗用于 AChR-GMG 成年患者的治疗，其价格昂贵，建议用于中重度、难治性 MG。

5. 其他生物制剂：艾加莫德靶向 FcRn 的抗体片段，其与 FcRn 的亲和力超过正常 IgG 抗体的 Fc 部分，艾加莫德通过与 FcRn 结合阻断 IgG 循环，导致引起自身免疫疾病 IgG 抗体的快速消耗。艾加莫德在 MG 治疗中的二期临床试验已经完成，与安慰剂比较，艾加莫德可明显改善 MG 临床症状；关键性Ⅲ期临床试验（ADAPT）结果显示，67.7% 接受艾加莫德治疗的 AChR-GMG 患者达到治疗终点。

（二）胸腺切除

MG 患者中约 70% 伴有胸腺增生，约 10% 伴有胸腺瘤，此外胸腺组织生发中心存在的大量 T 细胞可刺激外周血中 B 细胞活化增殖而生成乙酰胆碱受体抗体，因此胸腺切除可使大部分 MG 患者症状得到改善或缓解，术后有效率为 40% ～ 90%。

1. 经正中胸骨切开胸腺切除术长期以来是治疗 MG 的标准术式，但该术式会破坏胸廓完整性，易增加术后疼痛及术后并发症，导致术后恢复时间延长。

2. 胸腔镜手术起源于 20 世纪 90 年代早期，迅速发展并在 21 世纪初走向成熟。胸腔镜手术作为微创术式，具有创伤小、术后住院时间短、术后康复时间短等优点，但也存在易损伤肋间神经、人手生理性震颤、狭窄纵隔空间操作受限、二维手术视野等缺点。

3. 在 2001 年报道了首例达・芬奇机器人胸腺切除术陆续在全球成功开展，充分证明了在狭窄纵隔空间进行达・芬奇机器人胸腺切除术是安全且可行的。与胸腔镜手术相比，胸腔镜手术拥有放大约 12 倍的高清晰立体三维视野、具有 7 个自由度运动及可以 540° 旋转的机械臂及控制台系统，可过滤人手生理震颤，在狭窄的纵隔空间操作更为精准、灵活且手术视野更好，使得胸腺切除更为彻底。达・芬奇机器人胸腺切除术作为近年胸腺切除的新术式，逐渐在临床推广应用。

（三）其他治疗

对于眼睑下垂者，可采用眼睑支架或胶带，或通过手术来改善。眼肌手术对长期固定性斜视可能有效。

（四）不同类型 MG 患者的治疗

非胸腺瘤 OMG：对其他治疗无效的 OMG 患者可行胸腺切除，据报道缓解率为 6% ～ 50%。针对非胸腺瘤 AChR-GMG，推荐在疾病早期行胸腺切除，可减少其他免疫抑制剂使用。一项首个全球多中心随机对照研究（MGTX）发现，胸腺切除可长期改善 AChR-GMG 的临床症状，有助于激素减量和减少合并使用 AZA 等免疫抑制剂，MuSK-MG 不推荐行胸腺切除，胸腺切除起效时间为 6 ～ 24 个月。部分 MG 患者经胸腺切除后可完全治愈，也有部分 MG 患者胸腺切除仍需长期免疫抑制治疗。

（五）自体造血干细胞移植（AHSCT）

AHSCT 在 MG 中的研究仅为小样本病例报道。国内有学者使用体外纯化的自体外周血 $CD34^+$ 细胞移植治疗 5 例难治性 MG，结果显示患者远期疗效好，耐受性良好。一项单中心研究对 7 例行 AHSCT 治疗的难治性 MG 进行长达 12 年随访，所有患者均不需要服用任何药物，达到完全缓解。AHSCT 有望成为 MG 治疗的重要手段之一，尤其是难治、复发 MG 患者。

（六）儿童及 JMG

中国 JMG 以眼肌型多见，并可自发缓解。因此，JMG 以溴吡斯的明治疗为主，不能达到治疗目标时可添加激素及其他非激素类口服免疫抑制剂。激素具有抑制生长发育的副作用，应避免长期使用，若需要长期使用，必须采用最低有效剂量维持以减少不良反应。小剂量糖皮质激素（按体重 0.25mg/kg）可有效缓解临床症状，且无相关治疗副作用。JMG 可定期应用 PE 或者 IVIG，作为免疫抑制剂的替代选择。胸腺切除在 JMG 治疗中证据不足，不作为常规推荐。

（七）MG 合并妊娠

1. 计划妊娠　如计划妊娠，应避免使用甲氨蝶呤和 MMF 等有致畸性的药物，若正在使用上述药物时，建议停药后方可妊娠。

2. 妊娠期　MG 患者妊娠后对症状有何影响目前尚无明确定论。多数患者病情不会加重，也不会影响分娩时间和方式。溴吡斯的明仍为妊娠期的一线用药，不推荐静脉使用胆碱酯酶抑制剂，可诱发子宫收缩；激素相对安全，可以服用；尽管研究证实 AZA 相对安全，但也有一小部分专家不推荐妊娠期使用 AZA。妊娠子痫不推荐使用硫酸镁，因其可阻断 NMJ，推荐使用巴比妥类药物。

3. 分娩　提倡自然分娩；肌无力母亲分娩的新生儿可出现短暂性肌无力，应严密观察，一旦发生立即转移至新生儿监护室。

（八）成人 OMG

尤其是晚发型、合并胸腺瘤、AChR 抗体阳性及 RNS 异常的患者，推荐早期使用激素及免疫抑制剂。尽管目前尚无随机对照研究的证据，但多项回顾性研究及荟萃分析结果表明，早期使用泼尼松及其他免疫抑制剂不仅可改善眼肌无力症状，还可防止 OMG 继发全身化。激素和免疫抑制剂联合使用为成人 GMG 的一线治疗。伴有胸腺异常，如胸腺瘤或胸腺增生，应早期行胸腺切除。

（九）难治性 MG

可使用 RTX、依库珠单抗或者大剂量环磷酰胺治疗，也可尝试胸腺切除及 AHSCT。

（十）MuSK-MG

MuSK-MG 与 AChR-MG 在发病机制和临床表现均不同，MuSK-MG 对激素反应好，急性期 PE 可迅速缓解肌无力症状，多项回顾性研究证实 RTX 可显著改善 MuSK-MG 的临床症状，延长复发时间以及降低激素用量。MuSK-MG 不推荐胸腺切除。

（十一）危象前状态或肌无力危象

患者一旦确诊为危象前状态或肌无力危象，应积极给予快速起效治疗，同时评估其呼吸功能，监测动脉血气，并进一步判断肌无力危象的类型（表 7-4）。

一旦出现呼吸衰竭（Ⅰ型或Ⅱ型），应及时气管插管，正压通气。筛查危象诱因，如是否由感染、手术或使用加重肌无力的药物所致，并积极采取相应控制措施（如控制感染、停用加重病情的药物等）。若为肌无力危象，酌情增加胆碱酯酶抑制剂剂量，直到安全剂量范围内（全天量小于480mg）肌无力症状改善满意为止，不主张静脉给予胆碱酯酶抑制剂，可增加呼吸道分泌物，导致气道管理困难；若为胆碱能危象，应停用胆碱酯酶抑制剂，酌情使用阿托品，一般5～7天后再次使用，从小剂量开始逐渐加量，目前胆碱能危象已很少见。机械通气的患者需加强气道护理，定时翻身、拍背、吸痰及雾化，积极控制肺部感染，逐步调整呼吸机模式，尽早脱离呼吸机。

表 7-4　肌无力危象和胆碱能危象的鉴别诊断

指标	肌无力危象	胆碱能危象
心率	心动过速	心动过缓
肌肉	无力	无力和肌束震颤
瞳孔	正常或变大	缩小
皮肤	苍白、可伴发凉	潮红、温暖
腺体分泌	正常	增多
新斯的明试验	肌无力症状改善	肌无力症状加重

（十二）患者合并其他疾病

MG患者可合并Graves病、多发性肌炎、多发性硬化、干燥综合征、周期性麻痹、类风湿关节炎、系统性红斑狼疮、再生障碍性贫血等疾病，部分患者还可能累及心肌，表现为心电图异常、心律失常等。因此，在积极治疗MG的同时，还要兼顾可能合并的其他疾病。

（十三）治疗MG过程中需注意的事项

MG患者慎用的药物包括：部分激素类药物、部分抗感染药物（如氨基糖苷类抗生素等及两性霉素等抗真菌药物）、部分心血管药物（如利多卡因、奎尼丁、β受体阻滞剂、维拉帕米等）、部分抗癫痫药物（如苯妥英钠、乙琥胺等）、部分抗精神病药物（如氯丙嗪、碳酸锂、地西泮、氯硝西泮等）、部分麻醉药物（如吗啡、哌替啶等）、部分抗风湿药物（如青霉胺、氯喹等）。其他注意事项包括：禁用肥皂水灌肠；注意休息、保暖；避免劳累、受凉、感冒、情绪波动等。随着免疫抑制治疗在MG的广泛应用，绝大部分患者预后得到了明显改善，肌无力危象发生率和死亡率明显降低。许多靶向免疫系统不同组分的生物制剂，如靶向B细胞和补体的单克隆抗体，使少数难治性 MG 的病情得到有效控制。胸腺切除在非胸腺瘤 AChR-GMG 治疗中获得了更多研究证据的支持，将成为此类患者的治疗选择之一。早期免疫抑制治疗可防止 OMG 继发全身化，有望成为高转化风险 OMG 的标准化治疗。总之，MG 临床表现具有很大异质性，在临床实践中，需考虑患者的发病年龄、疾病严重程度、是否合并胸腺瘤、血清学特点、治疗并发症及治疗费用等，尽量做到安全、有效、精准化治疗。

九、预后

重症肌无力患者预后较好，小部分患者经治疗后可完全缓解，大部分患者可药物维持改善症状，绝大多数疗效良好的患者能进行正常的学习、工作和生活。

十、预防

（一）可能使重症肌无力加重或复发的因素

常见诱因有感染、手术、精神创伤、全身性疾病、过度疲劳、女性生理期前后、妊娠、分娩、吸烟、饮酒、胸腺瘤复发等。

（二）重症肌无力患者慎用药物

1. 抗生素类庆大霉素、链霉素、卡那霉素、四环素、土霉素、杆菌酞、多黏菌素、妥布霉素、喹诺酮类、大环内酯类慎用。

2. 降脂药慎用。

3. 非那根、安定、安热静、吗啡、乙醚、麻醉肌松剂、普鲁卡因、氨基糖苷类药物。

4. 奎宁、奎尼丁、普鲁卡因酰胺、冬眠宁、奋乃静。

5. 琥珀胆碱。

6. 胸腺素、卡增舒、秉宁克通、免疫增强剂。

7. 蟾酥及中成药，如六神丸、喉疾灵等、珍珠层粉。

8. 随便给儿童重症肌无力患者服用市面出售的各种自称含有增强免疫作用的口服液。

第二节　生物靶向治疗重症肌无力的精准护理

近年来，针对重症肌无力的治疗取得了一些新的进展，特别是在生物靶向治疗方面。这些新药物和治疗方法为重症肌无力患者提供了更多的治疗选择，改善了治疗效果和生活质量。靶向生物制剂正在发展成为难治性 MG 有力的免疫治疗工具，主要包括靶向 B 细胞治疗、补体抑制剂、FcRn 拮抗剂。

一、利妥昔单抗

对于难治性患者，临床使用较多为利妥昔单抗。利妥昔单抗治疗重症肌无力有一定疗效，但该药物在治疗过程中易致使患者出现短暂性低血压、支气管痉挛等并发症，不仅会影响临床治疗效果还会降低其生存质量；适宜护理可以改进其安全性和有效性；对于难治性患者，临床上使用较多的还有利妥昔单抗等。

（一）用药护理

1. 用药前准备

（1）患者准备：查看患者情况，是否确诊重症肌无力，基础疾病，近期的肝肾功能、血常规、生化等检测结果，近期护理记录中生命体征和神经系统症状体征的波动情况。

（2）人员准备：护理人员用药前进行培训，知晓药物使用的注意事项和常见及罕见不良反应，及时掌握患者用药前后的一般情况、神经系统、生理、心理变化。

2. 用药前准备　按照利妥昔单抗药物的说明书在患者接受治疗前进行准备，并将其瓶装制剂放置在避光处（2 ～ 8℃）位置；严格按照无菌操作流程进行静脉输入药物的配制工作，配制完成后轻摇溶液，避免大量泡沫。制订应急预案，提前准备各种抢救相关物品及抗过敏药物，核查吸氧、吸痰装置、监护仪器、复苏设备；必要时在正式用药前（开始静脉滴注前 30 ～ 60 分钟）预先使用镇痛药（布洛芬缓释胶囊）和抗组胺药（苯海拉明注射液 / 盐酸异丙嗪注射液）。

（二）用药中护理

用药当天随同主管医师查房，按照药物使用说明正确用药，并在第一次用药期间全程关注药物静脉输入情况，且当日做好病情交接。静脉输液选择四肢远端粗、直血管，给药初始速度调整为 30ml/h，监测患者体温、脉搏、血压（舒张压、收缩压）等生命体征，在 30 分钟后可根据患者的实际情况增加给药速度（输注速度见图 7–1）；如果在给药过程中患者出现相关的不良反应则立即停止静脉滴注，并报告给主管医师并采取相应处理。

（三）用药后护理

用药后观察患者生命体征、一般指标和病情变化及时发现不良反应并准确记录、上报，对于常见的不良反应无须特别处理的则向患者及其家属及时、正确沟通，减少不必要的惊慌。药物治疗后的 24 小时内每 4 小时对其相关生命体征进行监测并对其变化程度进行记录，给予淡盐水漱口，清洁患者皮肤及黏膜，减少活动范围，降低出现感染的概率，做好住院病房内部的环境消毒工作。出院患者要做好出院宣教。

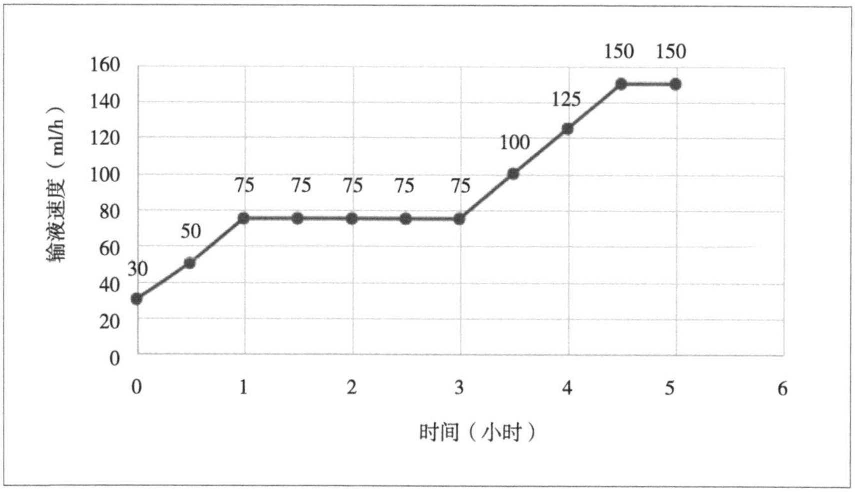

图 7-1 利妥昔抗静脉输注速度规律

（四）常见不良反应

1. 感染 细菌感染、病毒感染十分常见。

2. 血液疾病 中性粒细胞减少症、白细胞减少症、血小板减少症。

3. 胃肠疾病 恶心。

4. 皮肤疾病 皮肤瘙痒、皮疹、脱发。

5. 输液反应 常会出现高血压、恶心、皮疹、发热、瘙痒症、荨麻疹、咽喉刺激、潮热、低血压、鼻炎、寒战、心动过速、疲乏、口咽疼痛、外周水肿、红斑。

（五）观察指标

1. 用药安全性 全身症状，包括腹痛、胸痛、腹胀等；心血管系统：高血压、心动过快、心律失常等；消化系统：腹泻、消化不良、厌食症等；神经系统：头晕、焦虑、失眠等；其他：出汗、味觉障碍、凝血障碍、外周血肿等。

2. 心理状态 采用"汉密尔顿焦虑量表（HAMA）"和"汉密尔顿抑郁量表（HAMD）"；其中，两量表分值 0 ～ 80 分，共 20 个条目，分值越低表示其心理状态越差。

3. 生活质量 采用"SF-36 生活质量评分表"进行评估，包括情感功能、生理功能、精神健康、社会功能；量表 100 分制，各条目 25 分，评分数据与生活质量评分成正比。

4. 生命体征 体温、脉搏、血压（舒张压、收缩压）、呼吸、血氧饱和度；参考值分别为 36.5 ～ 37.2℃、60 ～ 100 次 / 分、收缩压＜ 140mmHg，舒张压＜ 90mmHg、20 ～ 30 次 / 分、75% ～ 95%。

（六）出院后自我监测与症状管理

1. 常见不良反应及应对　输注相关反应（出院后24～48小时可能延迟出现）。

（1）出现发热、寒战、皮疹、呼吸困难、低血压等症状，需立即联系医师，必要时急诊就诊。

（2）感染风险（因B细胞耗竭，免疫力降低）：若持续发热（≥38℃）、咳嗽咳痰、尿痛、腹泻、口腔溃疡等，应避免接触感染源（如流感患者），外出戴口罩，勤洗手。

（3）血液系统影响（罕见但需监测），若异常出血（如鼻出血、牙龈出血）、乏力、面色苍白（可能提示血小板减少或贫血），需定期复查血常规（遵医嘱）。

2. 特殊风险预警

（1）乙型肝炎病毒（HBV）再激活：所有患者需筛查乙肝表面抗原（HBsAg）和抗体（HBcAb）；阳性者需抗病毒治疗并密切监测肝功能。

（2）进行性多灶性脑白质病（PML）（罕见但严重），若突发肢体无力、言语障碍、视力改变、认知下降，应立即就医，需MRI和脑脊液检查。

3. 感染预防措施

（1）个人卫生：每日温水清洁皮肤，避免抓挠。

（2）口腔护理：使用软毛牙刷，漱口水（不含酒精）预防口腔感染。

（3）环境管理：避免去人群密集场所（如商场、医院急诊科）；家中保持通风，定期消毒高频接触物品（门把手、手机等）。

（4）饮食安全：食物需煮熟，避免生食（如刺身、溏心蛋）；饮用煮沸水或瓶装水，水果去皮后食用。

4. 生活方式与健康管理

（1）营养支持：高蛋白饮食（鸡蛋、鱼肉、豆制品）促进免疫恢复；避免腌制、辛辣食物，减少胃肠道刺激。

（2）活动与休息：适度运动（如散步、瑜伽）以增强体质，避免剧烈运动；保证每日7～8小时睡眠，避免熬夜。

（3）疫苗接种：禁用活疫苗（如麻疹、水痘疫苗），接种前需咨询医师；推荐接种灭活疫苗（如流感疫苗、肺炎球菌疫苗）。

5. 用药与复诊管理

（1）药物依从性：严格按医嘱时间返院完成后续输注，不可自行停药；避免服用免疫抑制剂（如激素）或其他生物制剂时自行调整剂量。

（2）复诊计划：定期复查血常规、肝肾功能、免疫球蛋白水平每3～6个月评估疾病进展（如影像学检查）。

6. 心理与社会支持

（1）情绪管理：鼓励加入患者互助小组，减轻焦虑 / 抑郁情绪；家属需关注患者心理状态，提供情感支持。

（2）资源链接：提供医保政策、药物援助项目信息（如慈善赠药）。

7. 紧急情况联系　立即就医的指征：高热不退（＞ 39℃）或寒战剧烈，严重过敏反应（喉头水肿、呼吸困难），意识模糊或神经系统异常症状，应避免接种活疫苗至治疗后至少 6 个月；育龄期女性需避孕至治疗结束 12 个月以上；治疗期间避免饮酒，减少肝脏负担。

二、依库珠单抗

依库珠单抗是一种 C5 补体抑制剂，有助于有效清除病原体及循环免疫复合物，维持机体免疫稳态，更有利于重症肌无力治疗，特别是用于治疗难治性全身型重症肌无力患者。它是一种单克隆抗体，重症肌无力患者接受治疗一个治疗周期（16 周）后，达到主要终点。患者在日常生活活动能力、肌力、功能能力和生活质量等方面均得到了显著改善。最常见的不良反应为头痛和上呼吸道感染，偶有鼻咽炎、恶心和腹泻，严重不良事件包括感染和 MG 恶化。依库珠单抗可以快速、持续地改善难治性 GMG 患者的临床症状，并降低其疾病加重、急诊及住院的风险，且安全性良好。

（一）头痛护理

1. 整体护理

（1）遵从医师指导，合理服用镇痛药，指导患者如何减轻头痛，如做缓慢深呼吸，听轻音乐和练习气功、生物反馈治疗、引导式想象、冷、热敷、理疗、按摩、指压止痛法等以此来减轻其头痛症状。

（2）休息环境保持整洁，各类设备和用品设置合理且清洁卫生，避免污垢积存和细菌传播。同时病区应保持安静，控制噪声水平，确保患者能够充分休息和康复。病室温度和湿度要适宜，一般冬季温度为 18 ～ 22℃，夏季为 19 ～ 24℃，湿度保持在 50% ～ 60%。保持病室空气清新，定时开窗通风，增加含氧量，降低微生物密度，充足的阳光有助于保护患者视力，增强活力。病室环境营造温馨、宁静的氛围，张贴风景画、摆放鲜花等，减轻患者的痛苦和陌生感。注意缓解患者的心理情绪，避免过度紧张。合理规范患者的作息时间，避免熬夜或劳累等情况。经常更换衣服和床单，保持清洁、干净，提高患者的舒适度。做好口腔和皮肤清洁。

（3）做好患者饮食护理，多给患者进食清淡且容易消化的食物，少吃辛辣、刺激的食物。合理搭配饮食，提供足够的营养支持。

2. 循证护理

（1）结合患者实际情况，合理选择护理方法，如只是头部疼痛应让患者注意休息，避免过度紧张和劳累等情况。

（2）如果患者除了头痛之外还伴有其他不适症状，比如头晕、恶心、呕吐等，应遵从医嘱合理服药，并卧床休息，防止病情加重。

（3）如出现血压和体温的异常、言语含糊、烦躁不安或意识不清等症状，应立即寻求医师帮助。

（4）如病情允许，应根据医师建议，适当做一些简单身体锻炼以帮助患者恢复，但不可过度劳累。

3. 优质护理

（1）如果头痛患者长期卧床，护理时应避免使其身体长时间保持同一姿势，定期为患者翻身拍背，以此来减轻其头痛情况。

（2）在头痛患者服药期间，应注意是否对药物有不良反应，如出现比较严重的不良反应，应及时寻求医师帮助。

（3）应避免让头痛患者接触过敏物质或刺激性气味，比如花粉、香水、烟雾等，否则其头痛会加重。

（4）如患者已感冒，在发热时应注意观察其病情变化，并根据实际情况采取相应的措施。

（二）上呼吸道感染护理

1. 提供日常护理，优化舒适的住院环境，设置适宜的温度湿度，定期消毒通风，清洁地面，注意垃圾分类，探视时间必须佩戴口罩。

2. 强化针对患者的体温护理，测量温度，患者家属在照护过程中适宜为患者穿衣或盖被子，避免病情加重，可采取物理降温措施，严重的患者需要实施药物降温处理。

3. 重视患者鼻腔护理，鼻腔内的分泌物由于感染疾病的因素会出现增多的趋势，帮助患者处于侧卧位，保持一侧鼻腔通畅。指导患者使用药物优化饮食护理有效性，食用新鲜水果蔬菜，注意对于饮食健康程度改善。

4. 制订出院计划，护理人员需提前评估患者的生理状态，健康行为及心理变化，结合多科学团队意见，制订个体化的出院指导方案确保连续性照护。。

5. 严格做好出院准备工作，出院前需要强化与患者之间的沟通，说明病情情况，如出现心理问题，需及时进行心理辅导，改善患者负面情绪，强化患者对于自身病情相关知识的认知程度，发放健康手册，进行随访指导。

6. 出院之后严格落实制订的出院计划，严格遵循出院延续性护理内容，实施护理保障，可以建立微信群，组织患者加入，定期发布疾病相关知识，提升患者的防护认知程度，在群里可以进行交流沟通，解答患者提出的疑问，对于出院之后的重要事项需要在群内告知，严格提醒患者按时服用药物。还要对患者出院之后的生活习惯进行掌握，并且仔细询问具体情况，针对性给予指导，具体是让患者保持规律的饮食作息习惯，减少人流量较大场所的活动量，嘱咐患者可以适量增加运动，提高身体素质，优化生活质量。

7. 注意观察临床各项化验指标及症状缓解时间指标，包括咳嗽、咽部充血、发热、鼻塞，疾病症状缓解时间越短，实施护理效果越好。

（三）出院后自我监测与症状管理

1. 常见不良反应及应对　静脉输液相关反应（静脉输液治疗后 24 小时内）。

（1）出现头痛、恶心、发热、皮疹、血压波动等症状，应立即联系医师，及时给予对症处理。

（2）感染风险（尤其脑膜炎球菌感染），若突发高热、剧烈头痛、颈项强直、畏光（脑膜炎症状）；应接种脑膜炎球菌疫苗（至少 2 周前完成），必要时预防性抗生素。

（3）溶血或血栓事件（疾病控制不佳时），若血红蛋白骤降、茶色尿（血红蛋白尿）、腹痛、呼吸困难（血栓可能）；应立即就医，复查血常规、LDH、结合珠蛋白。

2. 特殊风险预警

（1）补体抑制相关感染：除脑膜炎球菌外，警惕肺炎链球菌、流感嗜血杆菌感染；应避免接触呼吸道感染患者，外出佩戴口罩。

（2）停药后复发风险：不可自行停药，停药后需严密监测溶血或肾功能恶化（aHUS 患者）。

3. 感染预防措施

（1）疫苗接种：强制接种：脑膜炎球菌疫苗（ACWY 和 B 型），每 3 ～ 5 年加强；推荐接种：肺炎球菌疫苗、流感疫苗（灭活型）。

（2）日常防护：避免生食或未灭菌乳制品（降低李斯特菌感染风险）；保持伤口清洁，轻微创伤及时消毒。

（3）紧急抗生素备用：医生可能开具青霉素类抗生素（如阿莫西林）随身携带，发热时立即服用并就医。

4. 生活方式与健康管理

（1）饮食建议：均衡饮食，补充铁剂和叶酸（溶血性贫血患者需遵医嘱）；避免饮酒及高脂饮食，减轻肝脏负担。

（2）活动指导：适度活动（如散步）预防血栓，避免剧烈运动或长时间卧床；PNH 患者避免脱水、感染、情绪激动等溶血诱因。

（3）心理支持：提供罕见病互助组织信息（如 PNH/aHUS 患者联盟）；定期心理评估，预防焦虑 / 抑郁。

5. 用药与复诊管理

（1）药物依从性：严格按计划返院静脉输液治疗（漏输可能导致疾病复发）；避免擅自使用其他补体抑制剂或免疫调节药物。

（2）复诊监测：每 2 ～ 4 周复查血常规、网织红细胞计数、LDH、肾功能（aHUS 患者）。

（3）特殊检查：补体活性检测（CH50）、尿常规（监测血红蛋白尿）。

6. 紧急情况处理

立即就医指征：高热（≥ 38.5℃）伴寒战、意识模糊；突发剧烈头痛、颈强直、皮疹（脑膜炎可能）；尿色加深（酱油色）、黄疸、严重乏力；胸痛、呼吸困难（肺栓塞或血栓风险）。

7. 注意事项

（1）疫苗接种禁忌：禁用活疫苗（如口服脊髓灰质炎疫苗、带状疱疹活疫苗）；家庭成员建议接种脑膜炎球菌疫苗（降低传播风险）。

（2）妊娠与避孕：育龄期女性需严格避孕，治疗期间及停药后至少 5 个月内避免妊娠。

（3）药物相互作用：避免与强免疫抑制剂联用，需告知医师所有在用药物（包括中药 / 保健品）。

（4）宣教形式建议：根据患者疾病类型给予个性化指导，调整宣教重点。

（5）工具支持：提供《补体抑制剂治疗日志》（记录输注时间、症状变化）；使用手机 App 设置用药提醒和复诊计划。

（6）资源链接：提供脑膜炎球菌疫苗接种点、罕见病救助基金申请流程。

三、艾加莫德 α

艾加莫德 α 是一种新型的 FcRn 拮抗剂，通过特异性结合到 Fc 区域的新生儿受体（FcRn）上，加速了致病性 IgG 抗体的降解，从而减少抗体在体内的浓度。2023 年 6 月 30 日，中国国家药品监督管理局批准艾加莫德 α 在中国上市，用于治疗 AChR 抗体阳性的成人全身型重症肌无力，这是中国首个用于 GMG 患者治疗的 FcRn 拮抗剂。艾加莫德 α 单次给药 10 ～ 50mg/kg（推荐剂量的 5 倍）剂量范围内随剂量增加而成比例增加，以 10mg/kg 推荐剂量单次给药，以 10mg/kg 每周 1 次连续静脉输注 4 周，第 4 次静脉输注与首次静脉输注相似，最后 1 次静脉输注后 21 天血清浓度仍可定量。艾加莫德 α 可能会增加感染风险，由于艾加莫德 α 会导致 IgG 水平降低，因此不建议在治疗期间接种减毒活疫苗或活疫苗。艾加莫

德 α 耐受性好，最常见的不良反应为头痛、上呼吸道感染、尿路感染等（头痛、上呼吸道感染护理同依库珠单抗部分）。下面重点讲解尿路感染护理。

（一）便秘护理

因便秘会使肠道内的细菌易于繁殖并沿尿道进入膀胱，因此会增加尿路感染发生率。因此保持良好的排便习惯，适当控制膳食，饮食富含膳食纤维，注意多吃水果、蔬菜等高纤维食品，同时增加运动量，促进肠道蠕动。迎香穴可促进胃肠蠕动，促进排便缓解便秘症状，当用力解大便的时候，双手同时按压迎香穴。

（二）饮水护理

充足饮水可以有效促进尿液排出，有助于清洁尿路，避免尿液在体内滞留太久，预防细菌繁殖，建议患者每日饮水量不少于 1500ml。在进行饮水护理期间，护理人员应指导患者家属定期监测患者饮水，少量多次饮水。中医提倡饮水方式一般是适量饮水、温热饮水、定时定量、选择优质水源，可以更好地维护身体健康，促进体内阴阳平衡。

（三）生活护理

告知患者保持好个人卫生，教导健康的卫生清洁方式，常清洗会阴部，勤换内裤，选用专用的盆和消毒后的毛巾进行个人洗护；鼓励患者多进行盆底肌训练，尤其是肛门收缩训练，10 秒 / 次，短暂休息 10 秒后重复训练，持续 15 ～ 30 分钟；指导患者多进行腹肌训练，可采取仰卧起坐或仰卧抬腿的方式，每日 3 ～ 5 次，连续坚持 5 周；鼓励患者不憋尿、定时排尿，以免造成尿液反流，嘱其排尿时力求排尽，必要时排尿前轻拍膀胱，日排尿 2 次以上，日排尿＞ 1500ml。

（四）心理护理

主动与患者交流，询问其顾虑和疑问，用温和语气、恰当言辞疏导其负性情绪，介绍预后好的病例给予正向刺激，增强患者信心。若患者及其家属对护理有疑问，第一时间解答并组织交流会，让患者互相沟通，愉悦接受护理，减少抵触情绪。定期鼓励患者，告知康复状态，提升其信心。建立健康教育体系时，要了解家属知识理解能力，若理解力差，用漫画、讲座等方式细致讲解护理重点难点，把控护理细节。教育结束后，向家属讲解护理能力与患者护理质量相关性，让家属从心理上提高接受度，满足护理需求。在中医护理中，注意调节情志，维护身体平衡健康。以下是常见的方法。

1. 保持情绪平衡　中医学认为情绪的过度波动可能会对身体产生不利影响，因此维持情绪平衡是关键，可以通过冥想、瑜伽、深呼吸和其他放松技巧来帮助平衡情绪。

2. 饮食调节　中医饮食疗法强调食物对情志的影响，某些食物被认为具有调节情绪的潜力，如山药、枸杞、大枣和绿茶，避免过度摄入刺激性食物和饮料，如咖啡和辛辣食物。

3. 运动和体育活动　中医学认为适度的体育活动可以促进气血的流通，有助于缓解情绪不良，散步、太极拳、气功等运动形式被认为有助于平衡情感。

4. 穴位按摩和推拿　中医使用穴位按摩和推拿来调节情志，特定的穴位和按摩手法可以帮助缓解紧张、焦虑和抑郁等情绪问题。

5. 草药和中药　中医中有一些中药和草药被认为具有调节情绪的作用，草本茶和草药汤剂可以用于缓解情感问题。

需要注意的是，中医养生方法是综合的，个体差异很大，因此不同人可能对不同方法产生不同的反应，根据个人情况制订适当的调节方案。

（五）健康宣教

随访时发放预防尿路感染宣传册，向患者宣教尿路感染的预防措施、日常生活注意事项等，指导患者家属正确照顾患者。

在中医健康宣教中通常包括以下方面。

1. 保持身心健康　中医学认为身体和心理状态的健康是相互关联的。保持身心健康需每天保持规律的生活方式，包括饮食、睡眠、锻炼和放松等方面。

2. 食疗养生　中医重视食物的药用价值，认为通过适当的饮食可以改善身体的健康状况。食疗包括对不同体质的人采取不同的食谱、食用时机、食物配对等方面的调理。

3. 按摩推拿　中医推崇人体经络和穴位的保健作用，通过按摩推拿可以调节身体的气血运行，加速身体的自愈能力，缓解身体的疲劳和不适。

4. 中药调养　中药是中医治疗的主要手段之一，不仅可以治疗疾病，也可以在日常生活中预防和调养身体。

5. 瑜伽气功　中医学认为人的气血运行状态与身体的健康息息相关。瑜伽气功可以通过深呼吸、身体伸展和轻柔的动作来调节身体的气血运行状态，达到健康的效果。

6. 心理调节　中医学认为负面情绪会影响身体的健康，过度的愤怒、担忧等负面情绪可以导致身体的疾病。因此，中医强调心理平衡对身体的作用，通过冥想、自我观察等方法来调节心理状态。

（六）出院后自我监测与症状管理

1. 常见不良反应及应对　静脉输液反应（静脉输液后24小时内）。出现头痛、乏力、发热、恶心、皮疹症状，立即联系医师；如发热（≥38℃）、咳嗽、咽痛、尿频尿急、伤口红肿，应避免接触感染源，外出佩戴口罩，加强手卫生；若反复感染、乏力、体重下降，应定期检测血清IgG水平，必要时补充免疫球蛋白。

2. 疾病特异性监测（重症肌无力患者）　若出现眼睑下垂、吞咽困难、肢体无力加重、呼吸困难，应立即联系医师，评估是否需调整治疗；若突发呼吸费力、无法咳痰、血氧饱和度下降（＜95%），立即急诊就诊，准备呼吸支持。

3. 疫苗接种　要清楚接种时机，治疗开始前完成所有必要疫苗接种（如肺炎球菌、流感灭活疫苗）；禁忌：禁用活疫苗（如麻疹、水痘疫苗），停药后至少6个月方可接种。

4. 日常防护　避免接触呼吸道感染患者，减少去人群密集场所。

5. 饮食卫生　食物充分加热，避免生冷食品。

6. 伤口护理　轻微创伤及时用碘伏消毒，观察有无红肿化脓；手术或侵入性操作前告知医师正在使用艾加莫德α。

7. 生活方式与健康管理　避免过度疲劳，分阶段完成日常活动（如少量多次进食）；肌无力患者可进行轻度康复训练（如呼吸肌锻炼、关节活动）。

8. 营养支持　高蛋白、高维生素饮食（如瘦肉、鱼类、新鲜蔬果），维持肌肉功能；吞咽困难者可选择软食或流质，避免呛咳。

9. 心理支持　提供慢性病心理疏导资源（如MG患者互助组织）；家属协助记录症状日记，便于复诊时评估病情。

10. 用药与复诊管理　严格按计划返院输注，漏输可能导致抗体水平反弹；避免擅自使用其他免疫调节药物（如激素、免疫抑制剂需遵医嘱调整）。

11. 复诊监测　每3个月检测血清总IgG、抗乙酰胆碱受体抗体滴度；肌力评分、肺功能（用力肺活量）及吞咽功能测试。

12. 长期随访　每年评估心血管健康（部分患者可能出现高血压或心律失常）。

13. 紧急情况处理　若出现呼吸困难或血氧饱和度持续下降，高热（≥39℃）伴寒战或意识模糊，严重头痛、颈部僵硬（脑膜炎可疑症状），肌无力症状急剧恶化（如无法抬头、吞咽呛咳），应立即返院就医治疗。

14. 孕妇/哺乳期　治疗期间需严格避孕，停药后至少5个月方可妊娠；哺乳期禁用。

15. 儿童　目前数据有限，需在专科医师指导下使用。

16. 药物相互作用　避免与强效免疫抑制剂（如利妥昔单抗）联用，需医师评估风险。中药/保健品使用前需咨询医师。

17. 旅行建议　随身携带疾病说明卡（标注用药名称及紧急联系人）；提前确认目的地医疗资源，保障按时输注。

18. 宣教形式建议　提供《肌无力症状日记》模板，记录每日肌力变化及用药反应；使用手机App设置输注提醒及感染症状自查清单。

19. 资源链接　推荐重症肌无力专业科普平台（如MG基金会官网）；提供家庭护理视频（如呼吸训练、安全进食技巧）。

参考文献

陈丽娟 , 梁木生 , 李加雄 , 等 . 急性上呼吸道感染护理中精细化护理联合出院规划的应用分析 [J]. 黑龙江医学 , 2021, 45(2): 188-190.

崔清洋 , 逯军 , 卢田甜 . 利妥昔单抗治疗儿童抗 N 甲基 -D- 天冬氨酸受体脑炎合并急性肾损伤一例 [J]. 中国小儿急救医学 , 2019, 26(2): 155-157.

韩晓燕 . 护理风险管理在支气管哮喘急性发作合并上呼吸道感染患者中的应用效果 [J]. 延安大学学报 (医学科学版), 2022, 20(2): 103-106.

李黎娜 , 李凌 , 涂柳 , 等 . 抗 γ- 氨基丁酸 B 型受体脑炎五例分析 [J]. 中华神经科杂志 , 2020, 53(4): 298-304.

林希 , 陈丽婷 , 曾甲斌 , 等 . 环磷酰胺对一线免疫治疗失败的儿童抗 N- 甲基 -D- 天冬氨酸受体脑炎疗效分析 [J]. 中国神经精神疾病杂志 , 2020, 46(2): 37-41.

王国丽 , 尹飞 , 王颖 , 等 . 儿童抗 N- 甲基 -D- 天门冬氨酸受体脑炎 71 例临床分析 [J]. 中华儿科杂志 , 2019, 57(2): 125-130.

杨赛 , 张晓 , 冯枚 , 等 . 儿童抗 -NMDA 受体脑炎临床特征和预后因素分析 [J]. 临床儿科杂志 , 2019, 37(4): 16-21.

杨阳 . 呼吸护理在预防急性左心衰竭患者院内呼吸道感染中的应用 [J]. 中国冶金工业医学杂志 , 2022, 39(6): 657-658.

岳丽丽 . 舒适护理对上呼吸道感染所致急性中耳炎患儿依从性疗效改善效果 [J]. 中国医学文摘 (耳鼻咽喉科学), 2022, 37(6): 186-188, 179.

张晓冬 , 张晶 . 优质护理应用在急性上呼吸道感染患者中对其治疗效果的影响探讨 [J]. 中国医学文摘 (耳鼻咽喉科学), 2022, 37(4): 167-168, 163.

周世梅 , 关鸿志 , 赵忙所 , 等 . 重症及难治性抗 N 甲基 -D- 天冬氨酸受体脑炎的接续治疗及预后 [J]. 中华医学杂志 , 2020, 100(25): 1937-1941.

Abbas AE. A new testament for the followers of thymic epithelial tumors [J]. Innovations (Phila), 2020, 15(3): 211-224.

Amin S. Aung M, Gandhi FR, et al. Myasthenia gravis and its association with thyroid diseases [J]. Cureus, 2020, 12(9): 10248.

Andersen H, Mantegazza R, Wang JJ, et al. Eculizumab improves fatigue in refractory generalized myasthenia gravis [J]. Qual Life Res, 2019, 28(8): 2247-2254.

Becquart O, Lacotte J. Malissart P, et al. Myasthenia gravis induced by immune checkpoint inhibitors [J]. J Immunother, 2019, 42(8): 309-312.

Beecher G, Putko BN, Wagner AN, et al. Therapies directed against B - cells and downstream effectors in generalized autoimmune myasthenia gravis: current status [J]. Drugs, 2019, 79(4): 353-364.

Chan F. Swayne A, Gillis D, et al. Long-erm follow-up of patients with myasthenia gravis treated with low - dose rituximab [J].J eurol Neurosurg Psychiatry, 2019, 90(8): 955-956.

Clifford KM, Hobson - Webb LD, Benatar M, et al. Thymectomy may not be associated with clinical improvement in MuSK myasthenia gravis [J]. Muscle Nerve, 2019, 59(4): 404-410.

Lorenzo CJ, Fitzpatrick H, Campdesuner V, et al. Pembrolizumab-induced ocular myasthenic crisis [J]. Cureus, 2019, 12(7): e9192.

Lu J, Zhong H, Jing S, et al. Low-dose rituximab every 6months for the treatment of acetylcholine receptor - positive refractory generalized myasthenia gravis [J]. Muscle Nerve, 2020, 61(3): 311-315.

Muppidi S, Utsugisawa K, Benatar M, et al. Long - term safety and efficacy of eculizumab in generalized myasthenia gravis [J]. Muscle Nerve, 2019, 60(1): 14-24.

Safa H, Johnson DH, Trinh VA, et al, Immune checkpoint inhibitor related myasthenia gravis: single center experience and systematic review of the literature [J]. JImmunother Cancer, 2019, 7(1): 319.

Wolfe GI, Kaminski HJ, Aban IB, et al. Long-term effect of thymectomy plus prednisone versus prcdnisone alone in patients with non-thymomatous myasthenia gravis : 2-year extension of the MGTX randomised trial [J]. Lancet Neurol, 2019, 18(3);259-268.

第四篇　综合精准护理

第 8 章

细胞病理 ROSE 技术诊断高毒力肺克感染

第一节　概　述

一、高毒力肺克定义

高毒力肺炎克雷伯菌（Hypervirulent Klebsiella pneumoniae，hvKp）是一种特殊类型的克雷伯杆菌（Klebsiella pneumoniae），具有高度致病性和传播能力。与传统的克雷伯杆菌相比，高毒力肺克通常表现出更强的毒力、更快的传播速度及更广泛的耐药性。高毒力肺克通常能够产生多种毒力因子，其中包括外膜蛋白（如 K1 和 K2 抗原）、黏附素和其他毒力因子，这些因子使得细菌能够更有效地侵袭宿主细胞、逃避宿主免疫系统的清除，并引发严重感染，常导致多部位感染或感染病灶的播散。

（一）hvKp 流行现状及易感因素

自 30 多年前第一例 hvKp 感染在中国台湾被提及后，此类感染在世界各地陆续被发现。从开始的中国台湾地区，日本、韩国、新加坡等环太平洋地区，到美国、欧洲、非洲等都有相关案例报道。Siu 等发现亚裔人群具有较高的感染率，猜测与亚裔人群的基因易感性或高毒力菌株分布的地区特征相关。比较健康中国人与欧洲人肠道菌群中的 Kp 定植情况发现：中国人群肠道的定植情况达 75% 而欧洲人群为 10% ～ 19%。hvKp 在发现初期对抗生素普遍较敏感，近年来发现耐药率有上升趋势，耐药 hvKp 的发展使防治工作变得更加被动，甚至有 hvKp 院感暴发并致多人死亡的案例报道。

（二）临床相关特点

hvKp 造成的感染往往是侵袭性的，除了肺炎、伤口感染等，也可引起坏死性筋膜炎、心内膜炎、骨髓炎、眼内炎等。hvKp 常可通过多种途径引起既往体健和年轻患者严重的社区获得性感染，如通过微吸或大吸口咽定植引起 hvKp 肺炎；结肠、会阴的定植菌可通过上行途径导致肝脓肿或尿路感染；在医疗环境中，黏膜或上皮屏障的破坏（如气管内管、手术切口和导管）也可能导致 hvKp 进入机体引起感染。有研究发现，hvKp 感染者比普通肺炎克雷伯菌感染者更易出现肝区疼痛、寒战高热、恶心呕吐等症状，且发生病死率和合并糖尿病的概率更高。如相关研究报道了 1 例 hvKp 引起的全身侵袭性感染病例合并糖尿病病史。

王莲慧发现，在消化相关科室 hvKp 检出率明显高于其他临床科室。以 O 型血为参照水平时，A 型血中分离出 hvKp 的风险是 O 型血的 3 倍。Wu 等推测 hvKp 致感染的两个来源：①来源于胃肠道。胃肠道是肺炎克雷伯杆菌定植的场所，当侵犯正常的胃肠道黏膜时，通过门静脉进入肝脏形成脓肿。②来源于血液：hvKp 具有抗中性粒细胞吞噬能力，可随血液循环流向身体各个组织与器官，进而呈播散性感染的现象。hvKp 常见肝脓肿伴转移性感染有：肺炎、脾脓肿、关节脓肿和腹膜炎等，其中最为严重的是中枢系统感染和眼内炎。当伴转移性感染时，患者所感受的痛苦远超过肝脓肿本身，预后也比 cKP 所致感染更差。

田李均研究显示：高龄男性、长期饮酒史、合并胆道疾病、合并糖尿病、合并恶性肿瘤和长期使用免疫抑制剂等为临床上检出 hvKp 的高频因素。糖尿病为感染 hvKp 的危险因素之一，糖尿病患者对糖的利用减少，能够给细胞提供的能量减少，进而中性粒细胞与吞噬细胞的功能得以抑制。较高的血糖水平也为细菌的生长繁殖提供了营养条件，同时高血糖水平易致微循环障碍和血管结构与功能发生改变，迁移受损的血管内皮细胞和超氧化物产生的减少等致糖尿病患者易感 hvKp。对于部分血糖水平未得到良好控制的 2 型糖尿病患者（糖化血红蛋白 HbA1c ＞ 8.5%），其体内的白细胞在吞噬 K1 及 K2 型的 hvKp 上存在缺陷。感染 hvKp 且血糖控制不良的患者易出现转移性感染，致死率高达 3% ～ 32%。

二、hvKp 的分子致病机制及毒力与耐药性特点

（一）hvKp 的分子致病机制

hvKp 主要有四大毒力因子：荚膜多糖、脂多糖、黏附素和铁载体。合成荚膜多糖的调控基因主要有：rmpA，rmpA2 和米加等。荚膜多糖协助 hvKp 免疫逃逸的机制主要包括：①阻断免疫细胞对于肺炎克雷伯杆菌的结合与内吞；②抑制早期的炎症反应；③抵抗抗菌肽的作用；④抑制树突细胞的成熟，影响细胞的活化和自然杀伤细胞迁移。

相较于 CKP，hvKp 具有数量更多的荚膜多糖且菌体黏稠正是荚膜多糖合成旺盛表现。脂多糖的 O 抗原可阻止补体攻击裂解细菌、核心多糖帮助 hvKp 的定植，脂质有助于抵抗宿主的天然免疫，在 Kp 中，菌体黏附细胞常通过菌毛来实现，目

前主要发现T1P、T3P、Kpc、KPF-28、ECP和CF29K型菌毛等。TIP型菌毛助菌体侵入膀胱细胞；T3P型菌毛助菌体与细胞外基质（如受损的组织表面）和非生物表面（如医疗设备）结合及与肺部感染密切相关；Kpc型和ECP型菌毛助于菌体生物膜的形成；KPF-28型和CF29K型菌毛菌体在肠道的定植等。铁是细菌生长代谢的重要因子，当细菌对铁的竞争能力越强，其毒力越强、生长越快，铁载体的存在与表达对于菌体在铁的竞争方面尤为重要。hvKp的铁载体主要包括：气杆菌素（Aerobactin）、肠杆菌素（Enterobactin）、沙门菌素（Salmochelin）、耶尔森杆菌素（Yersiniabactin）。

气杆菌素对于hvKp铁载体而言是最重要的毒力因子，在铁缺乏的条件下，其存在可显著增加hvKp中铁载体的蛋白含量及菌体的毒力，肠杆菌素对铁的亲和力相比于其他铁载体更高。沙门菌素在细菌侵袭性感染时具有重要的辅助作用。耶尔森菌素可使菌体规避与宿主的免疫机制相关蛋白结合和促进生物被膜的形成。气杆菌素、耶尔森菌素和沙门菌素在hvKp中存在率更高，高达90%以上，而肠杆菌素的存在率无明显差别。

（二）毒力与耐药相关性研究

hvKp生物膜形成量比cKp增加，这可能也是其毒力较强的原因之一。研究人员通过分子流行病学研究，追踪高毒力肺克的传播路径、菌株演化以及耐药性的发展情况，以便更好地控制其传播和流行。李艳萌研究显示：对产超广谱β-内酰胺酶（extended spectrum beta-lactamases，ESBLs）的菌株，含毒力基因的数量更少，不产ESBLs的菌株有着较高的毒力基因分布率，毒力基因数量越多的菌株，出现多重耐药的概率越小，耐药性与毒力基因之间存在着负相关的关系。

1. 荚膜　荚膜多糖是肺炎克雷伯菌最外层的结构，是造成hvKp黏液表型的重要原因，主要成分是荚膜多糖，其具有很强的防御功能，包括黏附、形成生物膜、抗中性粒细胞吞噬作用，抑制抗菌肽（人β-防御素、乳铁蛋白），抑制补体的杀伤和抑制炎症反应，如活性氧（reactive oxygen species，ROS）、白介素-6（interleukin-6，IL-6）、白介素-8（interleukin-8，IL-8）、肿瘤坏死因子-α（tumor necrosis factor-α，TNF-α）等炎症因子下降，故荚膜多糖产量增多是造成hvKp高毒性的重要原因之一。hvKp高毒力的遗传决定因素通常存在于大毒力质粒（plasmid-LVPK，p-LVPK）和染色体可移动遗传元件上。cpsB与cpsG等基因负责多糖的合成，位于毒性质粒p-LVPK上的黏液表型调节基因A（regulator of mucoid phenotypegene A，rmpA）/rmpA2通过调控染色体上的荚膜合成基因cps的表达从而调控荚膜多糖的产量，另荚膜合成基因rcsA、rcsB的上调也是造成荚膜多糖合成增加的原因。2004年首次报道的毒力基因magA一般位于染色体上，编码荚膜组装过程中的重要蛋白。

2. 荚膜血清型　由于荚膜相关等位基因位置的核酸序列不同，荚膜多糖的成分各不相同，根据荚膜多糖的成分不同，可将肺炎克雷伯菌分成不同的血清型。目前确定的血清型至少有 134 种，hvKp 最常见的血清型有 K1、K2、K5、K20、K54、K57，其中 K1、K2 最为常见。这些血清型高毒的原因可能是由于荚膜成分缺少巨噬细胞吞噬病原体与细菌表面结合所需的糖分子（如病原体表面重复的甘露糖或鼠李糖）。

3. 菌毛　菌毛是细菌外部的突起，有助于细菌的黏附和定植，故也是细菌重要的毒力因素，肺炎克雷伯菌主要有 Ⅰ 型和 Ⅲ 型两种菌毛。Ⅰ 型菌毛为线状突起，编码基因是 fimB，能定植于尿道和膀胱，与尿路感染密切相关。Ⅲ 型菌毛为螺旋状细丝，由 mrk-ABCDF 基因编码，与 K2 血清型密切相关，主要介导导管相关感染。

4. 脂多糖　又称内毒素，是革兰阴性菌细胞壁的主要成分，由脂质、抗原与核心多糖构成，其中 O1 型是 hvKp 最常见的 O 抗原，可阻止补体与细菌结合，如阻止补体 C1q 与细菌结合，从而抑制补体途径的激活。wabG 和 uge 等基因与脂多糖相关。

5. 铁摄入系统　铁对于细菌新陈代谢至关重要，但细菌自身不合成铁，需从外界摄入，故铁摄取系统是细菌重要的毒力分子机制，铁载体作为一种低分子量的铁螯合剂是细菌从外界摄取和转运铁的蛋白，有研究证明 hvKp 比 cKp 产生更多的铁载体，总铁载体产量与菌株的毒力大小密切相关。肺炎克雷伯菌合成 4 种铁载体：肠杆菌素、耶尔森菌素、沙门菌素、气杆菌素，编码铁载体的基因主要有 kfuBC、iucB、aer、iroNB 等。hvKp 中气杆菌素最多，占 80% ～ 90%，由 iucABCD-iucA 基因编码，有研究证明气杆菌素能显著提高细菌在人腹水、血清等体液及小鼠全身及肺部等组织中的存活率。宿主产生铁载体结合蛋白脂质运载蛋白 2，阻碍铁的获取而抗菌。沙门菌素是高度糖基化的肠杆菌素，能逃逸脂质运载蛋白 2 的结合，主要通过调控 iroA 基因簇和 iroBCDE，所以携带沙门菌素的肺炎克雷伯菌，更易在鼻咽部定植。

6. 其他毒力因素　菌株序列类型和毒力质粒也是重要的毒力因素。通过全基因组测序发现，hvKp 来的序列大多为 ST11、ST23、ST65 几种类型，序列类型通常与血清型之间存在一定关联，ST23 型菌株绝大多数为 K1 清型，肝脓肿患者的脓液标本中分离菌株常为此种类型。ST65 型菌株大多为 K2 血清型，与各种侵袭性感染相关。hvKp 的毒力基因位于染色体、共轭元件、毒力质粒上，目前发现的毒力质粒主要有 pLVPK、pK2044 等，rmpA、rmpA2、iro、iuc、peg-344 等重要的毒力基因位于毒力质粒上，所以毒力质粒对于 hvKp 的高毒因素至关重要。

（三）hvKp 的耐药情况

CantonR 等研究显示：ESBLs（－）的肺炎克雷伯杆菌对环丙沙星、左氧氟沙星、第三、第四代头孢菌素类和碳青霉烯类抗菌药物等多数抗菌药物的敏感性超过 90%，但对于 ESBLs（+）的肺炎克雷伯杆菌，仅对于碳青霉烯类等广谱抗菌药物敏感。通常，相较于 cKp 菌株，hvKp 对经常使用的大多数抗菌药物更敏感，且多为 ESBLs(－)菌株。虽较少报道产 ESBLs 酶和肺炎克雷伯菌碳青霉烯酶(Klebsiella pneumoniae carbapenemase，KPC）的 hvKp，但也报道过产 ESBLs 的 hvKp 和感染多重耐药的 hvKp 患者。2016 年浙江大学医学院附属第二医院 ICU 发生过碳青霉烯耐药高毒力肺炎克雷伯菌（CR-hvKp）院感案例：先后 5 名接受外科手术患者因感染 KPC-2 型酶 hvKp，在应用多种抗菌药物治疗无效后死亡。随着抗菌药物的普遍使用，临床上可能出现更多的耐药 hvKp 菌株，因此，应对此类感染时应谨慎处理并及时做好院感防护。

产超广谱 β 内酰胺酶的 hvKp（extended-spectrum β-lactamases-hypervirulent Klebsiella pneu-moniae，ESBLs-hvKp）β 内酰胺酶如 AmpC 能水解头霉素造成细菌对头孢类药物耐药，超广谱 β 内酰胺酶（extended-spectrum β-lactamases，ESBLs）是一种经修饰的 β 内酰胺酶，可水解第一代至第三代头孢菌素及部分第四代头孢菌素、单酰胺类抗生素、青霉素等造成耐药。ESBLs-hvKp 是最常见的多重耐药 hvKp，菌株携带 blaCTX-M、blaTEM 等基因，产生 CTX-M、TEM、OXA 等种类的 ESBLs。

耐碳青霉烯的 hvKp（carbapenem resistance-hvKp，CR-hvKp）我国 CR-hvKp 检出率也相对较高，如 2014 ～ 2017 年我国 58% 的耐碳青霉烯肺炎克雷伯菌（carbapenem resistance-Klebsiella pneu-moniae，CRKP）携带毒力编码质粒，其中 13% 的 CRKP 菌株表现出高毒力表型。如一项针对宁波地区收集的 50 例 hvKp 的研究中，发现 CR-hvKp 占比高达 33%。菌株对碳青霉烯类抗生素耐药是由于细菌产生了 KPC、OAX-48、NDM 等类型的碳青霉烯酶，CR-hvKp 产生酶的种类不同其高毒耐药融合机制也不一样。刘岩等收集江西省 11 个地级市 3 年分离的 CRKP 共 749 株进行研究，发现 CR-hvKp 共 126 株（占比 16.82%），以 K64 型为主（占比 88.10%），ST 分型均为 ST11 型，CR-hvKp 所携带的耐药基因大多为 blaKPC（占比 80.91%）。有研究发现，我国 CR-hvKp 主要携带 blaKPC-2 耐药基因，产生 KPC-2 型碳青霉烯酶，序列类型主要为 ST11、ST65，可能原因为 CR-cKP 获得了 pLVPK 样毒力质粒。

其他耐药类型的 hvKp 如多黏菌素或替加环素耐药菌株的发现使 hvKp 的防治难度进一步加大，多黏菌素是治疗多重耐药革兰阴性杆菌的最后一道防线，造成耐药可能的原因是携带耐药基因 mcr-1 的质粒在细菌之间的水平传播，具体机制及治疗措施还不明确，仍需进一步研究。

hvKp 在发现初期除了对氨苄西林和替卡西林天然耐药以外，对其他抗菌药物普遍比较敏感。然而，随着广谱抗菌药物的使用，耐药率逐渐升高并出现了多重耐药的 hvKp。这可能与质粒或可移动元件的水平转移有关：一方面，hvKp 获得了耐药质粒或含有耐药基因的结合元件转移到 hvKp 内部并整合于染色体上造成整合于染色体上造成的位点，多重耐药的 cKp 也能获得毒力质粒从而变成高毒力的耐药菌株。另外，hvKp 外排泵系统的激活也是 hvKp 耐药的原因。

第二节　细胞病理 ROSE 技术诊断高毒力肺克感染的精准护理

一、ROSE 技术的基本原理

快速现场评估（rapid on-site evaluation，ROSE）技术是一种常用于细胞学检查的快速诊断方法，采用穿刺、活检、刷片等方法收集标本进行现场细胞病理学评价的技术。该技术是在支气管镜检查过程中，将制备好的样本在现场被放置在显微镜下，由专业的细胞学家或技术人员进行快速评估，通过直接观察细胞形态、结构和染色情况来判断穿刺是否成功并提供初步诊断，以便及时调整治疗方案，指导进一步的治疗。

二、ROSE 技术的操作步骤

ROSE 的操作包含标本的获得、制片、染色、判读 4 大步骤。

（一）标本的获得

在呼吸介入诊断操作过程中，通过支气管镜黏膜刷检、c-TBNA、EBUS-TBNA、经胸腔镜胸膜刷检、经皮肺穿刺抽吸及浅表淋巴结穿刺抽吸等获取细胞标本，或经支气管镜黏膜活检、经支气管镜肺活检、经胸腔镜胸膜活检、闭式胸膜活检以及经皮肺穿刺切割活检等获取组织学标本。

（二）制片

所取得的黏膜刷检或组织抽吸液标本采取直接涂片法，组织标本采取印片法制备细胞学标本。制片过程中应注意涂片和印片的厚薄均匀、分布集中，以利观察。

（三）染色

最常采用迪夫快速染色法（Diff-quick stain），材料由迪夫 A 溶液、迪夫 B 溶液及磷酸盐缓冲液 3 种染液组成。主要染色步骤：将制备好的标本玻片先在迪夫 A 液中浸泡 5 ～ 10 秒取出，浸入磷酸盐缓冲液中，冲洗掉迪夫 A 液，取出稍甩干后，再将玻片浸入迪夫 B 液中染色 5 ～ 10 秒，最后取出玻片，水洗，轻轻甩干，便可进入镜检判读阶段。

（四）判读

需要配置光学显微镜及配套的图像采集系统，另需配备连接网诊疗信息系统的电脑，以便信息的储存传输。此外，还需要专职细胞病理学专家，给标本做取材满意度评价和对诊断做出初步评判。

三、ROSE 技术在细胞病理诊断中的应用

近年来介入技术得到飞速发展，呼吸科医师不再局限于常规的气管镜操作而结合了许多新技术，从而扩大及提高了气管镜的检查范围及准确性。但在这些新技术过程中，如何判断是否得到了真正意义上的标本？标本量是否合适及充足？在面对重症及疑难感染患者时，如何快速获得初步诊断继而进行精准治疗降低死亡率等问题摆在了众多呼吸病学专家面前。在实际检查过程中，如判断已得到了合适的标本，操作应立即停止，从而可减少介入操作时间和操作所致的并发症。相反，如未能得到标本则应反复多次操作，甚或是改变操作的方式方法。如何在最小风险情况下实现患者利益最大化，成为呼吸科医师面临的问题和挑战。目前大部分临床医师均是通过宏观评估（主观感觉、标本漂浮征、标本大小、活检次数等）判断所得标本的满意度，从而决定是否需要继续操作取样。但宏观评估通常存在较大的误差，且与操作者的经验及操作熟练程度有较大关系，导致所取标本不能确诊疾病。而 ROSE 可以解决这一问题，但关于 ROSE 是否能增加介入取材的阳性率，目前尚存在争议。不过近年来有学者得出 ROSE 不仅能提高检介入取材阳性率，且并不增加在操作过程中所需时间，反而能减少操作次数、并发症等结论。

在呼吸介入诊断过程中，ROSE 具有两大功能。

1. *依据玫瑰评价标本取材满意度，指导介入取材操作* 根据判读结果，如提示取材已达靶位且标本量足够，则应立即停止操作，如提示取材虽达到目标靶位但标本量不足，操作者应重复采样，以达到足够标本量；如提示取材未达目标靶位，操作者应重新制订操作方案，改变操作路径，重新取材，获取的标本进入再一次上述过程。

2. *依据 ROSE 初判结果，进行标本分流* 获取的标本除常规送检病理学检查外，根据对诊断的初步评判，还应留取标本送检相应的辅助检验。如：ROSE 初判提示细菌可能，增加革兰染色（G 染色）、细菌培养；提示真菌可能，增加 GMS

或银染、真菌培养、真菌抗原检测；提示结核可能，增加 AFB 或 Fite 染色结核培养；提示恶性肿瘤可能，增加免疫组织化学研究，来确定肿瘤类型、亚型及起源，并预留足够标本以备肿瘤分子生物学研究，确定肿瘤基因状态等。此外，根据 ROSE 对诊断的初判，指导临床完善相关辅助检查，以获得更多有助于疾病确诊和疾病状态评估的信息。

有研究结果显示，引入 ROSE 可能降低标本送检率。此外，ROSE 可能出现误判带来诊断方向的错误，使得后续指导标本分流受到了局限，最终可能延误诊断。因此 ROSE 作为现场快速初判，在诊断流程中应起到“加法”的作用，即为临床诊断提示更多可能性的信息，从而增加更多方向的辅助检查。应避免做“减法”，即通过现场快速初判立即做出否定性结论，因而取消了后续本应作为常规的标本送检流程，实际上给常规标本分流做了不恰当的限制。临床疾病的最终诊断必须依靠充分的临床资料，结合丰富的辅检信息所获得。ROSE 在诊断流程中应该起到增加辅检信息的作用。

ROSE 具有操作简单、染色效果显著、诊断准确率高的优势，大大提高了细菌检出率，且在此过程中，所花费时间短，标本经过初步评估后再送细菌培养及药敏试验，培养检测周期较短，阳性率高，对于后续指导制订抗感染方案来说意义重大。

第三节　高毒力肺克感染的诊断与护理

一、高毒力肺克的临床及影像学表现

（一）临床表现

肺炎克雷伯菌是一种重要的革兰阴性杆菌，既是医源性感染菌又是条件性致病菌，能引起多种感染性疾病。与传统的肺炎克雷伯杆菌相比，高毒力肺克起病急、病情严重、进展快、预后差、住院时间长、医疗费用高，可引起严重的迁徙性感染且感染后死亡率高，为 3% ～ 42%。目前临床医师对高毒力肺炎克雷伯菌的认识有限，大多数基层医院的检测方法也存在局限性。随着耐药菌所占比例逐年上升，临床医师对高毒性肺克败血症的诊断和治疗难度越来越大。β- 内酰胺类抗生素是治疗革兰阴性菌的常用抗菌药物，肺炎克雷伯杆菌可产生超广谱 β- 内酰胺酶（ESBLs）而控制 ESBLs 菌株所致的严重感染，导致 β- 内酰胺类抗生素的耐药性增加。高毒力肺炎克雷伯杆菌败血症特点是病情重、进展快、发生脓毒性休克风险高。

目前有研究表示社区获得性感染、糖尿病、肿瘤、高血压和免疫抑制等已被认为是 hvKp 感染的重要因素。hvKp 导致的原发性肝脓肿已被认为是一种具有高度侵袭性的感染，肝脓肿常伴有脓毒症、眼内炎及中枢神经系统感染等多种严重并发症且死亡率高，表现为多发性脓肿和严重多脏器功能衰竭，也是造成感染患者死亡率高的原因之一。

（二）影像学表现

高毒力肺炎克雷伯杆菌引起的肺炎在影像学上通常表现为以下特点。

1. 肺实质病变：在 X 线胸片或 CT 影像（图 8–1）上可见肺实质出现斑片状、片状或结节状浸润阴影，通常呈现为单侧或双侧肺部病变。

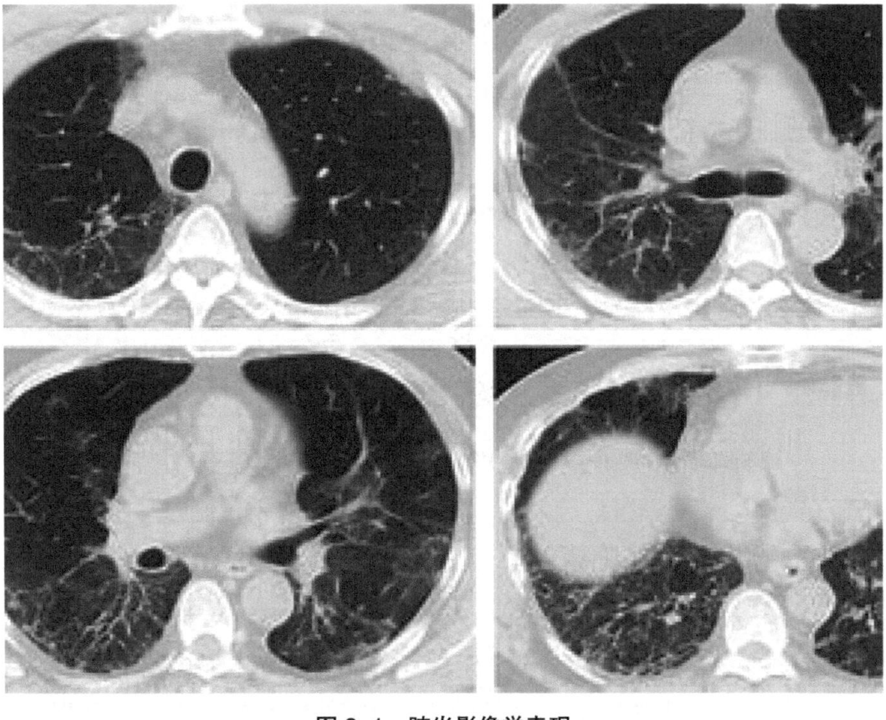

图 8–1　肺炎影像学表现

2. 在严重感染情况下可能形成肺脓肿，在影像学上呈现为局部囊状阴影，周围可能伴有炎性浸润（图 8–2）。

3. 胸腔积液：部分患者可能出现胸腔积液，在影像学上表现为胸腔内液体积聚，可见于 X 线胸片或 CT 影像（图 8–3）。

4. 感染性病变扩散：在严重感染情况下，病变可能扩散至肺门淋巴结或胸膜，在影像学上也会有相应的表现（图 8–4）。

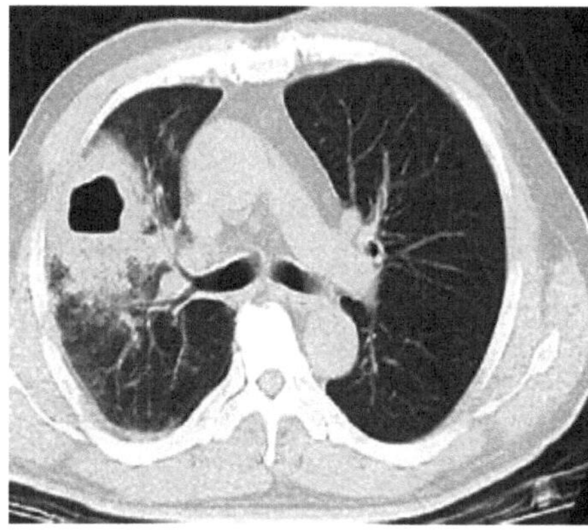

图 8-2　肺脓肿影像学表现

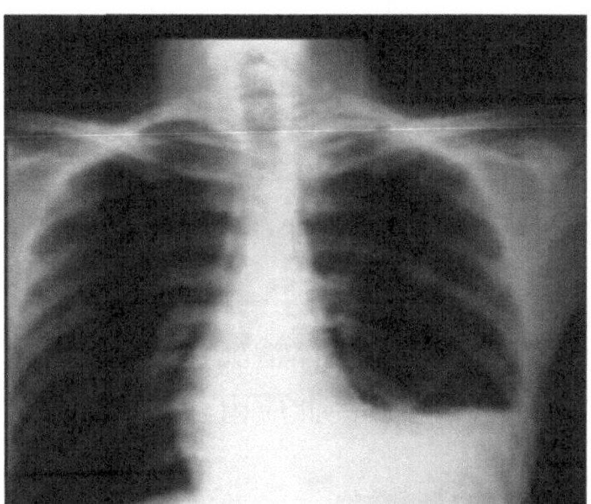

图 8-3　胸腔积液影像学表现

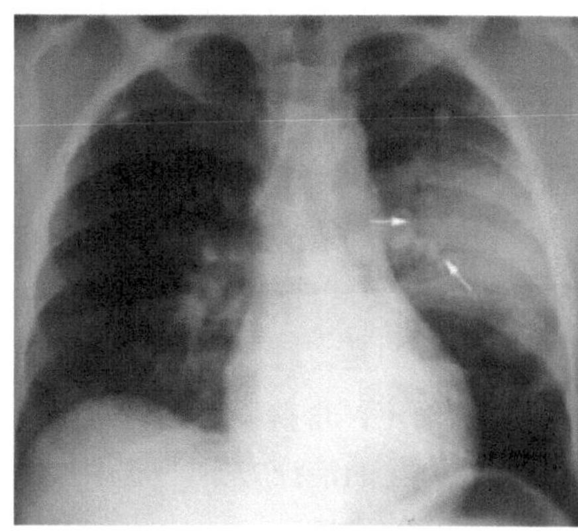

图 8-4　扩散影像学表现

二、高毒力肺克的护理原则

（一）感染控制

1. 医院感染控制措施

（1）严格遵守手部卫生规范，包括频繁洗手和使用洗手液。

（2）采取严格的医院感染控制措施，包括隔离感染患者、使用个人防护装备等。

（3）定期清洁和消毒医疗设备、器械和医疗环境。

2. 抗生素使用和耐药性管理

（1）合理使用抗生素，避免滥用和过度使用。

（2）进行细菌培养和药敏试验，用以指导选择有效的抗生素治疗。

（3）加强监测和管理细菌的耐药性，避免耐药菌株的传播。

3. 患者隔离和防控

（1）对已知或疑似感染高毒力肺炎克雷伯杆菌患者进行隔离，以减少传播风险。

（2）采取呼吸道防护措施，包括口罩和其他个人防护装备。

4. 患者护理和监测

（1）对感染患者进行密切监测，包括体温、症状和临床指标的监测。

（2）提供及时的诊断和治疗，以减少感染的严重程度和传播风险。

5. 公共卫生宣教　加强公众和医护人员的健康教育，包括手部卫生、呼吸道卫生和感染控制的知识。

（二）呼吸支持

1. 氧疗　给予氧气以维持患者氧合状态，可通过鼻导管、面罩或氧气面罩等方式提供氧气。

2. 呼吸机支持　对于重症患者，可能需要进行机械通气，可通过插管或无创面罩形式实施，以帮助患者维持呼吸功能。

3. 支气管扩张剂　对于存在支气管痉挛或气道阻塞的患者，可以使用支气管扩张剂，如 β_2 受体激动剂，以帮助舒张气道并改善通气。

4. 呼吸康复　在恢复期，患者可能需要进行呼吸康复训练，包括呼吸肌力锻炼和气道清洁等，以促进肺功能的恢复。

需要注意的是，呼吸支持措施的选择应根据患者的具体情况、临床评估和医师的建议来确定，每位患者的呼吸支持需求可能不同，因此应由专业医师或医疗团队制订个体化的治疗方案。

（三）药物治疗

高毒力肺炎克雷伯杆菌（Klebsiella pneumoniae）感染的药物治疗通常涉及抗生素的使用，常用于控制高毒力肺炎克雷伯杆菌感染的药物治疗选项如下：

1. β- 内酰胺类抗生素　第三代头孢菌素如头孢曲松、头孢他啶，第四代头孢菌素如头孢吡肟。

（1）抑制细菌细胞壁合成：能够抑制细菌合成细胞壁的能力，通过抑制横纹肽的连接作用从而干扰细菌细胞壁的合成，导致细菌的细胞壁变得脆弱，最终导致细菌死亡。

（2）干扰细菌的生长和繁殖：可阻断细菌的生长和繁殖，从而减少细菌数量，有助于克服感染。

（3）对抗细菌的耐药性：对抗许多产 β- 内酰胺酶的细菌有一定作用，这些酶可以降解其他抗生素，但对 β- 内酰胺类抗生素的降解能力较弱。

（4）广谱抗菌作用：对抗多种细菌，包括革兰阳性菌和革兰阴性菌。

2. 氨基糖苷类抗生素　庆大霉素、阿米卡星等。

（1）抑制蛋白质合成：氨基糖苷类抗生素通过与细菌的 30S 核糖体亚基结合，

干扰了细菌的蛋白质合成过程，从而阻止了细菌的生长和繁殖。

（2）杀菌作用：氨基糖苷类抗生素对细菌具有杀菌作用，能够导致细菌的死亡。

（3）对抗耐药性：氨基糖苷类抗生素对一些产生 β- 内酰胺酶的细菌有一定的作用，这些酶可以降解其他抗生素，但对氨基糖苷类抗生素的降解能力较弱。

3. 多糖肽类抗生素　林可霉素、万古霉素等。

4. 氟喹诺酮类抗生素　莫西沙星、左氧氟沙星等。

5. 硫胺类抗生素　硫唑嘌呤、替考拉宁等。

需要注意的是，药物治疗的选择应根据感染严重程度、患者病情、抗生素敏感性测试结果和当地抗生素治疗指南来确定。此外，高毒力肺炎克雷伯杆菌感染的治疗可能需要联合使用多种抗生素，以提高疗效并减少耐药性的发展。

（四）症状管理

1. 发热的护理

（1）应注意对高热患者体温的监测。每 4 小时测量体温 1 次，待体温恢复正常 3 天后可减至每日测量 2 次；同时密切观察其他生命体征，如有异常情况立即通知医师。

（2）用冰袋物理降温，体温＞ 39℃时进行药物降温，降温 0.5 小时后测体温并记录。

（3）补充营养和水分。高热时由于迷走神经兴奋降低，使胃肠活动及消化吸收降低，而另一方面，分解代谢增加，营养物质大量消耗，引起消瘦、衰弱和营养不良。因此，应供给高热量、高蛋白的流质或半流质饮食并鼓励患者进食。对不能进食者，必要时用鼻饲补充营养以弥补代谢之消耗。高热可使其机体丧失大量水分，应鼓励患者多饮水，必要时由静脉补充液体、营养物质和电解质。

（4）加强口腔护理。长期发热患者，唾液分泌减少，口腔内食物残渣易于发酵、促进细菌繁殖，同时由于机体抵抗力低下及维生素缺乏，易引起口腔溃疡，应加强口腔护理，减少并发症的发生。

（5）感染患者由于新陈代谢率增快，消耗大而进食少，体质虚弱，应卧床休息减少活动。在退热过程中往往大量出汗，应加强皮肤护理，及时擦干汗液并更换衣物及床单以防感冒。

（6）高热患者体温骤降时常伴有大量出汗以致体液大量丢失，年老体弱及心血管患者极易出现血压下降、脉搏细速、四肢冰冷等虚脱或休克表现，应密切观察。一旦出现上述情况，应立即配合医师及时处理，不恰当地使用退热药可出现类似情况，应慎用。

（7）饮食护理：发热期间选用营养高易消化的流食，如豆浆、果泥和菜汤等；

体温下降病情好转，可改为半流质，如面条、粥，配以高蛋白、高热量菜肴，如豆制品、蛋黄等各种新鲜蔬菜。

（8）药物降温护理

1）根据医嘱使用降温药物，了解降温药物作用、不良反应及注意事项等，避免不良反应及过敏反应的发生。

2）患者使用药物降温后，要密切观察降温效果及其他不良反应，如体温、脉搏、血压的变化，出汗情况及有无不适主诉，有无脱水症状，有无皮疹等。防止体温突然下降出汗过多而导致虚脱，尤其要注意年老体弱、婴幼患者。

3）药物降温后，应在 30 分钟后复测体温，若体温逐渐下降，说明降温效果好，同时应注意观察有无体温骤降、大量出汗、体弱无力等现象。如有以上虚脱表现应及时通知医师并给予保温，饮热开水，严重者遵医嘱给予静脉输液。

4）药物降温后应鼓励患者多饮水，如出汗较多者及时更换衣物及床单，保持皮肤清洁干燥，注意保暖。

2. 咳嗽的护理

（1）注意咳嗽的性质、出现时间及音色，因为这与疾病有密切关系。急性发作的刺激性干咳多是由上呼吸道炎症引起；变换体位时咳嗽，常见于支气管扩张、肺脓肿等，应注意细节并准确向医师表达，以便医师对疾病进行准确判断。

（2）注意有无伴随症状：有无发热、胸痛、呼吸困难、烦躁不安等表现。

（3）保持室内空气新鲜，温湿度适宜，避免烟雾和灰尘刺激。

（4）咳嗽伴有浓痰者，应注意漱口，随时清除口腔内异味，保持口腔清洁。

（5）痰液黏稠不易咳出者，要多饮水，并遵医嘱做雾化吸入或口服化痰药。

（6）注意休息，频繁咳嗽时往往会消耗体力，患者会感到疲乏，应注意休息。

（7）注意饮食，避免进食辛辣刺激食物以免刺激引起咳嗽，给予高营养、高维生素食物。

3. 咳痰的护理

（1）深呼吸和有效咳嗽：适用于神志清楚，一般状况良好、能够配合的患者，有利于气道远端分泌物的排出，指导患者掌握有效咳嗽的正确方法。

（2）吸入疗法：适用于痰液黏稠和排痰困难者。通常是在湿化的同时加入药物以雾化方式吸入，可在雾化液中加入痰溶解剂、抗生素、平喘药等，达到祛痰、止咳、平喘的作用。

（3）胸部叩击：适用于久病体弱、长期卧床、排痰无力者。禁用于未经引流的气胸、肋骨骨折、有病理性骨折史、咯血、低血压及肺水肿的患者。

（4）机械吸痰：适用于无力咳出黏稠痰液、意识不清或排痰困难者。可经患者的口、鼻、气管插管或气管切开处进行负压吸痰。注意事项：①每次吸引时间小于 15 秒，两次吸痰间隔大于 3 分钟；②吸痰动作迅速、轻柔，将不适感降至最低；③在吸痰前中后适当提高吸入氧气的浓度，避免吸痰引起低氧血症；④严格无菌操作，避免呼吸道交叉感染。

4. 呼吸困难的护理

（1）提供安静舒适、空气洁净的环境，适宜的温、湿度。重度呼吸困难时患者宜取半坐卧位或端坐卧位，尽量减少活动，避免不必要的谈话，以减少耗氧量。动态观察患者的呼吸状况，判断呼吸困难的类型，必要时监测血氧饱和度、动脉血气变化，及时发现并处理病情变化。

（2）保持有利的换气姿势，改善呼吸困难。①借助坐姿，向前倾伏于桌上，半坐卧位等；②指导患者利用放置枕头或靠背架等方法，帮助患者用力呼吸，保持舒适，减少疲劳。

（3）教会患者有效的呼吸技巧，改善呼吸困难，如缩唇呼吸运动。呼吸困难使患者消耗体能，同时增加耗氧量。有效的呼吸技巧可助其减慢呼气速度，改善呼吸深度，有效防止呼吸道发生凹陷。腹式呼吸的缩唇呼吸的训练，均能提高呼吸运动力量和效率，调动通气的潜力。

（4）指导患者活动时勿屏住呼吸。患者在活动过程中不可屏住呼吸，而应继续维持呼吸状态。在开始活动时正常吸气（不是深吸气），然后在开始执行某一动作时开始呼气，以免发生气喘甚至气胸。

（5）保持呼吸道通畅。

（6）氧疗和机械通气的护理。根据呼吸困难类型、严重程度，进行合理氧疗和机械通气，以缓解症状。

（7）指导患者弯腰时应呼气。肺气肿患者应在弯腰之前正常吸气，弯腰系鞋带或捡东西时则进行呼气，以免发生气喘。

（8）指导患者进行全身锻炼。合理安排休息和活动量，调整日常生活方式，在病情许可情况下，有计划地逐渐增加运动量和改变运动方式，病情好转后，可让患者下床活动。

（五）心理支持

1. 提供信息和教育　向患者及其家属提供关于肺部感染的信息，包括病情的发展过程、治疗方法和预后，以帮助他们了解疾病并减轻焦虑。

2. 提供支持　倾听患者的感受和顾虑提供情感上的支持，并鼓励患者与家人和朋友交流，以减轻心理压力。

3. 促进积极的心态　鼓励患者保持积极的心态，帮助其建立信心积极配合治疗，鼓励参与适当的康复活动。

4. 提供舒适的环境　提供舒适的治疗环境，包括清洁、安静的病房，有助于减轻焦虑和恢复。

5. 定期沟通　医护人员应与患者进行定期沟通，了解情绪变化和需求，及时解答问题，提供支持和安慰。

6. 应对焦虑和抑郁　对于出现焦虑和抑郁症状的患者，应及时引导接受心理咨询或心理治疗，必要时提供药物治疗。

7. 鼓励社交活动　在医疗条件允许的情况下，鼓励患者进行一些轻度的社交活动，如与家人交流、观看电视、阅读等，有助于减轻心理压力和孤独感。

第四节　气管镜技术的应用及术后并发症的护理

电子气管镜作为诊断和治疗肺和支气管疾病的重要工具，已在临床上广泛应用，与光纤微镜相比具有更高的分辨率、较广阔的视野和可操作性能，色彩逼真，内镜下更有利于发现细小病变。不仅可直接观察气管、支气管段、支气管管腔内的病变及黏膜改变情况，还可通过毛刷或活检直接进入肺以下及肺内病变组织获得细胞和组织标本，位于肺以上支气管的病变 90% 以上的患者经电子气管镜检查就能明确诊断，并能进行及时有效的介入治疗，包括活检、刷检、灌洗、局部注射化疗药物、电刀、氩气刀、冷冻切除肿瘤及气管支架置入等技术。位于肺以下的支气管病变 65% 以上的患者经电子支气管镜检查（包括支气管肺泡灌洗、病变组织刷检、针吸及经气管镜肺病变组织活检等）就能明确诊断，从而得到及时有效的治疗。电子支气管镜的应用也为 ROSE 技术的实施提供了有效的病理标本。

一、适应证

原因不明的顽固性咳嗽、刺激性干咳，难以用支气管炎来解释或 40 岁以上患者咳嗽性质发生变化；不明原因咯血或痰中带血；不明原因肺不张或反复发作且吸收缓慢的肺段肺炎；临床或 X 线胸片疑为肺癌者；痰中癌细胞阳性，而胸部 X 线片检查未发现病灶者；不明原因声嘶、喉返神经、膈神经麻痹者；弥散性肺疾病，诊断未明；选择性支气管造影；气管插管或切开时，做分泌物清除或了解气管、黏膜情况；胸科手术前了解病灶部位范围、决定手术方案，去除气管、支气管异物；建立人工气道，引导插管；微波、高频电刀、激光治疗气道内肿瘤；微波、球囊扩张、支架治疗、气道狭窄。

二、禁忌证

麻醉药过敏者；急性上呼吸道和肺部感染高热者；患者一般情况差，体质虚弱不能耐受者；肺功能严重损害，呼吸困难明显而无通气支持者或给予通气支持氧分压仍低于安全范围；严重心脏病、心功能不全、严重心律失常；主动脉瘤、严重高血压；近期哮喘发作或不稳定哮喘未控制者；出血、凝血机制异常者；大咯血者。

三、术前评估

（一）一般评估

1. 入院评估　患者及其家属入科后，护士首先热情接待主动沟通，介绍本科室环境及相关知识、护理及注意事项。在与患者及其家属进行沟通时，应随时关注心理状态，如有明显的负面情绪，及时采取有针对性的护理措施来指导、转移注意力等方法进行缓解。

2. 病史评估　护士详细了解患者的病史，包括既往疾病、手术史、药物过敏史、家族病史等，同时进行全面的体格检查，以评估患者的一般情况和有无其他并发症。

3. 实验室检查　根据患者的病情，进行相关实验室检查，如肺 CT、心电图、胸部 X 线片、超声心动图、血常规、生化指标、凝血功能、免疫等，同时询问抗凝药物的使用情况等。

4. 心理评估与支持　评定患者的认知障碍、焦虑抑郁评分，患者对支气管镜检查的心理压力较大，因此在术前进行心理评估是必要的。与患者交流了解其心理状态和抗压能力，提供相应的心理支持和安慰，以提高手术适应性和预后。

（二）专科评估

高毒力肺炎克雷伯菌（hypervirulent Klebsiella pneumoniae，hvKp）是一种特殊类型的克雷伯杆菌（Klebsiella pneumoniae），具有高度致病性和传播能力，主要临床表现是呼吸功能的减退。常用肺功能评估表（详见附件 1、2）来评估患者肺功能损伤程度，以确保评估和手术的安全性和有效性。

四、术前准备

应向患者说明检查目的和意义，术中可能出现的不适，有痰时的处理。

（一）患者准备

精神紧张者可斟酌准备镇静药物，咳嗽剧烈者用于强镇咳药（膦酸可待因片）；术前 30 分钟可肌内注射阿托品 0.5mg，青光眼、前列腺肥大、尿潴留、心率快者禁用。2% 利多卡因溶液气道吸入，术前禁食 6 小时。

（二）物品准备

医师应全面了解患者病史、有无禁忌证、明确检查目的、预估可能出现的并发症并准备相应药品器械；仔细阅读胸部 X 线片或者 CT 片，确定病灶部位；检查患者凝血功能、心电图，估计心功能状态、肺功能、血氧情况，备好抢救药品、氧气、气管插管等急救药品。做活检及细菌学检查的应备好相应物品。

五、术中麻醉方式及取样过程

患者仰卧位，医师站于患者头侧，棉签探查鼻腔是否通畅；由通畅一侧进镜，至咽部、声门进支气管、支气管；先观察健侧再到病侧，刷活检后应在清晰视野下观察有无出血。提高阳性率的几种措施：重视第一次活检，部位要准，有坏死物覆盖时，先将坏死物清除暴露病变后再钳取。宜几种活检手段相结合，根据镜下病变特征，选择有利于取材的手段，如增殖病变以钳检 + 针吸为主，浸润病变以刷检刮匙为主，间接征象以刷检 + 针吸为主。直视下可见病变先钳夹和刷检，最后一次刷检，将毛刷退至纤支镜前端后一并随镜拔出。术中局部麻醉要好，局部止血药物准备充分。一般来说，肿块大小、所处位置以及操作者熟练程度和采用的手段是影响诊断阳性率的主要因素。

六、术后并发症及护理

（一）喉头水肿及支气管痉挛

镜子通过上气道、声门进入气管时，如鼻腔出血，应用麻黄碱滴鼻止血；有时可能出现喉头水肿、支气管痉挛，通常与患者准备或麻醉不充分、动作粗暴刺激局部有关，原有哮喘或喘息性慢性支气管炎者更容易发生，表现为憋气、呼吸困难、发绀、喉内发出响声，因此而死亡者偶有发生。这种现象往往是一过性的，在痉挛发生时应暂停检查，同时消除患者紧张情绪，嘱其放松并充分麻醉好气道，必要时吸氧，肌内注射阿托品等处理。

（二）出血

最常见的并发症之一，一般为活检或刷检后出血，发生率 0.43%。术前应评价凝血功能，尿毒症患者尿素氮（BUN）＞ 300μmol/L 或肌酐＞ 30μmol/L 时应禁止活检。一般出血量少，不必特殊处理，1 ～ 3 天可自行停止，局部应用 0.01% 肾上腺素即可，亦可加用巴曲酶（立止血）、凝血酶，大量出血，除局部止血药外可静脉注射或肌内注射垂体后叶素或局部球囊压迫止血。

（三）气胸

主要见于活检，特别是经支气管镜肺活检患者，发生率为 0.4% ～ 4%，气胸发生主要与基础疾病、活检部位有关，与活检钳的型号大小无关。肺活检后 4 ～ 6 小时复查胸透或胸片，气胸量＞ 20% 时应穿刺抽气或插管闭式引流。

（四）发热或感染

有 0.03% ～ 13% 的患者在检查后出现发热，与机体应激、感染和组织创伤有关，发热多在 24 小时内消失。一般认为对高龄或肺部有明显慢性阻塞性疾病患者，检查后发热、感染的机会多于他人。也有个别患者在气管镜检查后发生肺炎和危及生命的败血症，因此术后常规应用抗生素治疗有利于预防感染。

（五）心律失常

发生率为 24% ～ 86%，受检者心律失常的发生，除与支气管镜操作过程中的刺激有关外，机体的低氧也是心律失常发生的重要原因。心律失常主要有窦性心动过速、期前收缩、室性心动过速，偶见心搏骤停。对窦性心动过速或偶有期前收缩不必处理，若有 T 波改变者可吸氧。有严重心脏病，尤其心功能不全或严重心律失常者不宜行纤维支气管镜检查，故检查前常规行心电图检查。对有轻度心脏病或 60 岁以上患者做检查时应在心电监护下进行。

（六）缺氧

支气管镜检查时，气道气流受阻，动脉血氧分压下降十分常见，对静息状态下动脉血氧分压低于 60mmHg 患者行气管镜检查，有一定危险性，故对原有缺氧者应在吸氧条件下施行检查。60 岁以下患者检查后氧分压均下降 6mmHg，抽吸时氧分压下降可达 15 ～ 20mmHg；60 岁以上患者检查后氧分压平均下降 10mmHg；PaO_2 ＜ 70mmHg 时术前、术中应给氧，检查宜慎重，PaO_2 ＜ 60mmHg 术前术中应高流量给氧、并尽可能缩短操作时间。

（七）麻醉药过敏

良好的麻醉是检查得以顺利进行的基本条件，可减轻咳嗽，减少喉、支气管痉挛的发生。应用 1% 丁卡因和 2% 盐酸利多卡因黏膜表面麻醉，虽过敏反应发生率低，但偶有发生，轻则胸闷、恶心、呕吐或皮疹，重则出现抽搐、呼吸心搏停止。

防治方法：①详细询问患者有无麻醉药过敏史。②先喷入极小量以观察有无反应，3 分钟后无过敏反应可常规喷雾。③一旦出现过敏反应，患者应平卧，吸氧，必要时皮下注射肾上腺素；镇静剂也是术前常用药物，国外也有报道因镇静药过量而致死者，对严重通气障碍呼吸抑制者不宜使用。一旦发生呼吸抑制可使用呼吸兴奋药、吸氧或人工辅助通气。

七、注意事项

1. 嘱患者术后 2 小时后，咽部麻醉作用消失后方可进食，以免发生误吸。

2. 检查后因麻醉药作用，咽喉部会有不同程度异物感，1 ～ 2 小时可自行消失，应尽量避免用力咳嗽，以免引起刷检或活检部位出血。

3. 检查后患者应留观 15 ～ 30 分钟，主要观察有无咯血、声音嘶哑等情况。有出血者，尤其取活检患者，观察时间不能少于 30 分钟，并做好相关健康教育，消除紧张情绪。大量出血者对症处理，待病情稳定后，应护送患者回病房或门诊留观室，并与临床医师交代病情。

第五节　诊断及治疗后的精准护理

一、一般护理

（一）饮食的护理

保证每日摄入足够的热量，宜进富含维生素、易消化食物，增加食欲，避免刺激性强、易于产气的食物，防止便秘、腹胀影响呼吸。同时也可借助现代科技手段，如移动应用程序、智能穿戴设备等，为饮食护理提供更便捷、精准的支持。对张口呼吸、痰液黏稠者，补充足够的水分，并做好口腔护理。

（二）皮肤的护理

观察皮肤温度、湿度、颜色及皮肤完整性，定时翻身，防止压疮的发生，对于受压部位垫气圈，局部皮肤进行按摩或贴保护膜保护，定期为患者进行皮肤按摩，促进血液循环。在病情允许情况下，鼓励肢体活动，如屈伸关节、抬腿等，可由护理人员协助进行被动活动，防止肌肉萎缩和关节僵硬。

（三）体位的护理

取半坐位或坐位等舒适体位，绝对卧床休息，尽量减少自理活动和不必要的操作。

（四）心理的护理

观察患者呼吸困难程度，倾听主诉，因呼吸困难可引起患者烦躁不安、恐惧，而不良情绪反应加重呼吸困难，医护人员应陪伴、适当安慰患者，使患者保持情绪稳定和增强安全感。由于反复发作、多次住院，常给患者造成很大的精神、经济负担，护士要进行适当的引导和安慰。帮助患者了解充分休息有助于心肺功能恢复，协助患者了解疾病的过程，适应医院环境的生活方式，减轻心理焦虑的压力。和患者共同制订康复计划，在活动和呼吸肌锻炼中，给予鼓励和赞扬，使患者认识到自己有所进步，增强患者战胜疾病的信心。

二、专科护理

（一）吸痰

适用于无力咳出黏稠痰液、意识不清或排痰困难者。可经口鼻、气管插管或气管切开处进行负压吸痰。

（二）人工气道的护理

1. 导管的固定

（1）确定导管位置：气管插管后应拍胸部X线片，确保在位。经口插管从门齿距隆突22cm ± 2cm，经鼻插管深度27cm ± 2cm（距外鼻孔）。插管向上移位易导致声带损伤、意外脱管或通气障碍，插管向下移位导致单肺通气。

（2）气管切开套管固定：准备两根寸带，一长一短分别系于套管两侧，打死结，松紧程度以活动一个手指为宜。

（3）经口气管插管固定：采用胶布交叉固定，分泌物浸湿胶布随时更换，注意口腔护理，预防肺部感染。

（4）经鼻气管插管固定：同样胶布固定，随时更换潮湿污染胶布。

2. 气囊的护理

（1）气囊的作用：①造成插管外气管封闭状态，实施机械通气的必要条件；②固定插管位置；③防止口腔及上呼吸道内分泌物进入气道。

（2）气囊放气：定时排空气囊，对防止黏膜压力性损伤有一定效果，临床上可采取不定时排空气囊，每日 2 ～ 4 次。

松气囊吸痰方法：先进行气管内吸引，再吸口咽腔内，做咽深部及气囊上部吸引。需 2 人配合，一人先将吸痰管插入导管内，做好吸痰准备，另一人此刻快速抽空气囊，立即同时吸痰。

3. 气道湿化　鼻腔、呼吸道黏膜对吸入气体有加温加湿作用，建立人工气道后，失去了呼吸道黏膜屏障作用，吸入大量湿化不足气体易引起气道黏膜损伤。

（1）保证足够的入量，液体入量 2500 ～ 3000ml。

（2）室内可用湿化器。

（3）脱机训练时应用人工鼻连接氧源进行湿化。

（三）深静脉置管的护理

深静脉置管是一种创伤性操作，穿刺时的器械、术后的导管系统均与大气相通，血液与输入液体为外界细菌污染造成条件，因此操作术中与术后护理的无菌要求十分严格。

1. 置管 24 小时内注意观察局部有无肿胀、皮下血肿等异常情况，置管处术后第 1 天换药一次后 7 天换药一次，每班认真交接班，观察敷贴有无松脱或者卷边并及时处理。

2. 加强基础护理保持局部清洁干燥，禁止抓痒，做好心理护理告知患者着宽松衣物，更衣时勿牵拉拖拽导管。

3. 每周更换敷料贴 1 次，换贴膜时用碘伏棉球消毒局部皮肤，沿穿刺点上下螺旋形消毒三遍，即顺时针一遍—逆时针一遍—顺时针一遍，范围大于贴膜的范围。宜选用专用贴膜（3M 或抗过敏的贴膜 10cm × 12cm），无张力粘贴。

4. 应注意沿导管方向向上揭去敷贴，以免将导管拔出，观察导管周围皮肤有无渗血、渗液、发红、分泌物等，有无导管滑脱、移位，同时注意晾干已消毒的皮肤后方可敷上贴膜，以免影响胶贴黏度，导管末端用思乐叩固定，以免滑脱。

5. 出汗、洗澡等因素影响胶贴粘性，穿衣和睡眠不慎易使导管打折或拉出，因此，对胶贴变潮不粘者，随时给予更换并再次消毒皮肤。

6. 每 24 小时更换输液器，三通接头及肝素帽常规消毒后每周更换 1 次，肝素帽或三通管有血迹或高分子颗粒残留时应及时更换。

（四）呼吸机应用的护理

1. 患者的观察和护理

（1）一般生命体征的监护：注意观察患者的体温、脉搏、呼吸、血压、皮肤、神志变化及尿量等，认真详细准确记录。

（2）胸部体征：双侧胸廓运动和呼吸音是否对称，强弱是否相等，否则提示气管插管进入一侧气管或有肺不张、气胸等情况。

（3）呼吸频率、节律、潮气量、每分通气量的检测，注意观察自主呼吸的频率、节律与呼吸机是否同步。

（4）血气检测：根据其结果及时调整呼吸机的参数。

2. 呼吸机的监测　密切观察机械的正常运转和各项指标。注意呼吸机的报警，如有报警，应迅速查明原因给予及时排除，否则会危及患者生命。如故障不能立即排除，首先取下呼吸机，如患者无自主呼吸，应使用简易人工呼吸器维持通气和给氧，保证患者安全。

（1）检查机械故障的一般方法

1）按照报警器提示的问题进行检查。

2）如无报警，先查电源，注意稳压器有无保护和故障。

3）查气源，注意中心供氧压力或氧气瓶压力，并注意空气压缩泵电源是否接紧。

4）观察各种参数有无变化，分析发生原因。

5）查看各相连接部分是否衔接紧密，尤其是机械与插管、套管的连接处是否漏气，管道是否打折、扭曲。

6）及时排除积水，注意呼吸机管道的水平面应低于患者的呼吸道。

（2）检查气囊是否有故障

1）听：有无漏气声。

2）看：口鼻有无气体漏出。

3）试：气囊放气量与充气量是否相等。

4）查：套管位置有无改变致漏气。

（3）气道压力的观察

1）呼气峰压增高的因素：呼吸道分泌物多且黏稠；患者气管痉挛或有病情变化；气道异物堵塞或有套囊脱落堵塞气管插管；呼吸机送气管道折叠或被压于患者身下；呼吸机送气管道内的水逆流入呼吸道，发生呛咳；人工设置的气道压力报警上限较低。

2）气道压力降低的原因：各部位管路衔接不紧密；湿化罐未拧紧；气囊漏气或充气不足。

3）通气量的监测：通气量 = 潮气量 × 呼吸频率，故通气量受这两个因素影响，通气量发生报警，一定要查明原因，及时处理，不能擅自消除报警或置之不理。

4）氧浓度的监测：一般轻、中度低氧血症给予 30% ～ 40% 氧浓度，重度低氧血症给予 50% ～ 60% 氧浓度。吸氧浓度＞ 50% 时，时间不宜过长，一般不超过 2 ～ 3 天，以免发生氧中毒。在进行吸痰操作前后，可给予 1 ～ 2 分钟 100% 氧，以防低氧血症。

三、并发症的护理

（一）坠积性肺炎的护理

坠积性肺炎的诊断标准：患者发热伴咳嗽、黄痰及肺部固定湿啰音；胸部 X 线或 CT 扫描证实肺部感染存在；患者深部咳嗽进行细菌、真菌培养有分离出致病菌；外周血白细胞≥ 10×10^9/L 或≤ 4×10^9/L，伴或不伴核左移。所有患者 24 小时内完成血常规、生化常规、胸部 X 线片检查。坠积性肺炎的一般护理措施主要如下所述。

1. 环境护理：病房内每日进行严格的清洁和消毒，环境干净整洁，每日开窗通风至少 3 次，每次 30 分钟，以保证空气新鲜，湿度维持在 60% ～ 70%，温度 20 ～ 24℃，冬季开窗通风时注意做好保暖工作，限制人员出入，每日用含氯制剂对室内空气进行消毒。晨间护理时，必须是湿式扫床，减少灰尘。

2. 体位引流：将患者床头抬高 30° ～ 50°，半卧位与平卧位交替进行，有利于呼吸道分泌物的引流，降低感染机会。

3. 基础护理：患者能自行翻身的主动勤翻身，不能翻身帮助患者定时翻身叩背，一般每 2 小时一次，每日 3 ～ 4 次，每次 3 ～ 5 分钟，促进有效排痰。注意尽量缩短时间，减少暴露部位，防止着凉感冒。指导患者每日深呼吸及咳嗽练习 3 ～ 5 次，痰液由小气管到大气管，痰液随即咳出。对咳嗽无力者给予吸痰处理，吸痰注意顺序为先吸气管内，再吸口腔或鼻腔内，吸痰管每次一换。对于痰液黏稠不易咳出患者采用雾化吸入，使药液随患者吸气到达终末支气管肺泡，起到抗感染、解痉平喘、稀释痰液作用。

4. 口腔护理：认真做好口腔护理，每日口腔护理两次、避免细菌、真菌等微生物滋生引发感染。有吞咽障碍的患者指导其康复训练，改善口腔卫生。

5. 防止呛咳发生：根据个人实际情况决定进食形态，进食时采取合适体位，减少吸入性肺炎的发生，减慢进食速度，要求患者每一口必须充分咀嚼，待口腔内食物咽下后再吃下一口，确保口腔内无残渣食物，每餐后都要用温开水漱口、防止食物残渣潴留导致误吸。

6. 鼻饲的患者要保持导管通畅，注入食物前必须检查是否有胃内潴留，摆正体位，将床头抬高 30°，防止误吸，每次注入食物量不超过 200ml。

7. 心理护理：对患者的病情表示理解和同情，尊重、关心患者，主动与患者沟通取得信任。耐心讲解坠积性肺炎发生的原因、治疗方法及需要配合的注意事项。

（二）呼吸机性相关肺炎（VAP）的护理

1. *严格无菌操作* 严格执行消毒、隔离制度，病房内加强空气消毒，有条件的可行层流净化消毒；严格控制进入 ICU 人员的数量；实行医院感染、微生物检测的通报制度，早期识别院内感染趋势，及早预防；对已查出 VAP 感染的患者，根据情况采取相应的隔离措施，以免发生交叉感染。

提高医护人员防范意识，加强无菌操作观念。VAP 感染预防的关键是医务人员思想上的高度重视，定期组织护理人员进行专业知识及操作技术培训，提高医护人员对 VAP 感染危害性的认识，在临床护理操作中严格执行无菌技术原则，是预防 VAP 感染最有效的措施。

2. *床头抬高 30° ～ 45°（无特殊禁忌者）* 在实际临床护理工作中根据患者病情尽可能采取半卧位以增加舒适度；有利于食物靠动力作用通过幽门进入小肠，减少胃内容物潴留；有利于胃内容物排空和食物消化，可有效减少或避免反流与误吸。

3. *声门下分泌物吸引* 插管超过 3 天的患者都应采用声门下吸痰，以及时清除声门下分泌物。

4. *气囊压力监测 25 ～ 30cmH_2O* 导管气囊充气是为了使人工气道放置牢固，同时达到合理密闭，而合理的密闭可防止呼吸道或胃内容物反流入气管，减少 VAP 的发生并保证机械通气时不漏气。套囊内气量一般注入 5ml 左右以辅助或控制呼吸时不漏气，气囊内压力一般为 25 ～ 30cmH_2O。漏气或充气不够均可致通气不足，若套囊过度充气，时间过长，气管黏膜会出现缺血坏死，继发感染。气管插管患者口咽部分泌物可沿气管插管的壁通过声门，到达气管插管上方，并聚集成一糊状物，称为“黏液糊”，是病原菌较好的繁殖地。可先充分吸引口咽部分泌物，减少经气囊旁侧流入肺部，再用声门下吸引导管直接吸出气囊上的分泌物，阻止“黏液糊”的产生，减少误吸，从而减少 VAP 的发生。

5. *落实口腔护理，患者口腔清洁度高* 口腔内细菌繁殖迅速，应保持清洁以减少细菌数，防止其向下移行而发生 VAP。有效的口腔清洁通过改变微生物在口腔中的接触频率，减少细菌数量来维持口腔的防御体系。口腔护理液的选择主要依据口腔 pH，pH $>$ 7 时可选用 2% ～ 3% 硼酸溶液；pH $<$ 7 时可选用碳酸氢钠溶液；pH 中性时选用 1% ～ 3% 过氧化氢溶液或生理盐水。一般不主张常规使用

抗生素涂口腔，以防口腔内耐药菌株的产生。

6. *按需吸痰* 吸痰是保持呼吸道通畅确保机械通气效果的关键。在临床实践中，若听到患者有痰鸣音、呼吸机显示气道压力升高、患者咳嗽或呼吸窘迫、脉搏血氧饱和度突然下降时应立即吸痰。根据患者需要适时吸痰，可减少吸痰次数，从而减少对患者的机械性刺激，使机械通气患者发生 VAP 的机会降低。

7. *肠内营养落实好* 若是患者进行胃管进食，建议采用滴注泵进行连续性小容量喂饲。每 4 小时应该经胃管抽出胃中残余物，以确定胃部是否太膨胀及确定胃内物质是否能排往肠道，以减少呕吐及误吸。胃部残余容量每 4 小时若超过 200ml，会增加呕吐及误吸的风险。

8. *每日评估撤机指征* 尽量缩短通气时间，如有可能应尽早拔除气管导管，减少细菌在生物膜内定植，降低 VAP 的发生。撤机的四个指征如下所述。

（1）基础性疾病得到控制：即诱发呼吸困难的基础性疾病得到控制，病情趋于稳定，病症有缓解趋势。

（2）生理指标标准：在撤掉呼吸机之前观察患者的生理指标，如氧合指数＞150 ～ 200mmHg；呼气末正压≤ 5 ～ 8cmH_2O；吸入氧浓度≤ 40% ～ 50%；动脉血 pH ≥ 7.25。

（3）血流动力学稳定：此时无心肌缺血动态变化，临床上没有显著的低血压，不需要血管活性药治疗或只需要小剂量血管活性药物，如盐酸多巴酚丁胺等进行输注。

（4）呼吸功能改善：此时有自主呼吸的能力及较好的气道保护能力，咳嗽有力，分泌物明显减少。

患者达到以上四个指标时，可考虑呼吸机撤机，在撤掉呼吸机前需进行预撤机，即暂停使用呼吸机情况下患者可以维持自主性呼吸，且能坚持 2 小时以上，代表患者可以脱离呼吸机。必须在医师严密观察下进行撤机，部分患者在撤机后需要重新使用呼吸机，部分患者还可能会出现撤机失败。因此，是否需要撤掉呼吸机，要根据医师对患者的具体判断而定。

9. *呼吸机冷凝水及时倾倒* 及时倾倒螺纹管中的冷凝水，冷凝液收集瓶应处于管道最低位置。湿化罐、雾化器液体应使用无菌水，每 24 小时更换一次。

10. *定期更换呼吸机管路* 呼吸机外壳及面板应每天清洁消毒 1 ～ 2 次。推荐每周更换一次呼吸机管道，但在有肉眼可见污渍或有故障时应及时更换。

呼吸机外部管路及配件一人一用一消毒或灭菌，有明显分泌物污染时应及时更换。

11. *早期开展康复训练* “早期活动”是治疗危重症患者的一种物理治疗方式。这种方式采用强度逐渐递增的运动训练，从床上被动运动和神经肌肉电刺激开始，逐渐过渡到床上交替变换姿势、坐床边、床椅转移、站立、迈步，最终能辅助或独立行走。这种方式可以诱导机体应激的生理反应，改善通气、中枢和外周血流循环、肌肉新陈代谢和警觉性，从而缩短重症监护和机械通气的时间。

参考文献

曹身云，李震，赵书平. 高毒力肺炎克雷伯菌的研究进展 [J]. 国际检验医学杂志，2022, 4(7): 864-868.

董秀涛，崔晓笛，石晓红，等. 高毒力肺炎克雷伯菌的微生物学特征与毒力因子研究进展 [J]. 国际检验医学杂志，2023, 44(11): 1382-1387.

国家卫计委海峡两岸医药卫生交流协会呼吸病学专业委员会，中华医学会结核病学分会呼吸内镜专业委员会，中国医师协会儿科学分会内镜专业委员会，等. 诊断性介入肺脏病学快速现场评价临床实施指南 [J], 天津医药，2017, 45(4): 441-448.

黄韵，李从荣. 高毒力肺炎克雷伯菌研究进展 [J]. 检验医学，2021, 36(11): 1181-1185.

李贝，郭主声. 高毒力肺炎克雷伯菌的临床感染及诊疗 [J]. 深圳中西医结合杂志，2023, 33(6): 124-127.

沈壁洪. 高毒力肺炎克雷伯菌的研究现状 [J]. 智慧健康，2023, 9(27): 45-48.

石家秀，王克华. 穴位埋线治疗早发性卵巢功能不全作用机制研究进展 [J]. 医学综述，2022, 28(12): 2436-2440.

王德花，刘卫娟，唐新勉，等. 缩唇呼吸训练联合多功能呼气阀锻炼在闭塞性细支气管炎患儿中的应用 [J]. 临床与病理杂志，2023, 43(12): 2144-2149.

王琳琳，项云改，谭丽，等. 基于”阴阳消长转化”理论分期针灸法治疗早发性卵巢功能不全临床观察 [J]. 中国针灸，2021, 41(7): 742-746.

王粟，丁立，姜文容，等. 高毒力肺炎克雷伯菌耐药性和治疗策略研究进展 [J]. 检验医学，2023, 38(1): 81-86.

应冲涛，郭普，梅传忠. 高毒力肺炎克雷伯菌的研究进展 [J]. 中国抗生素杂志，2021, 46(7): 638-643.

曾聪，陈益丹. 灸法改善卵巢储备功能下降机制研究进展 [J]. 浙江中西医结合杂志，2022, 32(9): 878-880.

张颖，李轶，郭思. 高毒力肺炎克雷伯菌分子致病机制研究进展 [J]. 检验医学与临床，2020, 17(9): 1298-1301.

郑茂，邹玉，刘晓，等. 耐碳青霉烯类高毒力肺炎克雷伯菌的研究进展 [J]. 中国感染与化疗杂志，2021, 21(1): 6.

周君辰，李娟，周海健，等. 高毒力肺炎克雷伯菌毒力和耐药机制研究进展 [J]. 疾病监测，2022, 37(11): 1474-1477.

祝俊英，魏清，沈震，等. 高毒力肺炎克雷伯菌中 KPC-2 型碳青霉烯酶对细菌毒力的影响 [J]. 中国感染与化疗杂志，2021, 21(6): 697-702.

Lee C-H, Chae J D, Choe W, et al. Osteomyelitis caused by hypervirulent Klebsiella pneumoniae : The first korean case with family spread[J]. Ann Lab Med, 2021, 41(2): 250-254.

Liu J, Haichen W, Huang Z, et al.Risk factors and outcomes for carbapenem-resistant Klebsiella pneumoniae bacteremia in onco-hematological patients[J]. Journal of Infection in Developing Countries, 2019, 13: 357-364.

第 9 章

糖尿病患者胸部疾病术后康复

第一节　概　述

糖尿病（diabetes mellitus，DM）是一组因胰岛素绝对或相对分泌不足和（或）胰岛素作用障碍引起的蛋白质、脂肪、碳水化合物代谢紊乱性为主要特征的代谢异常综合征，以高血糖为主要表现。

糖尿病的典型临床表现为“三多一少”，即多饮、多尿、多食和体重下降，以及血糖高、尿液中含有葡萄糖等，病程久可引起多系统损害，导致眼、肾、神经、心脏、血管等组织器官的慢性进行性病变、功能减退及衰竭，病情严重或应激时可引起急性严重代谢紊乱。

糖尿病是常见病、多发病，糖尿病患者人数在世界范围内以惊人的速度增加。

50% 的糖尿病患者会经历一次手术治疗，合理的血糖管理可减少手术不良结局的发生，提高手术成功率，反之可能会导致手术失败，甚至死亡。因此，血糖的管理至关重要。

一、围手术期高血糖

围手术期高血糖是指住院期间任意时间点的血浆葡萄糖＞ 7.8mmol/L，这类人群包括既往诊断明确的糖尿病患者、既往未被诊断的糖尿病患者及发生“应激性高血糖”患者。应激性高血糖患者的 HbA1c ＜ 6.5%。

随着 DM 患病率升高，外科手术患者中 DM 患者比例逐渐升高，占 10% ～ 20%。手术、心理紧张等应激因素是导致非 DM 患者出现围手术期高血糖的主要原因。围手术期高血糖发生率在普通外科患者中占 20% ～ 40%，在胃肠手术患者中约占 75%，在心脏外科患者中约占 80%。外科手术可导致一系列代谢紊乱从而改变人体正常葡萄糖水平。与非糖尿病患者相比，行手术治疗的糖尿病患者术后急性并发症的发生率和病死率明显升高，围手术期高血糖导致机体代谢和器官功能紊乱，加重器官损伤，诱发多种并发症，增加术后感染甚至死亡风险。因此，对围手术期高血糖人群的识别十分重要。在行手术治疗或进入重症监护治疗病房

（intensive care unit，ICU）之前，有超过 1/3 的糖尿病患者未被确诊或治疗。应激性高血糖表现为应激状态下的血糖升高，疾病转归后葡萄糖耐量试验正常。研究表明，未被确诊的糖尿病患者术后不良结局的发生风险明显高于已确诊的糖尿病患者。临床上应当提高警惕，正确识别与糖尿病和糖耐量异常相关的临床表现。

围手术期导致血糖升高的原因主要在手术、疾病等应激状态下机体如儿茶酚胺、皮质醇、胰高血糖素等升糖激素水平分泌增加影响糖代谢，使血糖升高。同时有研究表明应激时炎性因子（如 IL-1、IL-6、TNF-α）的过度释放抑制胰岛素紊乱，使得血糖升高，这种高血糖状态定义为应激性高血糖。既往研究表明，术后第 1 天胰岛素反应性下降最为明显，根据不同情况可能持续数天或数周。腹部择期手术患者术后 5 天胰岛素敏感性下降 50%，而恢复至正常则需要 9 ～ 21 天。与中小手术相比，涉及胸部和腹部等重要脏器的外科手术高血糖的持续时间会延长；进行小手术治疗的患者，因创伤、应激程度较轻，胰岛素抵抗的程度也较轻。

二、围手术期血糖与手术

（一）高血糖的危害

高血糖状态会抑制中性粒细胞活性，降低白细胞对病原体的吞噬杀灭能力，因此易增加患者伤口、肺部等感染的风险。高血糖被证实可抑制胶原蛋白合成，抑制损伤后新生血管形成，不利于手术后伤口的恢复，延长恢复时间也会导致感染概率增加，若手术前血糖控制不佳，再进行手术对身体造成创伤，增加身体应激反应，会使手术前后血糖更难以控制，增加炎症反应，增加酮症酸中毒、饥饿性酸中毒、高渗性昏迷等糖尿病急性并发症风险。

（二）低血糖的危害

围手术期在防治高血糖危象同时，必须时刻警惕低血糖的发生。目前，大多数共识认为将血浆血糖值低于 3.9mmol/ L 作为糖尿病患者低血糖诊断标准。

低血糖也是围手术期糖尿病患者的重要危险因素之一。低血糖可能导致交感神经兴奋性增加，引起心悸、出汗等不适症状，影响手术过程中的麻醉效果及患者的生命体征监测；此外，严重的低血糖还可能诱发脑部并发症，如脑水肿、脑疝等，从而加重手术的风险。

（三）影响血糖的因素

血糖的管理包括术前、术中、术后三个阶段，涉及的内容包括血糖筛查、评估、治疗、护理等环节。围手术期血糖的治疗主要包括降糖药物的应用及口服药物与胰岛素的转换、胰岛素治疗方案的选择、血糖相关药物的应用及肠内外营养支持的选择，而不恰当的肠内外营养也会导致高血糖及酮症的出现。通过术前血糖监测可以遴选出更多高血糖患者，进而对血糖相关的不良事件的发生提出预警。对糖尿病并发症及治疗疗效的全面评估可以预测术中、术后不良结局的发生，有利于医务人员提早采取防御措施，避免不良事件的发生。因此，合理的治疗方案的选择在围手术期血糖管理中至关重要。除了治疗方案本身的规范化，定期对相关医务人员进行培训，也有利于提高围手术期总体护理水平。

总之，血糖管理应贯穿于围手术期的各个阶段。安全有效的血糖管理有助于降低围手术期相关并发症发生率，改善手术预后、降低术后病死率节省医疗费用。通过对血糖进行严密监测、分阶段管理，既要控制血糖达标，又要防止低血糖的发生。对于不同病情严重程度、不同围手术期阶段的外科手术患者，应采取个性化的血糖管理方案，保障患者平稳度过围手术期。

三、糖尿病患者术前准备

随着人类寿命延长，人口老龄化及生活模式改变等因素影响，糖尿病发病率逐年增长。据统计，糖尿病患者群中有超过 50% 的患者在其一生中需要接受不同类型的外科手术治疗。有资料显示，糖尿病患者术后并发症发生风险比血糖正常者增加 4 倍。围手术期高血糖无疑增加了手术的危险性与复杂性，因此充分的术前评估尤为重要。

（一）围手术期高血糖危险因素

围手术期高血糖是指在手术前后由于多种因素导致血糖水平异常升高的情况，对糖尿病患者尤其危险。

1. 手术创伤　手术本身是一种创伤，会引起身体的应激反应，导致血糖升高。

2. 麻醉方式　全身麻醉尤其是吸入性麻醉药可能刺激血糖升高。

3. 术后感染　感染是导致血糖升高的常见因素，特别是在术后。

4. 长时间禁食　围手术期长时间的禁食或摄入不足可能导致医源性低血糖和血糖波动。

5. 降糖治疗中断或改变　围手术期常规降糖治疗的中断和改变可能引起血糖波动。

6. 合并糖尿病　糖尿病患者由于胰岛素抵抗或胰岛素分泌障碍，更容易发生围手术期高血糖。

7. 代谢综合征　代谢综合征患者也存在胰岛素抵抗，可能在围手术期发生高血糖。

8. 激素使用　围手术期经常使用的激素，如地塞米松，可升高血糖水平。

9. 含糖营养液　使用含糖的营养液可能进一步增加高血糖的风险。

10. 儿茶酚胺、皮质醇和炎性介质分泌　手术创伤、麻醉、术后感染等因素可能诱发这些胰岛素抵抗因子的分泌，促使血糖升高。

11. 糖尿病控制不佳　术前血糖控制不满意的患者，可能在围手术期发生糖尿病性酮症酸中毒、循环衰竭等严重并发症。

12. 靶器官损害　糖尿病的慢性并发症，如心血管功能障碍、肾功能不全等，对围手术期的影响可能比糖尿病本身更严重。

总之，由于糖尿病患者高血糖、诸多并发症对手术结局的不良影响，做好术前评估非常重要。术前评估有利于将血糖控制在安全水平，控制高血糖，减少低血糖，控制其他危险因素，预知可能出现的并发症，提早制订治疗护理对策，从而选择合适的手术时机和手术方案，尽可能地减少围手术期并发症的发生，降低致残率和死亡率，缩短住院时间。

（二）糖尿病患者术前准备

1. 血糖控制水平　既往明确诊断糖尿病者，除监测空腹、三餐后、睡前血糖谱之外，既往 3 个月内如未行 HbA1c 检测，则须在术前检测。应当注意贫血、近期输血等因素可能干扰 HbA1c 检测的准确性。

（1）HbA1c 对于术前血糖评估有着举足轻重的作用，其测定意义可以简述为以下四方面：

1）HbA1c ≥ 6.5% 已经作为确诊糖尿病的依据之一。

2）HbA1c 可以反映测定前 8 ～ 12 周的平均血糖指标，评价降糖控制效果。

3）区分糖尿病与应激性高血糖以明确围手术期高血糖原因。

4）预测术后并发症与高血糖急症发生率并指导手术时机。有研究证实使用 HbA1c 指标可以使原本未能确诊糖尿病的患者多出 1/3 有证据显示，HbA1c 可以预测术后发生高血糖的概率，且与手术结果相关。当较高的 HbA1c 联合术后高血糖同时存在时，会使并发症风险增加四倍之多 HbA1c 作为手术参考指标时，通常 HbA1c ＜ 5% 或＞ 9% 时，在排除紧急情况下，应选择择期手术。多数专家认同，HbA1c 在 6% ～ 8% 更能确保手术的安全性。

（2）将血糖控制在一定的范围是糖尿病患者术前准备的重要环节。在《中国住院患者血糖管理专家共识》中，将血糖控制目标进行了分层（表 9–1）。目前专家共识认为，对于拟行急诊、择期手术的患者，在术前、术中和术后建议宽松控制血糖；对于精细手术（如整形手术），血糖需严格控制；对于器官移植手术，需一般控制血糖。对于缺血性心脏病高风险患者，存在自主神经病变或肾衰竭的患者需慎重评估围手术期低血糖风险。

表 9–1　住院患者血糖控制目标分层（mmol/L）

血糖类型	严格	一般	宽松
空腹或餐前血糖	4.4 ～ 6.1	6.1 ～ 7.8	7.8 ～ 10.0
餐后 2 小时或随机血糖	6.1 ～ 7.8	7.8 ～ 10.0	7.8 ～ 13.9

在术前准备过程中，应根据患者的血糖情况、一般状况及手术的类型决定是否需要停用之前的口服降糖药物及是否需要胰岛素治疗。

手术当日停用口服降糖药和非胰岛素注射制剂磺脲类和格列奈类药物可能引起低血糖，术前最好停用 24 小时；肾功能不全或使用静脉造影剂的患者术前停用二甲双胍 24 ～ 48 小时，停药期间使用常规胰岛素控制血糖。无须禁食水的短小局麻手术可保留口服降糖药。

2. 并发症的评估

（1）心血管并发症：如冠心病、心力衰竭等，需进行心电图和心脏功能评估。包括心脏和大血管、微血管、心肌、心脏自主神经、冠状动脉粥样硬化等，其中以冠心病最常见，其发病率为非糖尿病患者的 4 ～ 5 倍。糖尿病患者由于葡萄糖代谢障碍而引起脂肪动员分解加速，血脂浓度增高、存在高凝状态，如果糖尿病患者同时合并肿瘤因素，则血管栓塞、心肌缺血、心肌梗死等风险明显增加，甚至可威胁生命。早期规范化治疗可更好地管理围手术期血糖，减少心血管相关并发症和病死率。

（2）肾脏并发症：如糖尿病肾病，需评估肾功能和调整药物。在糖尿病发病 20 年后约 50% 的患者会出现糖尿病肾病的临床表现。糖尿病肾病晚期因肾小球滤过率明显减少，导致血容量增加和高血压。同时，由于调节机制的障碍还可引起水和电解质代谢紊乱及酸碱平衡失调。对于肾功能重度损害的患者，大手术后发生感染、出血、切口愈合不良等的概率高达 60%，手术死亡率达 2% ～ 6%。值得注意的是，血肌酐水平不能全面、准确的反映糖尿病患者的肾脏功能，尿微量白蛋白应作为糖尿病患者术前评估的常规检测，如结果为阳性，应进一步完善 24 小时尿白蛋白定量及肌酐清除率。

（3）自主神经病变：糖尿病患者有较高的自主神经病变发生率，可影响手术期间血管的正常反应，从而增加手术过程中低血压，甚至呼吸、心搏骤停的风险。其次，糖尿病患者胃肠自主神经受损，内脏平滑肌细胞玻璃样变，导致胃排空障碍。同时，食管和肠道括约肌功能障碍，也增加了患者麻醉插管时误吸的危险。

（4）高血压：常与高血糖并存，是代谢综合征的组成部分，是糖尿病微血管和大血管并发症的危险因素之一，糖尿病患者人群的患病率为普通人群的 1.5 ～ 2

倍。文献报道，对于有心肌梗死病史者，如术前存在高血压，围手术期再发心肌梗死的概率较血压正常者增加 2 倍；术前高血压并存心绞痛者，则心肌梗死发生率高达 23%。

（5）营养状态：一方面，许多 2 型糖尿病或所谓隐匿型糖尿病患者均表现为“营养过剩”的肥胖状态，该类患者往往存在以胰岛素抵抗为核心的代谢综合征。在此基础上，手术应激更容易诱发血糖剧烈波动，甚至引发急性代谢紊乱。另一方面，术前长期处于禁食状态、反复呕吐、腹泻的患者，机体处于容量不足的状态，部分患者还可能伴有电解质及酸碱平衡紊乱。在此基础上手术造成的血糖升高可引起渗透性利尿，从而导致血糖的进一步升高，甚至高渗性脱水、昏迷或酮症酸中毒。因此，对于糖尿病患者术前的营养评估同样关系到手术风险的判断。营养不良是围手术期不良结局的危险因素，因此，术前应当积极改善营养状态，合理调整饮食结构，既有利于血糖控制，也有利于术后的恢复。

（6）患者心理、依从性和期望值评估：行为和心理也是术前评估的内容，对患者的术前沟通包括手术情况、治疗的预期获益与相关风险等。

3. 手术类型和紧急程度

（1）急诊手术：对于急诊手术，由于原发疾病的紧急性和不确定性，术前往往难以对糖尿病患者进行全面的风险评估，但仍应在术前明确患者糖尿病的诊断、目前的治疗方案（饮食控制、口服降糖药、使用胰岛素）及血糖控制情况。对于术前已明确糖尿病病史者，在急诊手术前至少应完善血糖、血肌酐、尿酮体的检测；在病情允许的前提下，尽可能通过特殊检查及化验了解心、肺、肝、肾的情况，在有限的时间内尽可能对手术风险进行评估。

由于术前准备时间有限，急诊手术前未能明确糖尿病诊断的患者并不在少数。有文献证实，该类患者与已经确诊并接受治疗的糖尿病患者相比，其围手术期风险更高。因此，对于既往无糖尿病病史者，如果年龄≥ 45 岁或体重指数≥ 28kg/ ㎡，同时合并高血压、高血脂、心血管疾病及糖尿病家族史等高危因素，应加强对其围手术期评估及血糖监测的管理。

（2）择期手术：对于择期手术的糖尿病患者，围手术期处理较为复杂。一方面，不同手术范围、部位所引起的全身应激反应不同，患者的血糖波动水平也不尽相同；另一方面，糖尿病并发症较多、对手术耐受能力差，给术中及术后治疗增加了难度。因此，临床上对糖尿病患者进行择期手术（特别是大中型手术）前必须做全面、完善的评估。

糖尿病患者在手术及麻醉期间，升糖激素如胰高血糖素、儿茶酚胺、皮质醇及生长激素水平均可增高。这些激素分泌的增加，可抑制胰岛素分泌，增加胰岛素抵抗，使糖原异生和糖原分解加强，胰岛素介导的葡萄糖摄取和利用减少，从而升高血糖。有学者利用高胰岛素－正常葡萄糖钳夹技术测定胰岛素介导的葡萄糖代谢率，发现疝修补组患者术后第 1 天葡萄糖代率下降 32%，而胆囊手术组下降 56%。这一结果说明，即使是疝修补、胆囊切除这类中小型手术，创伤应激造成的血糖代谢异常仍普遍存在。一般而言，手术创伤越大，术后血糖波动越明显。通常情况下，中、小手术可使血糖升高 1.1mmol/L 左右，大手术可使血糖升高 2.05 ～ 4.48mmol/L。因此，术前尽可能准确预计手术创伤大小，对评估糖尿病患者的手术风险具有一定意义。

四、围手术期低血糖的识别和处理

（一）低血糖的临床表现和诊断标准

1. 低血糖的临床表现　低血糖是糖尿病治疗过程中的急性并发症之一，严重者可危及生命，也是血糖达标征途上的重要障碍。尤其对于围手术期患者，常因为饮食运动不规律、手术及术前禁食状态、药物用量不合理、静脉滴注液体内胰岛素配比不当等原因，造成血糖偏低甚至出现严重低血糖状况，因此应当引起患者本人、家属及医护人员的高度重视。

低血糖的临床表现与血糖水平及血糖下降速度有关，主要表现为交感神经兴奋症状，如心慌、焦虑、出汗、面色苍白、四肢颤抖、饥饿感、恶心、呕吐、烦躁等；有的还可能出现中枢神经症状，如头晕、眼花、意识模糊、认知障碍、语言困难、注意力不集中、困倦等，严重者可发生抽搐，甚至昏迷。典型的临床表现对于低血糖的鉴别并不十分困难，但很多情况下患者可能出现非典型症状，如老年患者发生低血糖时常可表现为行为异常、胡言乱语，有些患者屡发低血糖后可表现为无先兆症状的低血糖昏迷，还有很多发生在夜间的低血糖，常因患者入睡状态难以及时发现，从而得不到及时有效地处理。

2. 低血糖的诊断标准和临床分层　对于非糖尿病患者，低血糖的诊断标准为静脉血糖≤ 2.8mmol/L；而对于糖尿病患者，静脉血糖≤ 3.9mmol/L 则可诊断为低血糖。临床上根据低血糖的程度分为三层：①血糖警惕值。血糖≤ 3.9mmol/L，伴或不伴有低血糖症状。②临床显著低血糖。血糖＜ 3.0mmol/L，提示有严重、临床上有重要意义的低血糖。③严重低血糖。无特定血糖界限，常有严重认知功能障碍，需要他人帮助恢复，低血糖纠正后神经系统症状明显改善或消失。此外，部分患者出现低血糖症状，但没有条件检测血糖（称可疑症状性低血糖），也应当按照低血糖的处理原则及时进行处理。

（二）低血糖的危害和常见原因

1. 低血糖的危害　葡萄糖为全身各组织器官供能的重要物质，因此，低血糖对大脑、心脏等人体重要器官的影响不言而喻。尤其是中枢神经系统，其能量代谢全部依赖于血液中的葡萄糖供能，而脑组织储存的葡萄糖非常有限，仅够维持 5 ～ 10 分钟脑细胞功能，当葡萄糖缺乏时会导致大脑功能失调，长时间低血糖可导致神经细胞不可逆性损伤和死亡。此外，低血糖会刺激交感神经兴奋，分泌大量儿茶酚胺、肾上腺素等，促进血管收缩，导致心律失常、心肌耗氧量增加等一系列反应，进而诱发心脑血管事件。

另外，反复低血糖会导致血糖自我调节机制受损。血糖降低可通过激发机体产生一系列神经 - 体液反应，维持血糖的稳态。由于很多糖尿病患者常伴有自主神经功能障碍，影响了机体对于低血糖的反馈调节能力，因此增加了发生严重低血糖的风险，反过来，低血糖也可能诱发或加重患者自主神经功能障碍，形成恶性循环。而当低血糖发作后，体内的升糖激素（如糖皮质激素、胰高血糖素、肾上腺素、生长激素等）分泌增加，导致反射性高血糖，血糖波动大，尤其不利于围手术期的血糖管理控制。此外，严重的低血糖反应让患者有濒死感，患者可能产生对低血糖的极度恐惧，从而使后期治疗依从性降低，严重影响血糖的远期管理。

2. 导致低血糖的常见原因　正常人体的血糖受到多重因素调控，如中枢神经系统、内分泌腺、肝脏、胃肠、营养及运动等。体内的升糖激素有胰高血糖素、肾上腺素、肾上腺皮质激素、生长激素、甲状腺激素及一些胃肠激素等，胰岛素是唯一的降糖激素。另外，血糖升降还受到很多生理因素的影响，如饮食、运动、饮酒、哺乳等。以下列举一些常见的低血糖原因。

（1）饮食及运动不当：很多糖尿病患者知道需要控制饮食、加强运动，但忽略了无论是饮食还是运动都需要规律。在降糖治疗的过程中突然减少饮食或者增大运动量，而降糖药物却未做相应调整时，就可能引起低血糖。尤其对于围手术期的糖尿病患者，存在术前禁食、术后逐渐恢复饮食的情况，而糖尿病患者自身胰岛细胞功能受损，血糖调节能力差，禁食时间过长就可能导致低血糖的发生。另外，大量酒精摄入，尤其是空腹饮酒，可以减少体内自身葡萄糖的生成，导致低血糖发生。

（2）降糖治疗措施不当：降糖药物或胰岛素过量常是患者发生低血糖的最主要原因。尤其是应用胰岛素注射的患者，无论是静脉滴注还是皮下注射，如果滴速过快或剂量过大，尤其是与饮食、运动量不相匹配时，均可能引起低血糖发生。刺激胰岛素分泌的口服降糖药物也可能引起低血糖，如磺脲类、格列奈类等。格外需要注意的是，一些不正规的中成药中可能掺杂了西药降糖药成分，由于成分和剂量不明确，同样可能导致低血糖的发生。在围手术期，为了早日进行手术，实现血糖快速达标，一味追加口服降糖药或者胰岛素用量，是大多数低血糖事件发生的重要原因。值得一提的是，作为临床医师，无论是否为内分泌专科医师，应当至少掌握几种常用胰岛素的区别和用法，如果错将餐前速效胰岛素当作基础胰岛素晚睡前注射，就极有可能造成夜间严重低血糖发生。不同种类胰岛素的名称、起效时间、作用时间等见表 9-2。

表 9-2　临床常用胰岛素分类及药学特性对比

分类	起效时间	代表胰岛素	使用注意
超短效胰岛素	10～20分钟起效，1～2小时达峰，持续时间3～5小时	赖脯胰岛素、门冬胰岛素等胰岛素类似物	起效快，作用时间短，临床使用时需注意，药物注射后10分钟内需进餐，以免出现低血糖反应
短效胰岛素	0.5～1小时开始生效，2～4小时作用达高峰，维持时间5～7小时	包括普通胰岛素，生物合成人胰岛素注射液	因可用于静脉注射，尤其是普通胰岛素注射液，临床静脉注射使用较多，用药时需尽量避免与其他药物混合使用，以免出现配伍禁忌
中效胰岛素	1～1.5小时起效，8～12小时达高峰，持续约24小时	临床常用的包括低精蛋白锌胰岛素（NPH），重组人胰岛素（N）	应于早餐前30～60分钟皮下注射，若每日用量超过40U，则要分2次注射，早餐前注射日剂量的2/3，晚餐前注射日剂量的1/3
长效胰岛素	4～8小时起效，14～20小时达峰，持续24～36小时	临床常用的包括鱼精蛋白锌胰岛素、甘精胰岛素、地特胰岛素等	此类胰岛素近乎中性，注射后逐渐释放出胰岛素，因此作用时间长，不能静脉给药
预混胰岛素	30分钟起效，2～12小时达高峰，持续16～24小时	临床常用的包括精蛋白生物合成人胰岛素注射液（预混30R）、精蛋白生物合成人胰岛素注射液（预混50R）、精蛋白锌重组人胰岛素混合注射液等	此类胰岛素多为短效或超短效胰岛素与中效胰岛素按一定比例预混而成，因此具有快速降糖且作用时间长的特点，临床使用较为广泛，注意本品使用前应混匀至呈白色均匀的混悬液

（3）药物间的相互作用：有研究表明，在应用胰岛素或口服降糖药的同时应用血管紧张素转化酶抑制剂（angiotensin converting enzyme inhibitor，ACEI）类药物，发生低血糖危险性可增加 2～4 倍，其机制可能是 ACEI 改善胰岛素抵抗，增加胰岛素的敏感性所致。另外，ACEI 类药物有升高血钾的作用，可部分改善 B 细胞胰岛素的分泌。另外，降糖的同时服用喹诺酮类抗菌药也可能导致低血糖，其能够刺激胰岛细胞膜上腺苷三磷酸（adenosine triphos-phate，ATP）依赖性 K^+ 通道，

促进胰岛素释放。其他可能加强降糖药物降血糖功效的药物还包括磺胺类药物、水杨酸盐、β 受体阻滞剂等。

（三）低血糖的管理

1. 及时纠正　如果在术中或术后禁食期出现低血糖，应根据血糖水平决定输注的液体类型及胰岛素的用量。当血糖＜ 4.4mmol/L 时，建议给予高糖 10g 静脉推注，之后每 15 ～ 30 分钟监测 1 次血糖；当血糖在 4.4 ～ 5.6mmol/L，按照 40ml/h 的速度静脉输注 5% 葡萄糖，或按照 20ml/h 速度静脉输注 10% 葡萄糖，之后每 1 小时监测 1 次血糖；当血糖升高至 5.6 ～ 10.0mmol/L，不做特殊处理，每 2 小时监测 1 次血糖。

如果在非禁食期间出现低血糖，建议患者口服 10 ～ 25g 快速吸收的碳水化合物（如含糖饮料），因为胃肠蠕动致迷走神经兴奋性增高，可部分缓解低血糖所致交感神经兴奋症状。不能口服的患者给予静脉推注 50% 葡萄糖 20 ～ 50ml，之后持续静脉输注 5% 或 10% 葡萄糖维持血糖，每 15 分钟监测 1 次血糖，直至血糖≥ 5.6mmol/L。人体内糖储存的形式主要是糖原，当机体出现低血糖，意味着糖原储存库已经空虚；低血糖昏迷的患者输入高渗糖后，脑组织利用糖后可很快清醒，但当所输注的有限的葡萄糖耗尽后，可能再次发生低血糖甚至昏迷，故应当持续输注一段时间，以便机体合成和补足已亏空的糖原。

在人体所有内分泌激素中，只有胰岛素是降低血糖的，其他激素都是升高血糖的。故临床处理低血糖时，除给予高渗糖外，可根据情况选用糖皮质激素、胰高血糖素等，甚至肾上腺素，但禁用 β 受体阻滞剂。另外，围手术期应用糖皮质激素可能增加切口感染的风险，肾上腺素可能带来血压的升高和波动，基于上述原因，临床上除非特别严重且持续的低血糖状态，尽量还是应用常规的葡萄糖注射液来纠正过低的血糖，相对比较安全。

2. 早期发现　如果患者发生低血糖昏迷持续 4 小时，就可发生“去大脑皮质”，即低血糖昏迷，此时即使再给予葡萄糖，患者也可能继续处于昏迷状态，故低血糖的处理应当争分夺秒。首先要告知患者及其家属低血糖时可能出现的症状，交代患者一旦出现类似不适及时测量血糖；另外，对于有糖尿病病史的患者，一旦出现昏迷，首先应当考虑是否有低血糖的发生，故快速血糖检测是第一要务；同时对于特殊人群给予足够的重视，一些老年糖尿病患者或反复低血糖的患者，应当注意酌情增加血糖监测频率，必要时可以加测夜间血糖，避免无症状型低血糖带来的危害。

3. 重在预防　无论多么及时有效的处理，都不如防微杜渐，因此，低血糖重在预防。各科室医务人员应加强低血糖防范意识，及时识别低血糖的表现，加强低血糖的监测和管理，并告知患者及其家属低血糖防范的相关知识，注意可能引发低血糖的诱因，防患于未然。对于糖尿病患者，无论是否需要手术，在日常的血糖管理上需要制订个体化的治疗方案，以达到控制血糖疗效的最大化和低血糖风险的最小化。饮食、运动要规律，药物治疗要合理，一般来说，比较容易引发低血糖的降糖药物包括胰岛素、磺脲类胰岛素促泌剂、格列奈类等，其他种类的降糖药（如二甲双胍、α- 糖苷酶抑制剂、噻唑烷二酮类）单独使用时一般不导致低血糖，而应用 DPP-4 抑制剂、GLP-1 受体激动剂和钠 - 葡萄糖协同转运蛋白 2（sodium-glucose cotransporter-2，SGLT-2）抑制剂的低血糖风险相对也比较小。

总的来说，低血糖是糖尿病患者长期维持正常血糖水平的制约因素，严重低血糖发作会给患者带来巨大危害，尤其在患者围手术期的特殊状态下。预防和及时治疗低血糖可以帮助患者达到最适宜的血糖水平，有利于手术的顺利进行和术后的身体恢复，远期来看也能够延缓并减少并发症的发生。

五、加速康复外科中全程营养支持与血糖管理

加速康复外科是近 20 年来外科领域的一个重要进展，2018 年我国已发布了《加速康复外科中国专家共识与路径管理指南》。最近美国促进恢复学会（American Society for Enhanced Recovery，ADER）与围手术期质量倡议委员会（Perioperative Quality Initiative，POQI）共同发布了国际上首个加速康复外科理念下的围手术期营养支持的共识声明，建议所有接受大手术的患者术后至少应用高蛋白口服营养补充 4 ～ 8 周，对于有严重营养不良的患者以及术后住院时间长或 ICU 住院时间较长的患者，术后应当应用高蛋白口服营养补充 3 ～ 6 个月。出院后的阶段对于患者康复至关重要，需要更多研究关注术后此类高风险患者。糖尿病患者可使用糖尿病适用型肠内营养制剂。

第二节　加速康复外科胸部疾病围手术期糖尿病患者的精准护理

一、血糖监测（表 9-3）

血糖监测是指导血糖达标的重要措施，也是减少低血糖风险的重要手段，通过血糖监测了解病情，及时发现高血糖和低血糖，对生活规律、运动、饮食及随时调整治疗方案都具有重要的指导意义，是战胜糖尿病的基础。血糖值表示法有两种单位，一种是毫克 / 分升（mg/dl），为旧制单位，另一种是毫摩 / 升（mmol/L），为新制单位，较为多用。两种单位的换算公式为：mg/dl ÷ 18=mmol/L，mmol/L × 18=mg/dl。

表 9-3 血糖目标及控制状态分类

状态		理想	良好	差
血糖（mmol/l）	空腹	4.4 ～ 6.1	≤ 7.0	>7.0
	非空腹	4.4 ～ 8.0	≤ 10.0	>10.0

（一）适合进行血糖监测的人群

血糖监测适用于所有糖尿病患者，下列患者更需重视血糖的自我监测：

1. 刚开始用药物治疗的或血糖控制不稳定的患者。

2. 进行胰岛素强化治疗的患者。

3. 处于妊娠期间的患者。

4. 对低血糖反应不敏感的患者。

5. 平时血糖波动较大的患者。

（二）“8”点血糖监测

1. 空腹血糖：指隔夜禁食 8 ～ 10 小时后进行早餐前 6 ～ 7 时监测的血糖。主要反映在基础状态下没有饮食负荷时的血糖水平，以及前一天晚间用药是否合适，是糖尿病诊断的重要依据。

2. 三餐前血糖：早、中、晚正餐前的血糖值。反映胰岛 β 细胞分泌功能的持续性，可指导调整将要摄入的食物量和餐前注射胰岛素或口服药的量。有低血糖风险者应监测餐前血糖。

3. 三餐后血糖：从进第一口主食开始计时，进餐后 2 小时的血糖值。反映胰岛 β 细胞储备功能的重要指标，测餐后 2 小时的血糖能发现可能存在的餐后高血糖，能较好地反映进食与使用降糖药是否合适。

4. 睡前血糖：反映胰岛素 β 细胞对进食晚餐后高血糖的控制能力，是指导夜间用药或注射胰岛素剂量的依据。

5. 凌晨 2 ～ 3 时血糖：是人体 24 小时中血糖的最低点，凌晨 2 ～ 3 时血糖高、空腹血糖高，称为黎明现象；凌晨 2 ～ 3 时血糖低、空腹血糖高，称为苏木杰反应。

6. 随机血糖：可以了解机体在特殊情况下对血糖的影响，如进餐的多少、饮酒、劳累、生病、情绪变化、月经期等。

7. 出现低血糖症状时应及时监测血糖并记录（表 9-4）。

（三）血糖监测的操作步骤

1. 操作者洗手、戴口罩，查对床号、姓名、住院号，向患者解释操作目的，以取得合作。

表 9–4　血糖记录单

日期	饮食情况			运动情况	口服药用量	胰岛素用量	血糖值（mmol/L）									
	早	中	晚				空腹	早餐后	午餐前	午餐后	晚餐前	晚餐后	睡前	夜间	其他	备注

2. 选择采血部位，五指的手指两侧均可，但以示指、中指、环指多用。

3. 取出一条试纸，插入血糖仪的试纸插口。

4. 取 75% 乙醇棉签消毒手指侧面皮肤，待干 20 秒。

5. 用采血针刺破手指，将第一滴血用无菌棉签抹去，第二滴血点于试纸点样区的边缘，采血完毕，用无菌棉签按压针眼处 3 ～ 5 分钟。

6. 血糖结果将出现在显示屏上。

7. 整理用物，取下用过的试纸弃至污物罐，采血针弃至锐器盒，洗手。

（四）血糖监测的注意事项

1. 更换一盒新的试纸要调整血糖仪代码或者插入调码牌（免调码血糖仪除外），注意血糖试纸的有效期限，开封后的试纸有效期为 3 个月。

2. 采血前嘱患者用温水洗手，并擦干手指。

3. 手指侧边采血，部位要交替轮换，采血需足量，避免过度挤压采血处。禁止在指端红肿处刺破采血。

4. 采血针为一次性用物，使用后弃至锐器盒。

5. 血糖仪应保持清洁，定期进行校正，更换电池保证电量充足。

6. 只能使用 75% 乙醇消毒皮肤，禁用碘伏、碘酒消毒，因为碘会与血糖试纸中的酶发生反应，导致血糖测试结果不准确。

7. 监测餐后血糖要注意时间是否准确。

二、胰岛素注射技术

胰岛素是治疗糖尿病的重要药物，能够促进血浆中的葡萄糖进入到细胞内，让体内的血糖水平恢复正常数值；可以促进蛋白质合成，为身体功能的正常运行提供物质支持；能够抑制脂肪分解，防止机体过多将分解的脂肪酸释放到血液中，导致血脂波动。皮下注射胰岛素是糖尿病患者控制血糖的治疗方法之一，注射方式分为一次性胰岛素注射器、胰岛素笔、胰岛素无针注射器。

（一）一次性胰岛素注射器的使用

1. 准备注射器　检查外包装无破损，拆开外包装，取出注射器，检查注射器上的刻度，确保读数清晰可见，推拉注射器的活塞能够自由移动。

2. 准备药物　取出胰岛素注射液（非笔芯），如为预混胰岛素，需要轻晃摇匀，用 75% 乙醇棉签擦拭胰岛素药瓶的橡胶塞。

3. 抽取胰岛素　拉动注射器活塞，抽取与需要注射的胰岛素剂量相等的空气，将针头插入胰岛素药瓶的橡胶塞中，将空气注入胰岛素药瓶中，将注射器倒置，使针头在胰岛素液体中，缓慢抽取需要的胰岛素剂量，确保读数准确，如有小气泡，可轻弹注射器使其排出。

4. 选择注射部位　常见的注射部位包括腹部、上臂三角肌外缘、大腿外侧、臀部外侧等（图 9-1），用 75% 乙醇棉签擦拭注射部位，待干 20 秒。

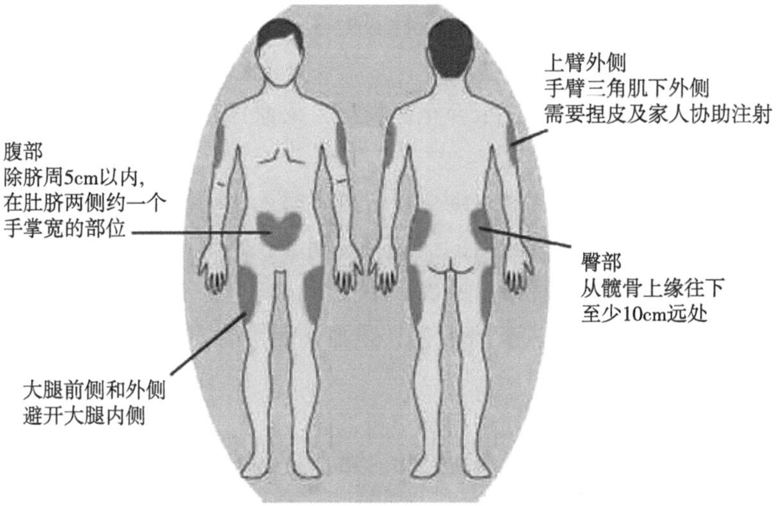

图 9-1　胰岛素注射部位图示

5. 注射胰岛素　将注射器与注射部位皮肤呈 45° 刺入皮肤中，缓慢推动注射器活塞，将胰岛素注射到皮下组织中，确保胰岛素注射完毕后，拔出针头，以无菌棉签轻压注射部位 3 ～ 5 分钟。

（二）胰岛素注射笔的使用

胰岛素注射笔可分为胰岛素预充式注射笔和笔芯可更换的胰岛素注射笔。胰岛素预充式注射笔是一种预填充 3ml（含 300u 或 450u）胰岛素的一次性注射装置，无须更换笔芯，药液用尽后丢弃。笔芯可更换胰岛素注射笔由注射笔和笔芯构成，笔芯中的胰岛素一旦用完，需要更换新的笔芯，注射笔可重复使用。胰岛素注射笔上标有剂量刻度，配套使用的针头与普通注射针头相比要细、短，可减少患者的注射痛苦和心理负担。此外，胰岛素注射笔使用方便，便于携带，适合一日多次的胰岛素治疗方案。

1. 胰岛素注射笔的操作步骤（图 9-2）

（1）洗手、戴口罩，查对床号、姓名、住院号，评估血糖情况，向患者解释操作目的，以取得合作。未开封的胰岛素笔芯应提前 60 分钟从冰箱内取出，在室温下复温。

（2）核对胰岛素剂型，检查笔芯有无破损或漏液，检查药液性状，并确认在有效期内，确保胰岛素注射笔内有足够的胰岛素量。注射预混胰岛素前，为保证剩余的胰岛素能被充分混匀，应确保胰岛素注射笔中的预混胰岛素大于 12U，若不足，应及时更换新笔芯。

（3）安装胰岛素笔芯：胰岛素注射笔与胰岛素笔芯必须匹配，旋开笔帽，拧开笔芯架，将活塞推杆复位；将笔芯装入笔芯架，拧紧。

（4）将胰岛素充分混匀（预混胰岛素）：胰岛素笔平放在手心中，水平滚动 10 次，然后用双手夹住胰岛素笔，通过肘关节和前臂的上下摆动，上下翻动 10 次，使笔芯内药液充分混匀，直至转变成均匀的云雾状白色液体。

（5）正确安装胰岛素笔用针头；排尽笔芯内空气，将剂量调节旋钮拨至 2U，针尖向上直立，手指轻弹笔芯架数次，使空气聚集在上部后，按压注射键，直至一滴胰岛素药液从针尖溢出，即表示活塞推杆已与笔芯完全接触，且笔芯内的气泡已排尽，将剂量旋钮旋至所需刻度，二人查对。

（6）选择并检查注射部位、取 75% 乙醇棉签消毒皮肤，范围 5 ～ 6cm，待干 20 秒。

（7）判断是否需要捏皮，选择合适的注射手法及进针角度。快速进针，缓慢注射药物至完全按下注射键。

（8）注射完毕后不要立即拔出针头，针头至少停留 10 秒，拔出针头后取无菌棉签轻按针眼处 3 ～ 5 分钟。

（9）针头套上外针帽，旋下弃至锐器盒，向患者交代注意事项，整理用物，洗手。

2. 注射部位的选择

（1）腹部：以脐部为圆心，3 ～ 5cm 外的两侧区域注射，上端不高于最低肋缘以下 1cm，下端不低于耻骨联合以上 1cm，身体两侧的皮下组织层较薄，容易注射到肌肉层。

（2）大腿外侧：在大腿的前外侧进行注射，因大腿内侧有较多的血管和神经分布，容易增加患者的疼痛感，且容易感染，不适宜注射。

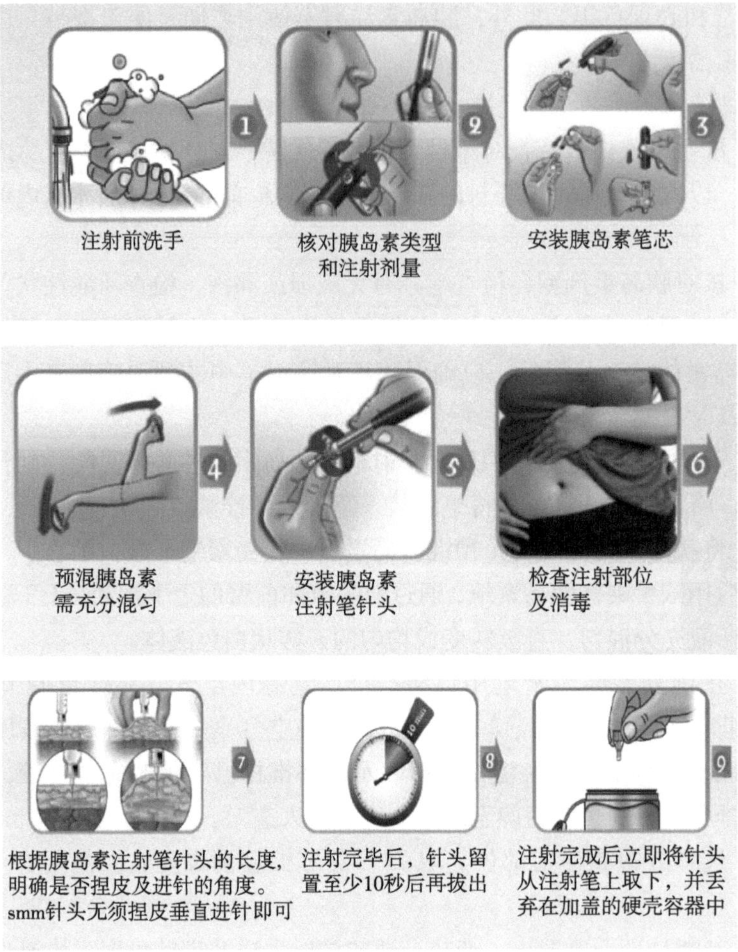

图 9-2　规范胰岛素注射标准 9 步骤

（3）上臂外侧：将上臂从肩峰到肘部平均分为三段，适合在上臂中段的外侧或后侧注射，在上臂三角肌的外缘注射，偏瘦的患者要避免注射到三角肌内。

（4）臀部外上侧：将一侧臀部划分为四个象限，在外上象限注射，避开内角。

（5）不同的注射部位，吸收速率不同，腹部吸收最快，60 分钟可 100% 吸收；上臂吸收较快，75 分钟可吸收 85%；大腿吸收较慢，90 分钟可吸收 70%；臀部吸收最慢。

（6）对短效胰岛素或与中效混合搭配使用时，最适合的注射部位为腹部，超短效胰岛素类似物吸收率不受注射部位的影响，可以在任何注射部位给药，对中长效胰岛素最适合的注射部位为臀部或大腿外侧。

3. 注射部位的轮换　胰岛素反复在同一部位注射会导致该部位皮下脂肪增生

而产生硬结，需要注射部位对称轮换，比如：左边注射 1 周、右边注射 1 周，左边注射一次、右边注射一次。进行同一注射区域内的部位轮换时，应注意注射点距离上次注射点之间至少相隔 1cm，且避免 1 个月内重复使用同一个注射点（图 9–3）。

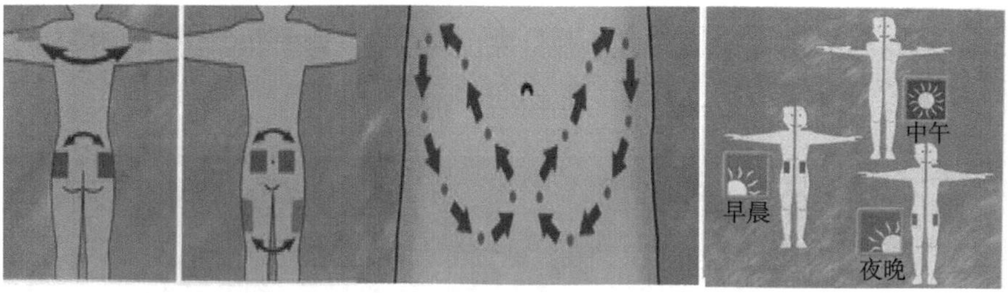

图 9–3　注射部位的轮换

4. 注意事项

（1）每次注射前均应检查注射部位，胰岛素一旦注射到有硬结的部位，就会影响胰岛素的吸收，降低治疗效果，所以，每次注射前一定要触摸注射部位，避开有瘢痕、硬结、触摸时感到疼痛的部位。一旦发现注射部位有疼痛、红肿、溃疡、硬结、凹陷、凸起、增生、萎缩等现象出现，要立即停止在该部位注射，并及时查明原因，采取妥善处理。

（2）为了保证将胰岛素注射至皮下层，在患者皮下脂肪层较薄的情况下需要捏起皮肤进行注射（图 9–4），降低胰岛素注射至肌肉层的风险。使用较短（4mm、5mm）的针头时大部分患者无须捏起皮肤，并可 90° 进针；使用较长（> 8mm）的针头时，需要捏皮或 45° 角进针以降低肌内注射风险。

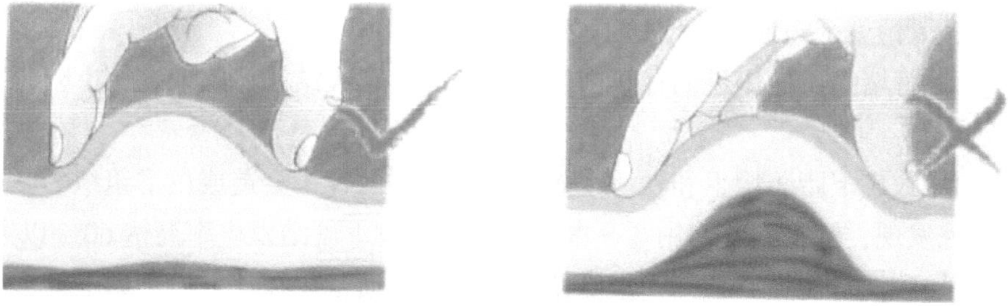

图 9–4　捏起皮肤的手法

（3）在注射预混胰岛素前，充分混匀笔芯内药液，避免剧烈摇晃致产生气泡，从而降低给药的准确性。

（4）注射后针头应在皮下停留 10 秒左右，药物剂量过大时，停留时间要超过 10 秒，以确保胰岛素被完全注射至体内。

（5）嘱患者注射胰岛素后 30 分钟内进食，以免发生低血糖。

（6）只能使用 75% 乙醇消毒皮肤，禁用碘伏、碘酒消毒，因为胰岛素是一种蛋白质，碘伏会与其中的氨基酸发生反应，影响药物的活性，从而影响治疗效果。

（7）针头重复使用的弊端

1）增加注射疼痛：重复使用会使针尖出现毛刺、弯曲和倒钩，肉眼不易发现，导致注射部位出血、擦伤，增加了注射的疼痛感（图 9–5）。

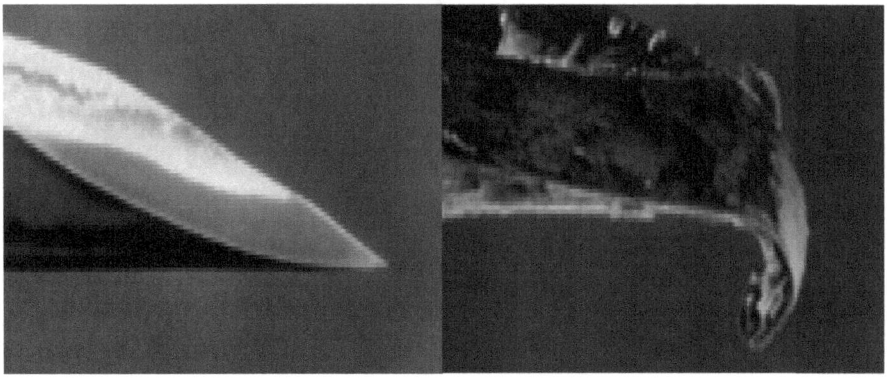

图 9–5　新针头与重复使用后的针头

2）针头折断概率增加：胰岛素笔用针头非常细，重复使用同一针头会导致针头韧性和强度降低，针尖部分容易折断，折断的针尖在人体内游走，不易取出，造成严重后果。

3）注射部位感染：糖尿病患者皮肤较易损伤，且不容易被发现，因此易发生多种皮肤及软组织损伤。重复使用针头后，空气中和针尖上的细菌可通过针管进入笔芯，既污染了药液，也增加了局部感染的风险。

4）针管堵塞：使用过的针管内残留的胰岛素形成结晶，阻塞针管，阻碍下一次注射。

5）导致皮下脂肪增生和硬块：重复使用变形的针头会造成皮下组织的微型创伤，研究发现，针头重复使用 3 ～ 5 次以上时，皮下硬结发生率高达 60% 以上。

6）导致注射剂量不准确：重复使用针头时，通常会在注射后不卸下针头，当温度降低时，胰岛素体积收缩导致空气进入笔芯，产生气泡导致注射时间的延长产生漏液现象；温度升高时，胰岛素体积膨胀而从针头处泄漏，浪费胰岛素，改变预混胰岛素的浓度，影响注射剂量的准确性。

（8）胰岛素的储存

1）避免阳光直射，不能冷冻。没有开启的胰岛素，在冰箱（2 ～ 8℃）冷藏保存，不要贴近冰箱后壁，以免温度过低，胰岛素受冻结冰，勿置于冰箱门上，避免反复开关门造成药液震荡及温度的改变。冷冻过的胰岛素即使已经融化也不能使用。

2）正在使用的胰岛素应在一般室温下（20℃左右，一般不超过 25 ～ 30℃）保存 30 天，注明开启日期。如果室温超过 30℃，正在使用的胰岛素应当储存在冰箱中冷藏保存，注射前 60 分钟提前取出复温（可在手掌之间滚动使其回温）。

3）开封后的胰岛素，使用期限是 4 周（28 天），即使没有用完，也要弃掉。

（三）胰岛素无针注射器的使用

1. 注射器的准备

（1）将注射器放入复位器中，确定安全锁处于“LOCK”位置。

（2）关上复位器，给注射器加压。

（3）打开复位器，取出加压后的注射器。

2. 安瓿取药

（1）从无菌包装中取出适配器。

（2）将适配器的针头刺穿药瓶的橡胶密封垫，确保适配器固定在该位置。

（3）从无菌包装中取出安瓿，将安瓿活塞拉出一半。

（4）打开抽药针，旋转安瓿直至它进入抽药针开口的顶端。

（5）将药瓶和安瓿倒过来，并将活塞全部推回到安瓿中。

（6）缓慢拉动活塞，直至安瓿中有足够的药量，且没有气泡。

3. 准备注射

（1）将安瓿从抽药针上旋下。

（2）将安瓿旋转入注射器的开口端，注意：将安瓿拧紧后，第一道安全机制将失效。

（3）打开安全开关，则第二道安全机制将失效，注射器准备完毕，处于待用状态。

4. 注射

（1）将注射器垂直置于注射部位成 90°，紧压皮肤，以安瓿顶端完全陷入皮肤为准。

（2）扳动扳机，注射完成后，将注射器稳定地保持于注射位置 2 秒后取下。

（3）旋下安瓿，使用后的安瓿可以当作日常垃圾处理，将绿色的安全环推回至“safe”位置。

三、围手术期胰岛素泵应用的管理与流程

胰岛素泵是采用人工智能控制的胰岛素输入装置，通过持续皮下胰岛素输注的方式，模拟人体胰岛素的生理分泌。胰岛素泵在有效降低血糖的同时，能够精

细调节夜间基础输注量，减少夜间低血糖的发生。此外，胰岛素泵能减少多次皮下注射给患者带来的痛苦，增加生活自由度，提高患者的依从性。

（一）胰岛素泵使用操作流程

1. 物品准备

（1）操作者洗手、戴口罩。取出储药器，将黑色活塞推至储药器顶部，逆时针旋转活塞杆，将活塞杆与活塞分开，再轻轻把活塞杆与活塞顺时针拧上。

（2）检查胰岛素，将胰岛素笔芯垂直插到储药器针头上，胰岛素在上，储药器在下，用手轻轻向下拉动储药器，将胰岛素慢慢抽入储药器内，抽取一半时，轻推活塞杆将空气排出后继续抽药，使储药器充满胰岛素，握住储药器逆时针转动，然后垂直向上将其从移液罩和笔芯上拔出。把输注管路接头装到储药器上，顺时针方向转动，将其固定。轻推活塞杆看到管路中有胰岛素流入，逆时针转动活塞杆取下。

（3）胰岛素泵处于原始屏幕，按 ACT 键显示主菜单，用上下键找到【充盈】，按 ACT 键确认，用上下键找到【马达复位】，按 ACT 键确认。屏幕上提示“将输注管路与身体断开”，按 ACT 键确认，屏幕提示“马达复位中，请等候提示”，听到提示音结束。屏幕上提示“安装 / 固定储药器”，将新储药器装入泵内，顺时针转动接头，固定，按 ACT 键确认。屏幕提示“准备开始充盈，按住 ACT 键”，持续按住 ACT 键直到输注管路针头处出现胰岛素，松开 ACT 键。检查管路内是否有气泡，如没有，充盈结束，按 ESC 键 3 次返回到原始屏幕。

（4）二人查对后，携用物至床旁。

2. 操作步骤

（1）查对床号、姓名、住院号，向患者解释操作目的，以取得合作。

（2）选择输注部位：常见的注射部位有腹部、上臂、大腿外侧和臀部，一般多选择腹部，应在脐周两指以外，避开瘢痕、感染、血管等部位。取 75% 乙醇棉签消毒局部皮肤，待干。

（3）将针头装入助针器，轻按针头将其固定，取下贴纸后将针拉入助针器，旋转取下针头保护帽。将助针器与所选择输注部位垂直，一只手固定助针器上端，另一只手按动发射键，针刺入皮肤后，轻按助针器尾部解锁，取下助针器，垂直拔出引导钢针，完成植入。

（4）定量充盈：主菜单选择【充盈】，再选择【定量充盈】，6mm 软针给予 0.3U 充盈；9mm 软针给予 0.5U 充盈；13mm 软针给予 0.7U 充盈。

（5）向患者交代注意事项，整理用物。

3. 注意事项

（1）只能使用 75% 乙醇消毒皮肤，禁用碘伏、碘酒消毒。

（2）植入部位应经常轮换，腹部应在脐周 3 ～ 10cm。避开瘢痕、妊娠纹至少 3cm。

（3）定期更换输注管路，3 天更换一次。每日检查注射部位及管路连接，定期监测血糖并记录。

（4）准备装入泵的胰岛素，应提前 4 ～ 6 小时从冰箱冷藏室取出在室温下备用。

（5）注射部位出现疼痛时，应检查有无感染，更换注射部位或选择较短的皮下软针。当管路中有血时，提示注射时可能刺进了血管，应重新更换管路与注射部位。

（6）胰岛素泵应定期用软布擦拭清洁，避免浸水、静电（可放入防静电保护套内）、撞击，不可以进入强磁场环境，如：X 线、CT、磁共振等检查室。

（7）使用过程中需 24 小时携带，洗澡或游泳时断开快速分离器，皮下软针端扣上保护帽，管路端装上避污帽，暂停胰岛素输注，洗完后连接管路，恢复胰岛素输注。

（二）常见的报警问题及处理

当出现报警时，胰岛素泵将进入注意模式，屏幕将显示报警信息，阅读完报警信息后按动 ESC 和 ACT 键清除报警，并处理问题。

1. 与电池相关的报警电池测试失败　安装电池时胰岛素泵会检测电池电压，如电压过低会出现此条报警，泵不能工作，必须更换电池；电池电量低：报警时，请不要在更换电池前入睡，及时更换电池；电源耗尽：立即更换电池，电池拆下时间不得超过 5 分钟，否则将出现更换电池超过时限的报警，出现该报警时，需重新设置日期和时间、基础率等。

2. 无输注报警　胰岛素输注停止、管路阻塞、针头堵塞时会出现此报警，应检查储药器内是否有胰岛素，检查输注管路是否扭结，如快速分离器处有胰岛素流出，则更换注射部位。出现报警时应监测血糖，必要时皮下注射胰岛素。

3. 储药器胰岛素量不足报警　在剩余胰岛素量达到预定单位数时报警、在胰岛素用完的时间达到预定数值时报警、在进行大剂量输注或充盈输注过程中检测到储药器胰岛素量不足的情况时，查找原因后应及时补充胰岛素到储药器中。

4. 大剂量输注停止报警　此报警是大剂量输注过程中的一项安全措施，如电池盖松动、胰岛素泵受到碰撞、静电冲击时，此时应检查泵是否损坏，查看大剂量历史，需要时重新设置剩余大剂量输注。

5. 注意事项

（1）在做任何输注测试之前，必须确认输注管路已从患者身体处断开。

（2）胰岛素泄漏时，泵无法报警，要养成每日监测血糖、检查输注管路及皮肤的习惯。

（3）患者出现高血糖或低血糖时，需遵医嘱纠正。

（三）胰岛素泵相关管理制度

规范化的管理制度和标准化的操作流程有助于提高围手术期胰岛素泵的应用效率，防控未知风险，胰岛素泵管理与操作流程需结合医院特点和糖尿病患者的血糖特点，从用泵前（内分泌科会诊、胰岛素泵治疗决策）、用泵期间（置泵、巡泵、撤泵）、用泵后（撤泵后的血糖随访）等各阶段进行规范化，以便指导临床工作。

1. 建立胰岛素泵管理档案，进行专人管理：指定相关病区 1 名主管护师专人负责，建立病区胰岛素泵管理档案，详细注明各类泵的购买时间、产地、产品型号、产品编码、保修时间、售后服务电话、联系人及其联系地址，以方便泵出现故障时能得到及时维修。

2. 建立胰岛素泵使用登记制度：建立病区胰岛素泵使用登记本，记录泵使用者和操作者的信息，使用胰岛素泵的开始和结束时间，更换胰岛素泵、耗材等情况，统计泵治疗的总时间等。

3. 制订完善的胰岛素泵保养制度：每周由专管人员负责检查胰岛素泵的运行状况，每月进行泵的清洁维护和保养。每季度由厂家技术人员对胰岛素泵进行性能检查和质控，详细记录检查结果以保证胰岛素泵的安全使用。进入特殊物理环境前须分离胰岛素泵。

（1）强辐射和强磁场：X 射线、CT、MRI、介入治疗等。

（2）高压环境：高压氧舱等。

（3）极端温度：气温高于 42℃或低于 1℃。

（4）胰岛素泵须避免静电、浸水、撞击，保持室内干燥，选用碱性电池等。

4. 制订标准化的操作流程。

（四）胰岛素泵的操作流程

1. 用泵前的管理

血糖管理会诊及胰岛素泵治疗决策流程：通过患者糖尿病病史、静脉化验血糖、血糖监测系统等识别患者高血糖，合作科室管床医师通过信息化系统提出会诊需求，内分泌科医师接收会诊请求后，全面、系统评估围手术期患者病情，并与患者主管医师、患者及其家属沟通，结合患者病情特点制订个体化治疗方案及血糖控制目标，取得患者本人及其家属同意后，确定使用胰岛素泵治疗方案。

2. 用泵期间的管理

（1）胰岛素泵置泵流程：内分泌专科医师决定调糖方案，通知胰岛素泵专职护士置泵。胰岛专职护士实施规范化的置泵流程。

1）确认会诊置泵信息。胰岛素泵专职护士接到胰岛素泵置泵指令，确认患者病房位置，到会诊科室核实会诊信息，并与合作科室签署《内分泌科外胰岛素泵使用协议》。

2）核对患者知情同意。胰岛素泵专职护士与管床医师床边核对患者，告知患者胰岛素泵治疗目的，征得患者和家属同意并签订《胰岛素泵治疗知情同意书》。

3）评估患者。专职护士评估患者病情及认知状态，近期胰岛素、降糖药物使用情况，近期是否有 MRI、CT、PET、高压氧舱等特殊检查和治疗，询问有手术及手术时间、部位，询问胰岛素过敏史，严重者需停止或暂时中断胰岛素治疗。

4）执行胰岛素泵治疗、医嘱下达。管床医师根据会诊方案，开具长期和临时医嘱。

5）安装胰岛素泵。胰岛素泵专职护士按照胰岛素泵操作技术标准准备物品和配置泵。

6）实施个体化宣教。胰岛素泵专职护士告知患者三餐前须请责任护士注射餐前胰岛素，告知患者胰岛素泵不能带入 MRI、CT 等检查室，洗澡前须请护士分离胰岛素泵，上泵期间避免和减少外出，低血糖症状及相应处理方法，手术中调整手术室室温不超过 30℃，以免胰岛素失效等。

7）与病区医护人员交班。胰岛素泵专职护士告知责任护士餐前胰岛素注射方法，胰岛素泵分离方法，低血糖预防和急救流程，胰岛素泵报警识别与初步处理，MRI 等检查注意事项，悬挂胰岛素泵标识牌和岛素泵巡视记录表。

8）登记信息。置泵完毕，胰岛素泵护士在专用胰岛素泵登记单详细登记患者基本信息和胰岛素泵治疗信息，并及时更新。

（2）胰岛素泵巡泵流程：胰岛素泵专职护士实施标准化巡泵流程，动态反馈血糖，实施胰岛素泵 SBAR 交接班模式，进行质量反馈，具体过程如下。

1）明确胰岛素泵专职护士资质、职责。

2）准备用物。胰岛素泵专职护士根据当日胰岛素泵数量和需要更换耗材或胰岛素的情况准备用物，包括胰岛素泵输注管路、储药器、胰岛素、电池、棉签、敷贴、乙醇等。

3）实施标准化巡泵流程。观察胰岛素泵的运行状态，餐前胰岛素注射的执行（餐前大剂量历史的回顾），输注管路的通畅和穿刺点的皮肤颜色、湿度与气味，以及特殊检查治疗及有无报警等，并在《胰岛素泵巡视记录表》上签字，关注患者血糖，及时向会诊医师反馈患者的血糖变化，调整胰岛素泵剂量，关注患者饮食，进行饮食健康教育指导。

4）动态反馈血糖。责任护士负责术前血糖记录并执行简易报警处理，根据血糖达标的难易程度动态反馈，有血糖波动，及时汇报，特殊情况请医护会诊，疑难危重患者，实施床边查房，内分泌专科医师调整治疗方案，待血糖达标后，外科医师安排手术。

5）胰岛素泵 SBAR 交接班。实施标准化质量反馈流程，进行 SBAR 交接班，与护士长，责任护士床边交班反馈，并在护士交班本、护士站白板进行交班。

6）登记整理交班。胰岛素泵专职护士之间进行口头和书面交班。

（3）胰岛素泵撤泵流程

1）术后评估患者血糖达标情况。胰岛素泵专职护士动态反馈患者血糖变化，患者、经治医师、胰岛素泵专职护士和内分泌会诊医师间积极沟通，由经治医师评估是否需要内分泌科医师会诊，内分泌医师根据术后血糖控制情况制订方案，由责任护士根据医嘱设定胰岛素泵。

2）确定后续降糖方案。待患者血糖达标后，内分泌科医师确定个体化的后续治疗方案。

3）及时撤泵。胰岛素泵专职护士协助后续方案的落实，待降糖药物领回后，及时撤除胰岛素泵。

4）健康宣教。胰岛素泵专职护士评估患者及其家属糖尿病相关知识掌握程度，对降糖药物、饮食、运动、康复锻炼等方面的内容采用宣教手册、视频和示范等形式健康宣教。

5）登记交接。检查胰岛素泵仪器情况，根据品牌不同，设置泵的停止状态。清洁胰岛素泵，填写胰岛素泵记录表和登记本，归还胰岛素泵，做好交接记录。

3. 用泵后的血糖随访流程

（1）评估患者糖尿病知识掌握情况：胰岛素泵专职护士在首次置泵、日常巡泵和撤泵的每个阶段，在与患者及其家属的接触沟通过程中，均需要评估患者的糖尿病知识和相关技能掌握情况。

（2）建立随访档案：胰岛素泵专职护士建立患者随访信息档案，准备记录患者的血糖变化，胰岛素剂量的调整，撤泵的后续治疗方案等。

（3）指导患者学习糖尿病知识：胰岛素泵专职护士通过糖尿病教育手册、糖尿病教育视频、胰岛素注射血糖监测实例展示、健康教育处方等形式指导患者学习糖尿病相关知识。

（4）填写随访知情同意书：与患者建立联系，填写随访知情同意书，与患者及其家属约定随访时间，进行出院后的定期随访，内容包括患者的血糖监测情况、目前的药物剂量、有无不良反应等，提醒患者及时复诊。

参考文献

黄冬云，许文景，陈军，等．应激性高血糖的发生机制 [J]．临床荟萃，2011, 26(6): 536-539.

中华医学会糖尿病学分会．中国 2 型糖尿病防治指南 (2020 年版) [J]．中华糖尿病杂志 , 2021, 13(4) : 315-409.

中华医学会糖尿病学分会．中国 2 型糖尿病防治指南 (2020 年版)[J]．中华内分泌代谢杂志 , 2021, 37(4): 311-398.

American Diabetes Association. Diabetes care in the hospital: standards of medical care in diabetes - 2020[J]. Diabetes Care, 2020, 43(Suppl 1): S193-S202.

Cheission G, Jacqueminet S, Cosson E, et al. Perioperative management of adult diabetic patients. Preoperative period[J].Anaesth Ctit Care Pain Med, 2018, 3(Suppll): S9-S19.

Cheisson G, Jacqueminet S, Cosson E, et al. Perioperativ-e management of adult diabetic patients. Review of Hyperglycaemia: defintions and pathophysiology[J].Anaesth Critcarepainmed, 2018, 37(Suppll): S5-S8.

Godshaw BM, Ojard CA, Adams TM, et al. Preopeative Glycemic control predicts perioperative serum glucose level-s in Patients undergoing total joint arthroplasty[J]. J Arthroplasty, 2018, 33(7S): S76-S80.

Jehan F, Khan M, Sakran JV, et al. Perioperative glycemic control and postoperative complications in patients undergoing emergency general surgery: What is the role of plasma hemoglobinalc [J]. J trauma Acute Care Surg, 2018, 84(1): 112-117.

Muermann MM, Retief PJ. Perioperative management of Pa-tients with diabete mellitus: Ketonescreening [J].Can J Anaesth, 2021, 68(6): 923-924.

Palermo NE, Garg R. Perioperative management of diabe-te mellitus: Novel approaches [J]. Curr Diab Rep, 2019, 19(4): 14.

第10章

胸肺物理治疗

第一节　概　述

胸肺物理治疗的基本原理

（一）呼吸系统解剖与生理

1. 呼吸系统的结构　呼吸系统由呼吸道、肺和胸膜组成。

（1）呼吸道：气体进出肺的通道，以环状软骨为界分为上、下呼吸道。

1）上呼吸道：由鼻、咽、喉组成，鼻对吸入气体有过滤、保湿、加温作用；咽是呼吸系统和消化系统的共同通路；喉是发音的主要器官，在咳嗽中起重要作用，吞咽时会厌覆盖喉口，防止食物进入下呼吸道。

2）下呼吸道：由气管、支气管组成。气管在隆嵴处（位于胸骨角）分为左右两主支气管，在肺门处分为肺叶支气管，进入肺叶。左支气管相对较细长且趋于水平，右支气管较左支气管粗、短而陡直，因此，异物吸入更易进入右支气管。气管向下分级为主支气管、肺叶支气管、肺段支气管至终末细支气管，均属传导气管；呼吸性细支气管、肺泡管直至肺泡囊，为气体交换场所。

（2）肺和胸膜

1）肺：位于胸腔内纵隔的两侧，左、右各一。左肺分为上、下两叶，右肺有上、中、下三叶，肺表面被胸膜覆盖。在肺叶内，肺叶支气管又依支气管和血管分支再分为肺段。肺泡是气体交换的场所，肺泡周围有丰富的毛细血管网，有利于气体交换。

2）胸膜：分为脏层、壁层，脏层覆盖在肺表面，壁层衬于胸壁内面，两层胸膜在肺根部互相反折延续，构成潜在的密闭腔隙，称为胸膜腔。正常胸膜腔内为负压，腔内仅有少量浆液起润滑作用。壁层胸膜有感觉神经分布，病变累及胸膜时可引起胸痛。

2. 呼吸系统的生理功能

（1）通气与换气功能：呼吸系统具有通气与换气功能。通气是指外环境与肺之间的气体交换，通过呼吸肌运动引起的胸腔容积的改变，使气体有效地进入或排出肺泡；换气是利用肺泡毛细血管血液之间的气体分压差交换，主要通过肺泡内呼吸膜，以气体弥散方式进行。肺有双重血液供应，即肺循环和支气管循环。

（2）防御、免疫功能：呼吸系统具有防止有害物质入侵的功能。通过上呼吸道的过滤、加温和湿化作用，调节和净化吸入的空气；呼吸道黏膜和黏液纤毛运载系统，参与净化空气和清除异物；咳嗽反射、喷嚏和支气管收缩等反射性防御功能可避免吸入异物；肺泡巨噬细胞为主的防御力量，对各种吸入性尘粒、微生物等有吞噬或中和解毒作用。呼吸道分泌的免疫球蛋白（B细胞分泌IgA、IgM等），溶菌酶等在抵御呼吸道感染方面起着重要作用。当各种原因引起防御功能下降或外界的刺激过度，均可引起呼吸系统损伤和病变。

（3）调节功能：机体可通过呼吸中枢，神经反射和化学反射完成对呼吸的调节。基本呼吸节律产生于延髓，而呼吸调整中枢位于脑桥，发挥限制吸气，促使吸气向呼气转换的作用，大脑皮质在一定范围内可随意控制呼吸。呼吸的神经反射调节主要包括肺牵张反射、呼吸肌本体反射及J感受器引起的呼吸反射。呼吸的化学性调节主要指动脉血或脑脊液中氧、二氧化碳对呼吸的调节作用。缺氧对呼吸的兴奋作用是通过外周化学感受器和颈动脉体来实现的。正常情况下，中枢化学感受器通过感受二氧化碳的变化来调节呼吸。氢离子（H^+）浓度对呼吸的影响主要是通过刺激外周化学感受器引起，当氢离子（H^+）浓度增高时，呼吸加深加快，反之，呼吸变浅变慢。

（二）胸肺物理治疗的概念与分类

1. 概念　胸肺物理治疗（CPT）是采取调节体位、拍击胸背、湿化雾化、吸引等手段，促使细小支气管内黏稠的分泌物排入较大的支气管内，并及时清除和改善通气的一种有效手段，适用于有大量黏液和黏稠分泌物，呼吸功能降低或咳嗽无力的患者。主要包括急性呼吸衰竭伴分泌物潴留，肺不张、单侧肺疾病致通气血流（VQ）比例失调，慢性阻塞性肺疾病伴无效的呼吸方式，长期卧床、危重患者，某些大手术后预防性应用及神经肌肉功能障碍患者。

2. 分类

（1）控制性呼吸技术（又称呼吸锻炼）：主要为了减轻呼吸困难，提高呼吸肌的工作效率，应用于严重COPD患者，作为肺胸疾病长期治疗的组成部分。

1）缩唇呼吸：患者闭嘴经鼻吸气，然后通过缩唇（吹口哨样口型）缓慢呼气4～5秒，缩唇大小以患者舒适，呼气时可伴有或不伴有腹肌收缩。因活动导致呼吸困难或呼吸急促时应用缩唇呼吸，可立即缓解呼吸困难症状。缩唇呼吸可以和控制性深呼吸联合应用，先经鼻深吸气，然后缓慢缩唇呼气，有利于改善患者通气、换气功能和气道分泌物的排出。

2）前倾位：患者坐位时保持躯干往前倾斜 20° ～ 45°，为保持平衡患者可用手或肘支撑于自己的膝盖或桌上，立位或散步时也可采用前倾位，用手杖或扶车支撑。前倾位可缓解呼吸困难和改善运动耐力，可与缩唇呼吸同时应用。

3）控制性深呼吸：训练患者控制呼吸的频率、深度和部位，有意识地进行慢而深的呼吸，呼吸频率减慢，吸气容量增加，有意识地控制吸气、呼气时间的长短和吸呼比，在吸气末停顿 1 ～ 3 秒再行呼吸。用以克服患者的浅快呼吸，使原来闭合的基底部气道开放，延长呼气时间消除肺内气体陷闭，尤其适用于焦虑、紧张的患者，有利于肺部分泌物的排出，改善 V/Q 比（通气 / 血流比值，每分钟肺泡通气量与每分钟肺血流量的比值）。

4）腹式呼吸锻炼：患者取卧位或半卧位，左、右手分别放上腹部和前胸部以便观察胸腹呼吸运动情况。放松胸壁和辅助呼吸肌，以较慢频率经鼻缓吸气，经唇慢呼气，吸气时有意尽力应用膈肌达上腹最大膨隆，呼气时尽力收缩腹肌，如腹肌无力，可在下腹包裹腹带以辅助腹肌用力，呼吸期间保持胸廓最小活动度。腹式呼吸锻炼可增加潮气量、增加肺泡通气量，减少功能残气量，降低呼吸功能消耗，缓解呼吸困难状况，改善换气功能、提高血液氧合。

（2）气道分泌物廓清技术：充分引流呼吸道分泌物，便于控制感染和缓解气促症状。

1）体位引流：根据气管、支气管的解剖特点，借助重力的作用促使各肺叶、肺段的支气管的痰液排出，适用于各种支气管 – 肺疾病、伴有大量脓痰者。

2）胸部叩拍、振动：体位引流时经常应用叩拍、振动或摇动技术来松解分泌物在气道壁上的黏附。

叩拍：是将手掌微曲或用机械叩拍器在吸气或呼气时叩击患者胸壁，频率为 3 ～ 5 次 / 分，一般认为叩拍力可通过胸壁传送到气道，将支气管壁上的分泌物松解。重点叩击需引流部位，沿着支气管走向由下向上、由外周向中央叩击，叩击时间 1 ～ 5 分钟。皮肤易破者可用布垫覆盖叩拍部位。

振动：是用双手掌交叉重叠（类似心肺复苏时）在引流区带间歇施压，振动频率 10 ～ 15 次 / 秒。应用手工振动时，呼气时振动较有效，应用机械振动器，在呼吸时连续应用。

3）咳嗽训练：患者坐或立位，上身可略倾斜，缓慢深吸气，屏气几秒，然后张口连咳三声，咳嗽时收缩腹肌腹壁内缩，或用手按压上腹部帮助咳嗽。停止咳嗽，缩唇将剩余气体呼出。缓慢吸气重复以上动作，连做 2 ～ 3 次后需休息或正常呼吸几分钟再重新开始。对咳嗽无力的患者，应给予手法辅助，双手掌放在患者的下胸部或上腹部，在咳嗽时加压。

4）用力呼气技术：由 1 ～ 2 次用力呼气组成，呼气由中肺容量开始持续到低肺容量（用力呼气时不关闭声门），接着咳痰或进行有效咳嗽，随后放松呼吸过一些时间再重新开始，呼气时患者以双上臂快速内收压迫自己侧胸壁来辅助用力呼气。用力呼气技术可减轻疲劳，减少诱发支气管痉挛，提高咳嗽咳痰有效性。

（三）胸肺物理治疗的作用机制

胸肺治疗的原理是利用机械力量使呼吸道内分泌物松动并排出体外，包括深呼吸、咳嗽、胸部叩击、震颤、体位引流和机械吸引的一组治疗措施。胸肺物理治疗能够促进肺部分泌物的排出，减少分泌物对气道的阻塞，将带有感染性细菌的痰液排出体外，从而减少肺部感染的发生，增加通气，减少肺不张、调节通气/灌注比例。

临床胸肺物理治疗原理，在患者身体表面产生特定方向（包括垂直方向和水平方向两个方向）周期变化的治疗力。垂直方向治疗力产生的叩击、震颤可促使呼吸道黏膜表面黏液和代谢物松动和液化。水平方向治疗力产生的定向挤推、震颤帮助已液化的黏液按照选择的方向（如细支气管→支气管→气管）排出体外。

第二节　胸肺物理治疗的精准治疗与护理策略

一、胸肺物理治疗的临床应用

（一）呼吸训练与康复

1. 呼吸训练的基本原理　呼吸是通过肺泡将氧气从空气中吸入体内，而后又将二氧化碳呼出体外的过程。通气能使肺泡里的气体和静脉血之间保持一定的压力梯度，从而通过弥散维持气体交换，循环系统提供肺和组织间的这种运输功能。正常的呼吸必须具备完整而扩张良好的胸廓、畅通的气道健全的呼吸肌、富有弹性的肺组织及与之相匹配的肺血液循环、调节灵敏的呼吸中枢与神经传导系统，任何一个环节的异常都可导致通气或换气功能障碍。

2. 呼吸训练的适应证

（1）急性/慢性肺疾病慢性阻塞性肺疾病、肺炎、肺扩张不全、肺栓塞、急性呼吸窘迫。

（2）因手术/外伤造成的胸部或肺部疼痛。

（3）支气管痉挛或分泌物滞留造成的继发性气道阻塞。

（4）中枢神经系统损伤后肌无力高位脊柱损伤、急性/慢性/进行性的肌肉病变或神经病变。

（5）严重骨骼畸形（脊柱侧弯等）。

3. 呼吸训练的方法　深呼吸技术：

（1）腹式呼吸。

（2）局部呼吸运动：又称为分节呼吸运动或胸廓扩张运动，用于增加肺部局部扩张，目标为增加肺通气改善气体交换、协助肺泡复张、松动胸廓、增加呼吸肌的肌力、耐力和效率。因肺纤维化、疼痛术后易诱发防卫性肌肉收缩导致肺扩张不全，从而出现特定肺区域换气不足的现象。因此，在特定情况下强调肺及胸壁问题区域的扩张是非常重要的。

治疗步骤如下：患者屈膝仰卧位或坐位，治疗师将双手置于患者欲扩张肺叶对应的胸廓上；请患者呼气，并感受肋骨向下、向内移动时，手掌同时向下施压；在吸气前瞬间，快速向下、向内牵张胸廓，诱发肋间外肌收缩；请患者吸气时抵抗治疗师双手阻力，以扩张肋下区域，阻力宜轻微；之后患者再次呼气时，治疗师轻柔向下、向内挤压胸腔；指导患者独立使用这种方法，患者可将双手置于肋骨上；患者可在指示下使用自己的手、毛巾或布带，执行局部呼吸运动。患者将毛巾或布带置于治疗区域的上方，用手抓住其末端，在呼气时施加压力。当患者经鼻缓慢地深吸气时，逐渐将毛巾或布带阻力降低，调整以执行完整的活动度。患者在最大吸气时维持 2 ～ 3 秒，然后呼气，也可借由徒手、毛巾或布带协助呼气。

（3）缩唇呼吸：增加呼气时的阻力，这种阻力可向内传至支气管，使支气管内保持一定压力，防止支气管及小支气管因为增高的胸内压过早压瘪，增加肺泡内气体排出，减少肺内残气量，从而可以吸入更多的新鲜空气，缓解缺氧症状。降低呼吸速率，增加潮气量及增强运动耐力。

（4）激励式呼吸训练：激励式训练器是一种低阻力的训练方法，主要强调最大吸气量的维持。患者取舒适体位（半坐卧位或坐位），先进行 3 ～ 4 次缓慢自然的呼吸，在第 4 次呼吸时做最大呼气；呼气后将呼吸器放入口中，经呼吸器做最大吸气并且持续吸气几秒。此步骤每天可重复数次，每次 5 ～ 10 下；患者也可不使用呼吸训练器进行训练，但呼吸器可提供患者视觉或听觉的感觉反馈，增加患者的吸气深度；注意应避免任何形式的吸气肌长时间阻力训练，若患者在吸气时动用辅助呼吸肌则说明吸气肌出现疲劳。

（5）吹气球法：帮助胸腔内积液和气体排出，防止术后肺不张和坠积性肺炎。

（6）预防和缓解呼吸困难：许多慢性阻塞性肺疾病（如肺气肿及哮喘）患者都可能遭受周期性呼吸困难发作情况，特别是在用力或接触变应原时，当患者正常呼吸模式被打乱后就会产生呼吸困难。指导患者如何监测呼吸困难程度及通过控制性呼吸技巧、节律性活动来预防呼吸困难的发生及加剧。患者在进行功能性活动如步行、上楼梯或进行工作相关的任务时，应控制在患者的通气能力范围内。

患者虽知道自身功能性活动的极限，但仍必须知晓如何识别早期呼吸困难，而后通过停止活动及应用控制性呼吸、缩唇呼吸缓解呼吸困难。训练步骤：患者放松、身体前倾，这个姿势可刺激膈肌上升。

4. 康复治疗

（1）一般康复措施：健康教育，营养，帮助戒烟，避免感染。

（2）药物治疗：支气管扩张剂，黏液溶解剂，抗生素，精神或镇静药物。

（3）呼吸治疗：气溶胶吸入疗法，氧气疗法。

（4）物理疗法：休养疗法，呼吸管理，胸部叩击和体位引流，有效咳嗽训练和咳痰，缩唇呼吸。

（5）运动和体疗：游泳，散步，呼吸操等增加运动的体力和耐力。

（6）日常生活能力的训练。

（7）精神和心理的康复。

（8）工作能力的康复和职业康复。

（二）气道清洁与引流

1. 气道廓清技术　气道廓清的目标是减少气道阻塞，改善通气并优化气体交换。分泌物清除障碍可由一系列综合因素导致，包括纤毛运动受损、肺膨胀不全、肺弹性受损、胸壁活动性受损、呼吸肌无力或疲劳。这些因素可与气道分泌物的黏度增加相结合，导致气道廓清更加困难。治疗的适应证包括囊性纤维化、支气管扩张、肺不张、呼吸肌无力、机械通气、新生儿呼吸窘迫综合征及哮喘。

（1）自主呼吸循环技术：自主呼吸循环技术（active cycle of breathing techniques，ACBT）由呼吸控制、胸廓扩张技术及用力呼气技术配合进行，组成一套动作系列，然后反复几次循环。每一个阶段，患者经鼻吸气后，再从口呼气。可结合体位引流，治疗特定的肺部区域。

1）呼吸控制（breathing control，BC）介于两个主动部分之间的休息间歇为呼吸控制。患者按自身速度和深度进行潮式呼吸，并鼓励其放松上胸部和肩部，尽可能多地利用下胸部，即膈肌呼吸模式来完成呼吸，它使肺部和胸壁恢复至其静息位置。

2）胸廓扩张训练（thoracic expiratory exercises，TEE）一般连续做 3 ～ 4 次深吸气，强调深吸气后屏气 3.5 秒或用鼻吸气，然后完成被动的呼气动作，可起到减少肺组织塌陷的作用。屏气可有助于气体在肺内通过旁路、侧孔间进行传导，有助于肺泡的重新开放，并协助移除和清理过量的支气管分泌物。也可在患者呼气时，在治疗区域给予叩击或振动 / 摇动，以协助松动分泌物。

3）用力呼气（forced expiration technigue，FET）一开始患者做 1 ～ 2 次中等量的哈气，以松动周边气道的分泌物，接着进行呼吸控制，再进行 1 次高容量的哈气，以清除近端气道较大分泌物。持续此循环，直到患者在连续 2 次循环中，中等吸气量的哈气呈干燥且没有痰液。

应根据患者情况灵活选择 ACBT 的组合。若黏液量高，但无气道过度反应、膨胀不全或阻塞的患者，可能从简单的 ACBT 中获益，然而严重的支气管痉挛可能需要较长时间的呼吸控制，气道阻塞、膨胀不全和有些反应性气道疾病的患者，可能需要从额外呼吸控制和胸廓扩张运动中获益。

（2）咳嗽训练

1）坐位双足着地，身体稍前倾双手环抱枕头，放松坐位或身体前倾，颈部稍微屈曲。

2）双手置于腹部且在呼气时做 3 次哈气以感觉腹肌的收缩，练习发“K”的声音以感觉声带绷紧、声门关闭及腹肌收缩。

（3）叩背排痰法：侧卧位或坐位以手腕力量，从肺底自下而上、由外向内、迅速而有节律地叩击胸壁，每次叩击 5～15 分钟，在餐后 2 小时至餐前 30 分钟完成。叩击时五指并拢，手掌半屈呈杯状形反复叩击背部或胸壁。

2. 体位引流　是利用重力作用促使呼吸道分泌物流入气管、支气管排出体外的方法，其效果与需引流部位所对应的体位有关。

（1）适应证

1）由于身体虚弱（特别是老年患者）、高度疲乏、麻痹或有术后并发症而不能咳出肺内分泌物者。

2）慢性气道阻塞、患者发生急性呼吸道感染及急性肺脓肿者。

3）长期不能清除肺内分泌物，如支气管扩张、囊性纤维化者。

（2）禁忌证

1）内科或外科急症者。

2）疼痛明显或明显不合作者。

3）明显呼吸困难及患有严重心脏病者，年老体弱者慎用。

（3）体位引流的方法

1）引流前的准备：向患者解释体位引流的目的、过程和注意事项，测量生命体征，听诊肺部，明确病变部位。引流前 15 分钟遵医嘱给予支气管舒张药（有条件可使用雾化器或手按定量吸入器）。备好排痰用纸巾或一次性容器。

2）引流的体位：引流体位的选择取决于分泌物潴留的部位和患者的耐受程度，原则上抬高病灶部位的位置，使引流支气管开口向下，有利于潴留的分泌物随重力作用流入支气管和气管排出。首先引流上叶，然后引流下叶后基底段，如果患者不能耐受，应及时调整姿势。头部外伤、胸部创伤、咯血、严重心血管疾病和患者状况不稳定者，不宜采用头低位进行体位引流（图 10-1，表 10-1）。

表 10–1　引流体位参考表

病灶部位引流体位		
右上叶	尖段	坐位，按病灶部位向前、向后或侧向倾斜
	前段	仰卧，右侧稍垫高
	后段	左侧卧位，向腹侧旋转 45°
左上叶	尖后段	坐位，向前，向右微倾斜
	舌段	仰卧，胸腹向右旋转 45°
右中叶	内、外侧段	仰卧，胸腹向左旋转 45°
肺下叶	背段	俯卧，头低足高位
	前基底段	仰卧，头低足高位
	侧基底段	患侧向上侧卧，头低足高位
	后基底段	俯卧，头低足高位

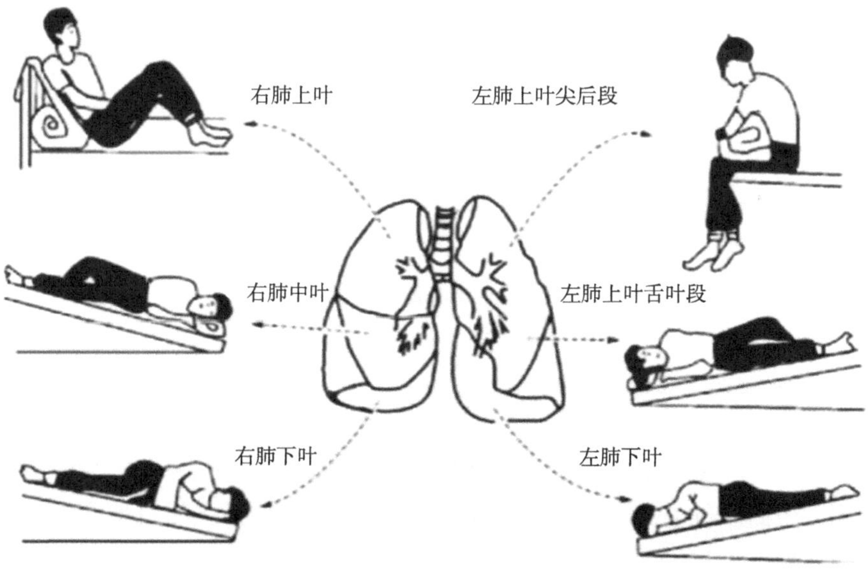

图 10–1　引流体位示意图

3）引流的时间：根据病变部位、病情和患者状况，每日 1 ～ 3 次，每次 15 ～ 20 分钟。一般于饭前进行，早晨清醒后立即进行效果最好。如需在餐后进行，为了预防胃食管反流、恶心和呕吐等不良反应，应在餐后 1 ～ 2 小时进行。

4）引流的观察：引流时应有护士或家人协助，观察患者有无出汗、脉搏细弱、头晕、疲劳、面色苍白等表现，评估患者对体位引流的耐受程度，如患者出现心率＞120次/分、心律失常、高血压、低血压、眩晕或发绀，应立即停止引流并通知医师。

5）引流的配合：在体位引流过程中，鼓励并指导患者做腹式深呼吸，辅以胸部叩击或振荡等措施。协助患者在保持引流体位时进行咳嗽，也可取坐位以产生足够的气流促进排痰，提高引流效果。

6）引流后的护理：体位引流结束后，帮助患者采取舒适体位，给予清水或漱口液漱口。观察患者痰液的性状、量及颜色，听诊肺部呼吸音的改变，评价体位引流的效果，并记录。

7）终止体位引流的指征：胸部X线片纹理清楚；患者体温正常，并维持24～48小时；肺部呼吸音正常或基本正常。

（三）胸腔闭式引流

胸腔闭式引流是指将特殊硅胶管、塑料管或外科胸腔引流管等插入胸腔，并将胸腔内的气体、脓液或血液等持续排出的引流方法。适用于气胸、血胸、脓胸及各种开胸手术后的引流，主要采用闭式引流。

1. 目的

（1）引流渗液、血液、气体。

（2）重建胸膜腔负压、维持纵隔正常位置。

（3）促进肺复张。

（4）防止感染。

2. 放置位置

（1）引流积气：锁骨中线第2肋间隙。

（2）引流积液：腋中线与腋后线第6肋或第7肋间隙（第6～8肋间）。

（3）脓胸：脓液积聚最低位。

3. 护理措施

（1）保持管道的密闭和无菌：使用前注意引流装置是否密封，胸壁伤口引流管周围，用油纱布包盖严密，更换引流瓶时，必须先双重夹闭引流管，以防空气进入胸膜腔，严格执行无菌操作规程，防止感染。

（2）体位：胸腔闭式引流术后常置患者于半卧位，以利呼吸和引流。鼓励患者进行有效咳嗽和深呼吸运动，利于积液排出，恢复胸膜腔负压，使肺扩张。

（3）维持引流管通畅：闭式引流主要靠重力引流，水封瓶液面应低于引流管胸腔出口平面60cm。任何情况下引流瓶不应高于患者胸腔，以免引流液逆流入胸膜腔造成感染。定时挤压引流管，以免管口被血凝块堵塞。观察引流管是否继续排出气体和液体，以及长玻璃管中的水柱是否随呼吸上下波动。

（4）妥善固定：运送患者时双钳夹管，下床活动时，引流位置应低于膝关节，保持密封。

（5）观察记录：观察引流液的量、颜色、性状、水柱波动范围，并准确记录。每次更换水封瓶，做好标记，记录引流量。

（6）脱管处理：若引流管从胸腔滑脱，立即用手捏闭伤口处皮肤，消毒后用凡士林纱布封闭伤口，协助医师做进一步处理。如引流管连接处脱落或引流瓶损坏，立即双钳夹闭胸壁导管，按无菌操作更换整个装置。

（7）拔管指征：48 ～ 72 小时后，引流量明显减少且颜色变淡 24 小时引流液小于 50ml，脓液＜ 10ml，X 线胸片示肺膨胀良好、无漏气，患者无呼吸困难即可拔管。方法：嘱患者先深吸一口气后屏气即可拔管，迅速用凡士林纱布覆盖，宽胶布密封，胸带包扎一天。患者有无胸憋、呼吸困难、切口漏气、渗液、出血、皮下气肿等症状。

二、胸肺物理治疗的护理技术

（一）胸肺物理治疗的设备与工具

1. 呼气末正压装置（PEP） 呼气末正压装置依据缩唇呼吸原理产生，利用一个电阻器产生规律的阻力传送到附属的喉舌或面罩上。呼气末正压装置以及缩唇呼吸的原理都是促进气道的开放和松动痰液，并且这一点对 COPD 患者尤为有效。在临床上，PEP 经常与其他物理治疗技术配合使用，以改变气道内压力，通过这一装置，可以使更多的气体间接到达终末支气管，更好地松动和排除小气道的痰液。

2. 高频胸壁振荡（HFCWO） 高频胸壁振荡技术对痰液的清除原理有 3 个：加快呼气时气流的传送速度；提供一个类似咳嗽的剪切力；降低分泌物的黏稠度，主要促进小气道内滞留的痰液排至大气道。该原理促使高频胸部振荡背心的出现，它由一件无伸展性且膨胀后合身的充气夹克背心与产生可调节的脉冲气体发生器组成，两者通过两根管连接，脉冲发生器以 5 ～ 25 次 / 分的频率提供一个 50cmH_2O 的压力作用于充气背心，使得气体高频率交替出入背心，在患者胸壁上直接产生振动作用，从而松动痰液并刺激咳嗽，最终促进痰液排出，咯血患者不宜进行该项治疗。

（1）操作方法

1）穿上充气背心，松紧度以穿好后一拳能从背心底端伸进衣服内为宜；

2）将导管一端连接到充气背心端口上，另一端连接机器出气口；

3）按下 ON 键，机器将充气，使用▲▼键调整频率、强度及治疗时间，再次按下 ON 键，治疗开始，剩余治疗时间显示为向零倒计时；

4）如果有必要暂停治疗期，请按下 ON 键，若恢复治疗期，再次按下 ON 键，如果在治疗之前有必要将其结束，则按下 OFF 键，背心开始放气。

（2）注意事项

1）切勿在未连接充气背心与导管的情况下操作，如果难以将导管连入发动器或充气背心，切勿使用润滑剂，否则可能导致设备受损；

2）为了确保舒适，应在背心里面穿一件棉质衣服，对背心进行调整，以确保舒适；

3）如治疗时间暂停 10 分钟以上，机器会自动关闭；

4）患者初次使用时建议参数为：频率 8Hz，强度 3，时间 10 ～ 15 分钟，逐步适应之后可上调为 10Hz，强度 5，20 分钟或更大值，具体参数根据病情及患者适应程度进行适当调节；

5）禁忌证为活动性出血或脊椎骨折等情况。

3. 肺内压力通风设备（IPV） 利用气动装置将一连串加压的脉冲气流，通过口含嘴送入呼吸道内以增加肺容积，且提供持续性叩击式通气，从而促进分泌物引流。涉及的主要是间断的气道内正压呼吸，该方法用于机械通气患者清除气道内痰液。

4. 高频口腔振荡仪（OHFO） 产生高频低容量振荡，主要是振荡肺内部的空气从而增加 CO_2 的排出，因是一种高频低容量振荡，所以不会抑制患者自主呼吸，并且可作为辅助通气。主要用于清醒的患者及急、慢性呼吸功能减退的患者，降低患者使用呼吸机及气管插管的机会。

5. 感应式肺活量测定仪 主要是模仿自然的叹息和打哈欠，使患者进行深而慢的吸气，同时通过监测患者的最大呼吸量及用力肺活量来监测吸气能力，其使用主要是增加和保持肺容量，增加痰液的排出，同时避免肺部感染的发生，尤其是对术后患者，多数研究显示它能够有效减少术后肺部并发症的发生。深吸气能够促进肺内分泌物排出的同时扩张可能会塌陷的肺组织，使肺得到锻炼保持活跃状态。研究显示亦可提高 COPD 恶化患者与健康相关的生活质量。

6. 振动正压呼气仪或佛拉特装置（Flutter Device） 起源于瑞士，其使用原理与 PEP 及 HFCWO 相似，通过一个可控制的振荡系统提供呼气末正压，可达到松动痰液的效果，同时又具备 PEP 的功能，降低气道塌陷，增加肺功能及血氧浓度。该仪器操作简便，价格适宜，患者通过学习掌握，可在家自行练习。对于住院患者，由于不需要看护就能进行该项操作，降低了治疗费用。

（二）胸肺物理治疗可穿戴设备

1. 呼吸监测设备

（1）呼吸监测设备是胸肺物理治疗中的重要工具，它们能够实时监测患者的呼吸频率、潮气量、呼气流量峰值等关键指标。这类设备包括智能口罩、可穿戴光电容积脉搏波（PPG）传感器、血氧仪等。智能口罩不仅能够监测呼吸频率，还能远程检测和监测咳嗽事件，有助于跟踪潜在的传染性疾病。血氧仪则是COPD（慢性阻塞性肺疾病）患者常用的家庭血氧监测设备，能够记录经皮脉搏血氧饱和度（SpO_2）和脉搏，及时发现病情变化。

（2）技术原理：呼吸监测设备主要通过以下几种技术原理实现监测功能。

1）光电容积脉搏波（PPG）传感器：通过测量血液中血红蛋白对光的吸收变化来监测心率和血氧饱和度，间接反映呼吸状况。

2）压力传感器：用于测量呼吸时胸腔或腹腔的压力变化，从而分析呼吸波形和呼吸频率。

3）流量传感器：通过测量呼吸气流的流量和速度，直接评估呼吸功能。

2. 活动追踪器　活动追踪器是基于传感器的可穿戴设备，用于自动追踪和监控身体活动指标，如步数、距离、活动时间和强度、消耗热量、心率等。对于COPD等呼吸系统疾病患者而言，日常活动监测具有重要意义。通过设定活动目标，活动追踪器可以激励患者增加身体活动量，从而改善预后。常见的活动追踪器包括计步器、智能手表、臂环等。

3. 智能背心 / 胸带　智能背心 / 胸带是专为胸肺物理治疗设计的可穿戴设备，它们能够监测患者的呼吸频率、吸气时间和呼气时间，并在呼吸节律异常时自动预警。这种设备具有无创、非侵入性的特点，患者只需将背心或胸带穿戴在胸部即可接受治疗。智能背心 / 胸带在 COPD 患者的居家护理和肺康复中发挥着重要作用，能够帮助患者及时发现并应对病情变化。

（1）技术原理：内置高频振荡发生器，通过微处理器精确控制，产生高频低幅的振动波，作用于胸壁传递至肺部深处，有效松动并排出痰液，促进肺泡扩张，改善肺通气功能。频率与振幅调节：提供多挡频率与振幅设置，根据患者具体病情及治疗需求进行个性化调整，以达到最佳治疗效果。

（2）气囊与充气装置

1）气囊布局：背心内部嵌入多个气囊，分布于前胸、后背及侧部，形成全方位包裹，确保振动能量均匀分布至整个肺部区域。

2）智能充气技术：采用先进的充气泵与压力传感器，实现气囊的快速、精准充气与放气，确保治疗过程中的连续性与稳定性。

（3）压力调节与控制

1）智能压力管理：系统内置压力监测与反馈机制，实时监测气囊内压力，并根据预设参数自动调节充气量，避免过度压迫造成的不适或损伤。

2）个性化压力设置：允许医护人员根据患者具体情况，如年龄、体重、病情严重程度等，设定合适压力范围，确保治疗的安全性与有效性。

（4）治疗模式选择

1）多种模式：提供多种治疗模式，如自动循环模式、定时模式、手动控制模式等，满足不同治疗场景与个性化需求。

2）模式切换：通过设备上的直观操作界面或配套的手机 APP，患者可轻松选择或切换治疗模式，实现自我管理与便捷操作。

（5）参数设置与监控

1）参数设置：支持对治疗时间、频率、振幅、压力等关键参数的详细设置，确保治疗方案的精准执行。

2）实时监控：设备内置数据记录与分析功能，实时记录治疗过程中的各项参数变化，为治疗效果评估与后续治疗方案的调整提供科学依据。

4. 睡眠监测仪　是监测夜间睡眠质量的重要工具，特别适用于患有阻塞性呼吸暂停低通气综合征（OSAHS）、COPD、哮喘等呼吸系统疾病的患者。这类设备能够测量血氧饱和度、脉率、鼻气流等指标，判断并分析呼吸事件，有助于及时发现并治疗睡眠呼吸暂停等问题。睡眠监测仪的便携性和易用性使其适合家庭使用，为患者提供了更为舒适的监测体验。

（1）类型

1）低频电磁刺激诱导睡眠仪：通过循环往复的刺激信息，使大脑电生理活动自身调整，达到治疗睡眠障碍的目的。通过电脑控制设定，利用枕头作为载体，发出模拟人脑电波的磁场，逐步降低人的兴奋程度，诱导进入睡眠状态。有非侵入性、无副作用、适合长期使用的特点，适用于多种原因导致的失眠、睡眠质量差等问题。

2）传统生物反馈治疗仪：通过传感器收集心率、血压、皮肤电导等生理信号，将这些信号转化为可读取的数字或图形信号进行显示，用户通过观察这些信号来学习和调节自身生理反应。适用于焦虑症、抑郁症、慢性疼痛、高血压、失眠等多种疾病和症状的预防和治疗。

3）数字频率合成仿生物电波仪：采用数字频率合成技术产生可按适用要求调节的仿真特定生物电波形的输出治疗电流，直接刺激大脑、下丘脑等区域，以调节大脑兴奋性，改善睡眠，广泛适用于神经系统疾病和睡眠障碍的治疗和康复。

（2）护理措施

1）监测前准备：①设备检查与校准。在患者使用睡眠监测仪之前，医护人员需确保所有设备（包括传感器、记录仪、电源线等）完好无损，并按照制造商的说明进行校准，检查电池电量是否充足，以避免监测过程中因电量不足而导致的数据中断。②环境准备。确保监测室或患者卧室环境安静、舒适，温度适宜（一般建议为18～22℃），光线柔和且无干扰源（如手机信号、无线电波等），减少噪声，如关闭电视、电话静音，以模拟理想的睡眠环境。

2）监测中护理：①正确佩戴。医护人员需指导或协助患者正确佩戴睡眠监测仪及各传感器，确保位置准确、固定牢靠，避免脱落或移位。②实时监测。密切观察患者睡眠过程中的生命体征和监测数据，如有异常及时记录并通知医师，同时注意患者的睡眠姿势，避免长时间压迫传感器造成不适。③舒适度调整。询问患者是否感到不适，如传感器过紧或过松、皮肤受压等，及时进行调整，确保舒适度。④安全监控。确保患者监测期间的安全，特别是对于有睡眠呼吸暂停等风险的患者，需加强夜间巡视，准备急救设备以备不时之需。

3）监测后护理：①设备移除。监测结束后，小心而迅速地移除睡眠监测仪及各传感器，避免造成患者不适或皮肤损伤。②数据整理与分析。将监测数据上传至系统或交由专业人员进行整理和分析，形成报告供医师评估。

5.振动排痰设备　振动排痰设备是通过振动起到痰液松动而利于咳出的机器，是胸肺物理治疗中的重要设备之一。这类设备通过高频振动作用于胸壁，将痰液从肺部深处松动并排出，有助于减少肺部感染的风险和改善患者呼吸状况。振动排痰设备通常具有多种治疗模式和参数设置选项,以满足不同患者的个体化治疗需求。

（1）类型

1）多频振动排痰机

①分类：根据使用方式的不同，多频振动排痰机可分为便携式振动排痰机和床旁振动排痰机。便携式振动排痰机体积小巧，便于携带和使用，适合居家或外出使用；床旁振动排痰机则更适合在医院床旁使用，具有更高的振动力度和频率范围。

②原理：通过产生多频振动，作用于患者胸部或背部，使呼吸道内的痰液松动、液化，从而促进痰液的排出。通常采用可充电电池供电，操作简便。

2）全胸振荡排痰机

①特点：通过高频全胸振荡技术模拟咳嗽引起的胸壁振荡动作，使呼吸道黏膜表面黏液和代谢物松弛和液化，增强患者排除呼吸系统痰液等分泌物的能力。

②优势：能够广泛作用于中小气道，促进痰液排出，改善肺通气状况，同时有助于缓解支气管平滑肌痉挛、消除水肿、减轻阻塞等。

③适用场景：尤其适用于痰液黏稠、难以排出的患者，以及需要长期卧床或机械通气的患者。

3）背心式振动排痰机

①特点：设计类似背心，穿戴在患者身上进行振动治疗。这种方式可以使振

动更均匀地作用于整个胸部和背部，提高治疗效果。

②优势：穿戴方便，适合长时间连续治疗。同时，由于振动作用面积大，可以更全面地促进痰液排出。

③适用人群：适用于各年龄段的患者，特别是需要持续治疗或康复的患者。

4）其他类型：除了上述几种常见的震动排痰设备外，还有一些其他类型的设备，如手持式振动排痰仪、叩击式振动排痰机等，各有特点，适用于不同患者群体和治疗需求。

（2）评估：在进行振动排痰前，需对患者进行全面评估，包括病情、痰液性质、肺功能、体力状况及合作能力等，了解患者是否有振动排痰的禁忌证，如气胸、胸壁骨折、肺部出血等。

（3）准备：协助患者采取合适的体位，通常为侧卧位或半坐卧位，以利于痰液排出。准备必要的用品，如纸巾、痰盂、湿巾等，并确保环境整洁、安全。

（4）操作步骤与技巧

1）连接设备：按照说明书正确连接振动排痰机的各个部件，检查电源是否稳定。

2）设置参数：根据患者的具体情况，选择合适的振动频率、振幅和时间。

3）放置叩击头：将叩击头轻轻放置于患者胸部或背部的适当位置，避开脊椎、胸骨等敏感部位。

4）开始治疗：启动设备，缓慢增加振动强度至患者能耐受的水平。治疗过程中，注意保持设备稳定，避免滑动或脱落。

5）观察反应：密切观察患者的反应，如有无不适、痰液排出情况等，及时调整治疗参数。

（5）观察与调整：在治疗过程中，需持续观察患者的生命体征、呼吸频率、心率等，确保治疗安全。根据患者的痰液排出情况和舒适度，适时调整振动频率、振幅和治疗时间。

（6）效果评估与记录：治疗结束后，评估患者的痰液排出效果、呼吸改善情况及整体舒适度。记录治疗过程中的关键信息，如治疗时间、振动参数、患者反应及痰液性状等，为后续治疗提供参考。

（7）注意事项与禁忌：严禁在患者胸壁破损、出血或植入物部位使用振动排痰设备，对于婴幼儿、老年人及体质虚弱者，应谨慎使用，并在专业人员指导下进行。治疗过程中，避免振动头直接作用于脊柱、胸骨等骨性突起部位。注意保持患者皮肤干燥，避免湿漉漉的皮肤与设备接触，减少导电风险。

（8）患者教育与指导：向患者及其家属详细介绍振动排痰的目的、原理、操作方法及注意事项，教育患者如何正确配合治疗，如采取合适的体位、保持放松状态、及时排出痰液等。同时，鼓励患者参与治疗过程，提高自我护理能力。

6. 吸入器 / 雾化器 是用于治疗上呼吸道疾病的重要设备，通过将药液雾化成微小颗粒并让患者吸入，达到无痛、迅速有效的治疗效果。雾化吸入器广泛应用于感冒、发热、咳嗽、哮喘、支气管炎等呼吸系统疾病的治疗中。随着技术的不断进步，吸入器 / 雾化器逐渐实现了便携化和小型化，患者可以在家中轻松完成治疗过程。

（1）按雾化方式分类

1）超声雾化器

①原理：利用超声振动的方式将雾化分子振动弥散出，雾化分子直径较大。

②特点：雾化量大，但雾化颗粒也较大，一般粒径在9μm左右，无法进入下呼吸道，一般适用于上呼吸道治疗。由于输出雾粒直径偏大，不适用于哮喘等喘息性疾病的治疗。

2）压缩式雾化器

①原理：先将空气在仪器内进行压缩，随后冲击药液致使药液冲出并碰撞至隔板上，造成药液分子碎裂。

②特点：雾化颗粒小，一般在5μm以内，可沉积于下呼吸道，适用于下呼吸道治疗及紧急情况处置。

3）微网式（网式）雾化器

①原理：利用电压依赖陶瓷片将药液分子振动弥散，或通过剧烈振动使药液通过固定直径的微小筛孔形成气溶胶颗粒均匀释出。

②特点：雾化颗粒更小，一般在3μm以内，可沉积于下呼吸道、末梢支气管及肺泡。噪声相对最小，小巧便捷，适合婴幼儿等需要随身携带的患者使用。

4）按其他分类标准：除了按雾化方式分类外，吸入器雾化器还可以按其他标准进行分类，如使用场景（家用、医用）、便携性（手持式、台式）等。但需要注意的是，这些分类标准可能存在一定的交叉和重叠。

（2）戴吸入器 / 雾化器患者的护理

1）设备检查与准备

①设备检查：每次使用前，仔细检查外观是否有损坏，各部件连接是否紧密，电源或电池是否充足及雾化杯或药池是否清洁无污染。

②药物准备：根据医嘱准确配制雾化液。注意药物的剂量、浓度及配伍禁忌，确保在有效期内。

③设备消毒：定期对雾化器及配件进行清洗和消毒，防止交叉感染。

2）体位指导：指导患者采取正确的体位进行雾化治疗，通常建议选择坐位或半坐卧位，使膈肌下降，胸腔扩大，增加气体交换量，有利于雾滴在终末细支气管沉降。对于无法坐起的患者可抬高床头 30° ～ 45°，并采取侧卧位，将雾化器置于上方，以确保治疗效果。

3）雾化操作

①佩戴面罩：为患者选择合适的面罩或口含嘴，确保面罩紧贴面部，避免漏气。对于婴幼儿或无法配合的患者，可使用面罩进行雾化。

②调节参数：根据医嘱和患者情况，调节雾化器的气流量、雾化时间等参数。

③开始雾化：开启雾化器，指导患者缓慢深吸气，使雾滴充分吸入至肺部。鼓励患者做深呼吸，以增加药物在肺部的沉积量。

④完成雾化：雾化结束后，关闭雾化器，取下面罩或口含嘴，用清水漱口或洗脸，以清除残留药物。

4）病情观察：在雾化过程中，密切观察病情变化，包括呼吸频率、心率、血氧饱和度等指标。注意有无呛咳、呼吸困难、发绀等异常情况，一旦发现应立即停止雾化并通知医师处理。

5）口腔护理：雾化后鼓励患者进行口腔护理，用清水漱口或刷牙，以清除口腔内残留的药物和分泌物，防止口腔感染和不适。

6）环境调节：保持雾化治疗室或病房的环境整洁、安静、通风良好。调节室内温度至适宜范围（一般为 22 ～ 24℃），避免过冷或过热影响患者舒适度。减少人员流动和噪声干扰，为患者创造一个良好的治疗环境。

7）知识宣教：向患者及其家属详细介绍雾化治疗的目的、方法、注意事项及可能出现的不适感，解答患者的疑问和顾虑，提高其对治疗的依从性和配合度，同时教育患者如何正确使用吸入器 / 雾化器及进行日常维护。

8）并发症预防

①感染预防：严格遵守无菌操作原则，定期消毒雾化器及配件，指导患者加强口腔卫生和排痰训练，防止感染发生。

②气道痉挛预防：对于易发生气道痉挛的患者，应在雾化前给予适量支气管扩张剂或抗过敏药物进行预防。

③误吸预防：对于意识不清或吞咽功能障碍的患者，应谨慎使用雾化治疗并在雾化过程中密切观察以防误吸发生。

（三）治疗操作步骤与注意事项

1. 治疗操作步骤

（1）叩拍法

1）操作者站在患者的背侧。

2）叩拍部位：①选择三点。A 点——腋前线顶点，B 点——腋后线顶点，C 点——肋弓缘；②叩拍区。连接 A-C，B-C，三点弧线区域。

3）叩拍手法：操作者手呈碗状，放松手腕；依靠腕动的力量双手交替有节奏的叩拍；在选择的区域双手画“己”字。

4）禁忌区域：避免叩拍锁骨、前胸及脊柱部位。

（2）摇振法

1）人工摇振法

①操作者站在患者的背侧。

②摇振方法：操作者双臂弯曲，将双手放置在患者左侧 / 右侧胸壁；操作者与患者保持同步呼吸节律，在吸气相末，呼吸相初开始摇振；操作者双臂保持对患者侧胸壁的持续压力，每侧连续做 4 ～ 5 次。操作者双手握住患者的胸廓（肺部）。

2）机械摇振法：利用振肺机的叉式或掌式探头震动胸肺部，给予振动功率 15 ～ 30W，每侧 3 ～ 5 分钟。

①振动排痰机模式一：叩拍

工作原理：叩击头垂直力，振动频率减慢。

模式特点：穿透力强，能量较低。

主要作用：松解黏附在气管壁上的痰液。

②振动排痰机模式二：振动

工作原理：叩击头水平力，振动频率增加。

模式特点：穿透力弱，能量释放较大。

主要作用：将痰液从小气道向大气道排出。

③使用方法及步骤：操作前对患者进行评估；准备排痰机，包括电源、仪器的完整性；调节频率的 20 ～ 30Hz，时间为单侧 5 分钟（不同患者可不同）；患者准备包括体位及身上导管的保护，保持接受治疗侧暴露，多人一起合作保护患者；操作者从肺底开始由下向上，由外到内依次叩击振动，重点是要小支气管停留较长时间即在外周停留时间长于在主支气管的时间，持续 3 分钟完成治疗，同样步骤完成另一侧治疗；治疗完成后，记录当次治疗效果及患者的反应。

（3）刺激咳痰法

1）操作者站在患者右侧；将左手置于患者颈枕部，稍向前顶住患者颈枕部，防止患者向后躲闪。

2）操作者右手拇指沿着患者右锁骨上缘向锁骨上窝移动；操作者在患者胸骨上窝处用拇指指腹向颈部正中方向稍用力施压，旋转揉槎，刺激主支气管引起咳嗽反射。

3）刺激不敏感者，可将指腹向患者气管正中部位后侧方施压。

（4）胸式呼吸

1）身体坐于椅面前 1/3，端坐；

2）双腿下垂，并拢；

3）双手叉腰放置两侧肋弓缘下；

4）呼吸方法：吸气相（1 ～ 3 秒）：闭唇，经鼻深吸气，感觉胸廓扩张，双手位置上移；屏气相（4 ～ 6 秒）：保持不吸不呼状态，膈肌下降到最大距离；呼气相（7 ～ 10 秒）：缩唇，气体从口中徐徐呼出，感觉胸廓回缩，双手回到原位；呼气相（11 ～ 12 秒）：再呼—停，再呼—停，呼出两个功能残气量。吸呼比 1 ： 2。

（5）腹式呼吸

1）身体坐于椅面前 1/3，端坐。

2）双腿下垂，并拢。

3）双手放置腹部。

4）呼吸方法：吸气相（1 ～ 3 秒）：闭唇，经鼻深吸气，感觉鼓腹；屏气相（4 ～ 6 秒）：保持不吸不呼状态，腹肌收缩到最大状态；呼气相（7 ～ 10 秒）：缩唇，气体从口中徐徐呼出，双手感觉收腹；呼气相（11 ～ 12 秒）：再呼—停，再呼—停，呼出两个功能残气量。

（6）物理吸引法

1）评估气道分泌物性质：M- 白色黏痰；P- 脓性 / 黄色黏痰；S- 血性痰液；G- 绿色黏痰。

2）评估痰液黏稠度：Ⅰ度痰液（清稀）：痰液呈清亮、稀薄状态，类似于水，通常表示炎症程度较轻，体内湿气较多，可能与感冒、咳嗽等轻微呼吸道感染有关。Ⅱ度痰液（黄稠）：痰液呈黄色或浑浊的状态，黏稠度较高，通常表示炎症程度较重，可能与细菌感染、支气管炎、肺炎等呼吸道感染有关。Ⅲ度痰液（白稠）：痰液呈白色或乳白色，黏稠度很高，甚至有时像豆腐渣一样，通常表示炎症程度非常重，可能与严重的肺部感染、支气管扩张等疾病有关。

3）评估痰液量：0 级，没有或只在吸痰管外侧有少量痰液；1 级，只在吸痰管顶端内侧有痰液；2 级，吸痰管内充满痰液；3 级，吸痰时间＜ 12 秒（以两个最小呼吸周期计算）；4 级，大量痰液，吸引时间＞ 12 秒。

4）气道湿化：温度多为 32 ～ 37℃，不能低于 20℃，不能高于 40℃。

相对湿度为 95% ～ 100%，吸入气体低于 20℃可引起支气管纤毛运动减弱，气道过敏者还会引起应激性反应，诱发哮喘。

湿化效果判断（表 10–2）：

表 10-2　湿化效果判断参考表

项目	湿化满意	湿化过度	湿化不足
痰液	稀薄、容易咳出或吸出	过度稀薄呈清水样	黏稠结痂
听诊	无干鸣音、痰鸣音	痰鸣音多甚至诱发支气管痉挛	闻及干鸣音
患者	呼吸通畅、安静	呛咳、呼吸机急促	刺激性咳嗽、声音高亢

5）密闭式吸痰操作步骤：连接负压吸引装置，调节负压为 150 ～ 200mmHg，检查吸引是否有效（成人 100 ～ 120mmHg；儿童 80 ～ 100mmHg；婴儿 60 ～ 80mmHg）。打开密闭式吸痰管包，戴呼吸机患者先断开呼吸机者，将呼吸机管路或气管切开导管连接于密闭式吸痰管上；连接负压于密闭式吸痰管上；灭菌注射用水润湿痰管并检查吸引效果及装置是否密闭；观察在机械通气过程中吸痰管保护膜有无胀气，若有说明气体反流入保护膜内，原因为吸痰管与透明三通管之间衔接不紧密或回退吸痰管过度，吸痰管脱出三通管；将日期标签贴在抽吸控制开关上；吸痰前给纯氧 1 ～ 2 分钟；一手握透明三通，另一手拇指及示指将吸痰管缓慢插入气管插管或气管切开导管内，经气管套管深度为 10 ～ 20cm，经气管导管深度为 10 ～ 25cm；吸痰管插入气管导管之后，持续按下抽吸控制开关，常规吸痰，每次吸痰时间以不要＞ 15 秒为宜；吸痰完成后，将吸痰管缓慢地抽回，直到薄膜护套拉直为止。必须检查保证吸痰管完全退出气管导管，以免影响患者通气；吸痰后无菌生理盐水冲洗密闭式吸痰管及吸痰连接管持续按压控制开关以便清洗导管内壁，供下次使用防止管壁内痰痂形成；再次给纯氧 1 ～ 2 分钟；检查、观察患者吸痰后的反应；记录痰液量、性状、颜色。

2. 注意事项

（1）胸肺物理治疗需在患者耐受的情况下进行，并密切观察生命体征，如有异常立即停止。

（2）观察痰液的颜色、性状、量的变化，如为血性、黄色痰或量增多等情况应及时告知医师进行处理。

（3）心外科术后或急性肺疾病患者在实施体位引流或胸部叩击等物理治疗时，同步给予氧疗可有效预防低氧血症的发生。

（4）气道高反应性患者理疗后偶可诱发气管痉挛，给予支气管舒张剂吸入可防止发生。

（5）颅内高压者应避免头低位和咳嗽训练。

（6）胸肺物理治疗需改变体位时，固定管路，骨折者搬动时需小心以避免移位。

（7）胸骨损伤、肋骨骨折、血气胸患者不宜胸部叩拍、振动和摇动。

（四）预防并发症与处理方法

1. 出血

（1）去枕平卧，头偏向一侧，防止窒息。

（2）迅速建立多条静脉通道，积极补充血容量，尽快配血。必要时可先用右旋糖酐或其他血浆代用品，但 24 小时内静脉输注右旋糖酐不应超过 1000ml。

（3）及早输血；对食管静脉曲张破裂出血者应及早输新鲜血，在输血输液过程中，切记三查十对，并根据病情调整滴速。

（4）立即予以氧气吸入和心电监护，置抢救车于床旁。

（5）遵医嘱使用止血药物，根据病情调节速度，注意药物不良反应。

（6）密切观察病情变化，监测生命体征、尿量和意识变化，及时记录。正确估计出血量。

（7）给予患者心理支持，缓解其紧张恐惧的情绪，做好家属的解释工作。

（8）活动性出血期间，避免搬动患者，为内镜检查和治疗创造条件。

（9）加强生活护理，保持口腔、皮肤清洁，遵医嘱禁食。

2. 因体位改变引起深静脉置管或气管套管移位、骨折移位等

（1）深静脉置管部分脱出：观察导管脱出的长度，用无菌注射器抽回血，如无回血，报告医师，遵医嘱用肝素钠液或尿激酶通管，如导管不通畅则拔管；如有回血，用生理盐水冲管保持通畅，重新固定，严禁将脱出的导管回送。

（2）深静脉置管完全脱出：测量导管长度，观察导管有无损伤或断裂，评估穿刺部位是否有血肿及渗血，用无菌棉签压迫穿刺部位，直到完全止血；消毒穿刺点，用无菌敷贴覆盖；评估渗出液性状、量；根据需要重新置管。

（3）气管套管移位：保持镇静，尽量避免患者的紧张和疼痛，以减少患者的抵抗和不适反应。保证通气和氧供：确保患者通气道畅通，维持气道的通畅，尽快提供氧气和呼吸机支持，维持患者的氧供，如发现气嘴脱开或气囊漏气，要立即修复或更换。重新插管：根据患者具体情况和气管解剖，选择适当的插管方法，尽量通过经口或经鼻重新插管，确保位置正确，在插管前，可使用助插工具（如喉镜、插管导丝等）来辅助插管操作。提供持续监护：持续监测患者生命体征，包括心率、血压、呼吸等。定期检查插管固定情况，防止再次脱出。

（4）轻度骨折移位：可使用石膏固定，促进组织修复和骨折愈合，减轻移位程度。严重骨折移位伴有剧烈疼痛和活动受限时，可采取切开复位内固定手术进行治疗。

3. 低氧血症

（1）氧气疗法：通过机械通气、高压氧舱或面罩吸氧提高氧分压和氧饱和度。

（2）药物治疗：使用氨茶碱片、多索茶碱片等松弛气道平滑肌，缓解支气管痉挛，提高血液含氧量。

（3）预防电解质紊乱和酸碱失衡：静脉输注葡萄糖注射液和氯化钾注射液。

4. 急性心肌梗死（AMI）

（1）紧急评估：有无气道阻塞；有无呼吸，呼吸的频率和程度；有无脉搏，循环是否充分；神志是否清楚。

（2）停止活动，绝对卧床休息，拒绝探视；高流量吸氧，保持血氧饱和度95%以上；阿司匹林200mg嚼服；硝酸甘油0.5mg（舌下含化）；胸痛不能缓解者予吗啡2～4mg静脉注射，必要时重复；建立大静脉通路，监护心电、血压、脉搏和呼吸。

（3）及时消除心律失常，以免演变为严重心律失常甚至猝死。

1）发现室性期前收缩或室性心动过速，立即用利多卡因50～100mg静脉注射，每5～10分钟重复1次，至期前收缩消失或总量达300mg，继以1～3mg/min的速度静脉滴注维持，如室性心律失常反复发作者可用胺碘酮。出现与QT间期延长有关的尖端扭转型室速时，静脉缓慢推注1～2g的镁剂（＞5分钟）。

2）发生心室颤动或持续多形性室性心动过速时，尽快采用电除颤或同步直流电复律；单形性室性心动过速药物疗效不满意时应及早同步直流电复律。缓慢性心律失常，可用阿托品0.5～1mg肌内注射或静脉注射。二度或三度房室传导阻滞，伴有血流动力学障碍者，宜用临时心脏起搏器。室上性快速心律失常药物治疗不能控制时，可考虑同步直流电复律。

（4）控制休克AMI时可有心源性休克，也伴有血容量不足、外周血管舒缩障碍等因素存在。因此，应在血流动力学监测下，采用升压药、血管扩张药、补充血容量和纠正酸中毒等抗休克处理。

（5）治疗心力衰竭主要是治疗急性左心衰竭，以应用吗啡（或哌替啶）和利尿药为主，也可选用血管扩张药减轻左心室的前、后负荷。AMI发生后24小时内不宜用洋地黄制剂，有右心室梗死的患者应慎用利尿药。

（6）其他治疗

1）抗凝疗法：多于溶栓治疗前后，对防止梗死面积扩大及再梗死有积极疗效，先用肝素或低分子肝素，继而口服阿司匹林或氯吡格雷。

有出血倾向、活动性溃疡病、新近手术创面未愈合、血压过高及严重肝肾功能不全者禁用抗凝治疗。

2）β受体阻断药、钙通道阻滞药和血管紧张素转化酶抑制药：在起病早期即应用美托洛尔、阿替洛尔或普萘洛尔等β受体阻断药，尤其是前壁心肌梗死伴有交感神经功能亢进者，可防止梗死范围扩大，改善预后。血管紧张素转化酶抑制药中的卡托普利、依那普利等有助于改善恢复期心肌的重构，降低心力衰竭的发生率，从而降低死亡率。

3）极化液疗法：氯化钾 1.5g、普通胰岛素 10u 加入 10% 葡萄糖溶液 500ml 中静脉滴注，每日 1 次，7 ～ 14 天为 1 个疗程。可促进心肌摄取和代谢葡萄糖，促使钾离子进入细胞内，恢复心肌细胞膜极化状态，利于心肌收缩，减少心律失常。

5. 严重代谢性酸中毒未纠正

（1）一般治疗：代谢性酸中毒患者出现呼吸困难、心律失常等症状时，及时吸氧，注意休息，避免过度劳累，以免加重病情。

（2）药物治疗：患者可在医师指导下使用碳酸氢钠片、乳酸钠溶液等药物进行治疗，可中和胃酸，改善代谢性酸中毒情况。

（3）血液透析：如患者病情较重，通过上述治疗无法得到改善，需及时入院进行血液透析治疗，以免延误病情。

（4）手术治疗：如患者是为肾功能不全引起的代谢性酸中毒，可通过肾移植方式进行治疗。

（5）腹膜透析：如患者出现了肾衰竭情况，也可通过腹膜透析方式进行治疗，有利于改善体内酸性物质代谢，从而缓解不适症状。

（6）注意合理饮食，适当吃富含维生素及蛋白质食物，如苹果、菠菜、牛奶等，能够补充身体所需营养，有利于身体恢复。如患者出现不适，建议及时就医治疗，以免延误病情。

6. 急性呼吸窘迫综合征（ARDS）

（1）保持呼吸道通畅：立即平卧，解开衣领，必要时给予氧气吸入，缓解缺氧症状，如呼吸道内有痰液或异物，及时清除。

（2）建立静脉通道：迅速建立静脉通道，以便及时给药和补充液体。

（3）药物治疗：根据具体情况，给予相应药物治疗。如使用糖皮质激素类药物减轻炎症反应，使用抗生素控制感染等。

（4）缓解低氧和呼吸困难，可用较高浓度氧疗，在患者能够耐受、没有生命危机情况下，可用储氧袋、高流量吸氧、无创辅助通气，出现危及生命的低氧血症甚至酸中毒时，必须及时气管插管、呼吸机治疗来辅助呼吸。

（5）调节体液：若此时体内水、电解质紊乱，还可通过静脉输液调节体液，控制出入量，如氯化钠注射液、氯化钾注射液、葡萄糖注射液、乳酸钠林格注射液等。

（6）新方法包括一氧化碳吸入、特殊呼吸机高频氧、高频振荡呼吸机。ECMO：适用于最严重 ARDS 其他治疗方式无效的患者，完全通过机器代替心脏和肺，使肺、心脏得到充分休息。

7. 出血性食管静脉曲张

（1）食管静脉曲张出血，出血速度快，出血量大，可能会在短期内出现低血压，甚至低血容量性休克等，所以需立即进行静脉补液，补充血容量。

（2）食管静脉曲张出血需要使用止血药物进行治疗，临床上常用药物包括氨甲环酸、酚磺乙胺或维生素K等。也可使用血管升压素降低静脉内压力，缓解出血症状。

（3）手术治疗：如果是由于门静脉高压引起的食管静脉曲张出血，需尽早进行门体分流术等进行治疗。

（4）其他治疗：食管静脉曲张出血时，需要严密监测病情，在医师指导下使用三腔管气囊进行压迫止血治疗，有条件可进行血管套扎术治疗。食管静脉曲张出血患者要保持情绪稳定，避免精神过度紧张后加重出血症状。另外，需要尽早就医，在医师指导下进行治疗。

8. 肺栓塞

（1）快速评估

1）确定患者的意识状态和呼吸情况，若存在意识丧失和呼吸困难等紧急情况，立即行心肺复苏。

2）评估患者生命体征，包括血压、心率、呼吸频率和血氧饱和度等。

3）询问患者是否有胸痛、呼吸困难、咳嗽、咯血等症状，进行紧急辅助检查。

4）血气分析：了解患者氧合情况、二氧化碳分压和酸碱平衡状态。

5）心电图：评估患者心律和心脏功能。

6）胸部X线检查：寻找可能存在的肺栓塞导致的肺动脉扩张或肺组织损伤的征象。

（2）抗凝治疗

1）及早给予抗凝治疗：常规使用低分子肝素，快速发挥抗凝作用，预防血栓进一步扩大。

2）根据患者的临床情况和药物禁忌证，选择使用其他口服抗凝药物或静脉用药。

（3）纤溶治疗

1）对于高危肺部栓塞患者，考虑给予纤溶治疗：使用组织型纤溶酶原激活剂或尿激酶原激活物等药物溶解血栓，恢复血流通畅。

2）注意禁忌证：纤溶治疗有一定出血风险，需慎重考虑存在的出血风险，并及时处理可能的并发症。

（4）其他辅助治疗

1）给予氧气供应：维持患者血氧饱和度在合理范围内。

2）对于伴有呼吸困难的患者，可使用呼吸支持设备（如呼吸机）。

3）针对患者症状和合并症进行相应治疗，如镇痛药物等。

9. 肺脓肿　主要治疗措施是抗生素治疗和脓液引流。

（1）抗生素治疗：根据病因或细菌药物敏感试验结果选择有效抗菌药物。吸入性肺脓肿多为厌氧菌感染，多对青霉素治疗敏感。对青霉素过敏或不敏感者，可用林可霉素、克林霉素或甲硝唑等药物。开始给药采用静脉滴注，体温通常在治疗后 3 ～ 10 天降至正常，后改为肌内注射或口服。如抗生素有效，治疗应持续 8 ～ 12 周，直至胸部 X 线片上脓腔和炎症完全消失或仅有少量稳定的残留纤维化。血源性肺脓肿多为葡萄球菌或链球菌感染，可选用耐 β- 内酰胺酶的青霉素或头孢菌素，耐甲氧西林葡萄球菌感染选用万古霉素。

（2）脓液引流：可用祛痰药、雾化吸入以利排痰，身体状况较好者可采取体位引流，有条件宜尽早应用纤支镜冲洗及吸引治疗，可向脓腔内注入抗生素以加强局部治疗，提高疗效并缩短病程。

（3）手术治疗：手术适应证①肺脓肿病程超过 3 个月，经内科治疗病变未见明显吸收，并有反复感染或脓腔过大（直径＞ 5cm）不易吸收者；②大咯血内科治疗无效或危及生命者；③并发支气管胸膜瘘或脓胸经抽吸、冲洗治疗效果不佳者；④怀疑肿瘤阻塞时。

三、胸肺物理治疗的患者护理

（一）患者评估与治疗计划制订

1. 评估一

（1）评估患者病史，如患者咳嗽多少年，痰液是否黏稠，是否容易咳出等。

（2）评估入院原因：患者这次住院的原因是什么？

（3）评估目前主要症状体征：有没有咳嗽？有没有咳痰？是否有呼吸困难？是否有桶状胸、肋间隙是否增宽，听诊是否有清音等。

（4）诊断：通过对症状和体征来判断目前的诊断，是 AECOPD ？哮喘？肺囊肿？还是支气管扩张等。

（5）治疗方法：目前患者所用的治疗方法有哪些。

（6）呼吸困难程度分级法：① 0 级。如常人，活动不受限，无症状。② 1 级。一般劳动时气短。③ 2 级。较快行走、上坡或下楼梯时气短。④ 3 级。行走百米气短。⑤ 4 级。说话、穿衣轻微活动时气短。⑥ 5 级。安静时气短，不能平卧。

2. 评估二

（1）评估患者生命体征：体温、脉搏、血压和心电图。胸部物理治疗时患者生命体征要求平稳，如果患者有咯血、血压不稳定，胸肺物理治疗会加重病情。

（2）评估患者自主呼吸的状态，是否自主呼吸、有无吸氧、氧浓度是多少。如使用机械通气，呼吸机模式设定如潮气量、呼吸频率、是否使用呼气末正压通气等。

（3）结合患者用药判断使用哪种物理治疗方式。

3. 评估三　评估患者生化指标，包括血生化、心肌酶、血气分析、血小板及血凝情况、细菌培养结果等。如患者氧分压非常低，或有心肌酶异常怀疑心肌梗死，绝不能做胸肺物理治疗。

4. 评估四

（1）评估患者神经体格方面：对昏迷患者进行评分、颅内压、脑灌注压、肌肉的紧张程度等。

（2）评估患者骨骼肌方面：通过望诊看患者皮肤情况，有无破溃、肿胀、变形、萎缩及关节能否活动。

（3）评估患者肺部：包括体温变化、有无咳嗽咳痰、痰液颜色、肺部X线。

5. 评估五　明确肺部的五个评估，通过体温变化，胸肺体格检查（望、触、叩、听），咳嗽、痰液、动脉血气分析、肺部X线了解患者肺部情况。

6. 评估六　评估日常活动及活动耐力。除呼吸困难判断以外，包含如下四点：

（1）患者能否床上活动或近于床上活动，一直卧位还是可坐位，能否自如交流？是否处于憋气喘息状态？能否自行进食、更衣、排泄等。

（2）患者能否在室内或室外活动，看患者活动耐力。

（3）最远行走距离。

（4）6分钟或12分钟行走距离，判断患者日常活动和活动耐力情况。

7. 方案制订（表10-3）

表10-3　胸肺物理治疗方案

类别选择	方法	依据
呼吸训练	胸式呼吸	是否理解配合
	腹式呼吸	是否理解配合
排痰训练	刺激咳痰法	有无咳痰能力
	充气排痰法	有无人工气道

类别选择	方法	依据
胸肺施压训练	推压法	患者咳痰无力，可使痰液松解，肺复张
	摇振法	患者咳痰无力，可使痰液松解，利于排出
	左侧臀高位	右肺病变
	右侧臀高位	左肺病变
顺位引流体位	膝胸卧位	老年患者无法配合
	平卧臀高位	易误吸
	卧位臀高位	老年、心率快患者无法耐受
	半坐卧位	膈肌下降，增加肺活量，改善缺氧
胸肺叩拍训练	胸肺叩拍法	利于痰液引流

8. 早期胸肺物理治疗的目标

（1）促使塌陷的肺组织恢复，矫正肺不张；

（2）恢复正常胸廓形态；

（3）促进分泌物排出；

（4）通过运动锻炼恢复整体健康。

9. 胸肺物理治疗所要达到的标准

（1）分泌物减少＜ 25ml/d。

（2）病变部位呼吸音改变，无啰音，听诊清晰。

（3）胸部 X 线片改变。

（4）患者对治疗的反应良好。

（5）氧饱和与血气分析好转。

（6）患者无发热。

（7）恢复个体生活的全部社会参与能力和综合活动能力。

（8）恢复个体的自尊。

（9）避免原发疾病的复发，痰液本来是一个蓄积培养基，如不引出疾病会反复发生。

（10）加强术后医师和医院的管理。

（11）减少健康管理花费。因肺部感染或并发症的反复发生，住院费高昂，通过胸肺物理治疗最终能够达到减轻患者经济和精神负担。

续表

（二）护理技巧与沟通

物理治疗的实施需多学科知识、技能的配合及结合患者具体情况选择合适干预方法，在干预过程中进行严密病情观察，这对护士进行胸肺物理治疗与护理工作提出了更高要求。

1. 预防并发症　监测患者肺部体征变化，尤其是心率、血压、血氧饱和度及意识情况，一旦出现异常应立即停止胸肺物理治疗。如振动排痰机应用过程中患者可能会发生血压、心率的改变及血氧饱和度一过性降低，同时会出现恶心、呕吐症状，所以操作应保证患者在生命体征平稳前提下进行，密切监测生命体征及病情变化是保证胸肺部物理治疗的必要条件。注意观察有无与治疗相关的并发症，可选用抗生素控制肺部感染，配合呼吸道湿化合理吸痰，痰液黏稠不易咳出者采用气道湿化配合翻身、叩击等措施。病情观察：询问患者感受，倾听主诉，同时观察面色、呼吸、咳嗽、咳痰症状，检查肺部呼吸音，选择合适的治疗方法，有选择性地应用胸肺物理治疗。心理护理：消除患者各种不良情绪反应，以最佳的精神状态接受治疗。宣教与指导：治疗前的解释，指导患者掌握正确的咳嗽咳痰方法。

2. 提升自身胸部物理治疗（CPT）能力　CPT 是一项依赖于操作者的技术，尤其传统的 CPT 因为操作者的不同，其在频率、力度和有效性方面都会有所不同。护士作为 CPT 的主要实施者，必须熟练、全面地了解 CPT，不仅要熟悉 CPT 的操作方法，还应对该操作的适应证、不良反应及效果观察有所了解。研究显示：目前临床护士的 CPT 能力不足，需要运用科学的管理模式，制订和实施全面系统的培训计划，有效改善和提高护士的 CPT 意识和能力，提高护理水平。

3. 制订科学的胸肺物理治疗方案　在实施胸肺物理治疗前应全面评估患者病情、痰液的量及黏稠度等情况，有选择地运用 CPT。认真评估患者呼吸功能、心理状态及家庭经济与社会支持情况，根据患者的不同，制订针对性指导计划。根据制订的计划对患者及其家属进行胸肺物理治疗的宣教及指导，并利用宣传册、图片加深患者及其家属对胸肺物理治疗目的和意义的理解，能积极主动配合胸肺物理治疗计划的实施。同时，应加强心理护理，消除患者不良情绪，使其以最佳精神状态接受治疗。

（三）患者教育与自我管理

1. 饮食调整

（1）均衡饮食，保持清淡饮食：应选择清淡、易消化食物，避免食用过于油腻、辛辣、刺激的食物，限制盐的摄入，以免影响机体康复。

（2）适当补充蛋白质，多喝牛奶、鸡蛋等食物，以便更好地辅助医治，促进疾病恢复。

（3）多吃蔬菜和水果，如西蓝花、生菜、芥蓝、菠菜、卷心菜、大白菜以及橙子、南瓜、哈密瓜、猕猴桃等，适量食用有益健康。

（4）勿食过酸、过冷食物，易刺激损伤胃肠道黏膜，诱发腹痛、腹胀、腹泻等异常病症，危害健康；戒烟酒；禁食油炸、烟熏食物。

2. 运动与休息

（1）有氧运动：有氧运动如慢跑、游泳等可以增强呼吸系统功能，提高肺活量。

（2）呼吸操练：通过呼吸操练，可加强呼吸肌肉的力量和耐力，改善呼吸效率。

（3）深呼吸训练：每天进行几分钟深呼吸训练，可以增加肺部的容量，改善呼吸质量，增强呼吸肌肉的功能，提高呼吸效率。

（4）健康的生活方式：保持良好的生活习惯，如规律作息、充足睡眠、合理饮食等，有助于维持呼吸系统的健康。

3. 心理调适

（1）建立信任的护患关系：改善环境对患者的不良影响，尽量排除其他患者的不良干扰，满足合理需求，帮助其尽快适应新的环境，减少压力。

（2）教导放松技巧

1）鼓励患者以语言表达的方式疏泄情绪，表达患者的焦虑感受。

2）患者进行放松调适，如在光线柔和的环境里，随着护士的指导语和音乐进行肢体放松、深呼吸或是慢跑等。

3）鼓励其多参加文娱活动，从而转移注意力，减轻焦虑情绪。

4）帮助患者认识焦虑时所呈现的行为模式，护士要接受患者的病态行为，不加以限制和批评，在良好的治疗关系的前提下，可用说明、解释、分析、推理等方式。

（3）使患者认识其病态症状；做好基础护理，关注其睡眠环境，尽量满足其合理要求。

4. 定期复查与评估　定期体检：定期进行呼吸系统相关的体检，如肺功能检测、X 线检查等，可及早发现潜在的问题并采取相应的措施。

四、胸肺物理治疗的研究进展与前景展望

虽有大量研究证实了胸肺物理治疗在气道清理中的有效性，但不当使用胸肺物理治疗对患者不但毫无益处，反而会造成伤害。体位引流、胸部按压及振荡并不能够促进急性原发性肺炎患者气道内分泌物的排出，甚至会导致患者体温升高，延长住院时间。将用力呼吸技术与体位引流相结合治疗慢性支气管炎，会导致气

管内分泌物的增加及缺氧的概率。将CPT运用到间歇性缺氧的患者中，非但没有益处，反而会对患者造成伤害。头低足高位还能增加胃食管反流，引起支气管痉挛，导致心律失常及颅内压升高等。

对于传统胸肺物理治疗与现代胸肺物理治疗仪器的疗效，还需进一步研究。因为关于各种仪器及方法的疗效，目前为止没有长期性研究。总体来说，当前关于胸肺物理治疗的研究，研究病种局限，研究时间较短，研究内容也只是基于对各种措施有效性的研究，缺乏对各种技术疗效评价体系的研究。由于对各种治疗的有效性缺乏长期的对比研究及各种技术疗效缺乏系统的评价体系，所以很难确定哪种治疗方法更为有效。

并不是所有的呼吸道疾病都适合采用胸肺物理治疗，识别哪些患者能够从胸肺物理治疗中获得利益是关键和首要的任务。调查显示，目前的胸肺物理治疗师在对患者进行治疗时，主要根据个人经验进行并无可以参考的标准。物理治疗师在对患者进行治疗时，要熟练掌握各种治疗技术及各种技术的适应证、禁忌证，且应根据患者个人情况选择最佳治疗方式。

（一）慢性阻塞性肺病患者的胸肺物理治疗

慢性阻塞性肺病（chronic obstructive pulmonary diseases，COPD）患者支气管内压下降，呼气时易发生气道陷闭，缩唇呼气可使支气管内压增高，避免小气道过于关闭而改善气体交换，因此，患者进行呼吸训练后，氧分压明显升高，二氧化碳分压明显降低。而腹式呼吸的重建，可提高肺的伸缩性和肺泡通气，降低呼吸功耗，缓解呼吸困难。所以，缩唇呼吸及腹式呼吸训练，能有效地提高氧分压，降低二氧化碳分压，改善肺功能。有研究证明肺康复效果与气道阻塞的严重程度无相关，即轻重程度不同的COPD患者均能获益。无创正压通气在COPD治疗中也具有一定的效果，无创正压通气与CPT在COPD合并呼吸衰竭的治疗中具有协同作用。

（二）开胸术后患者的胸肺物理治疗

开胸手术对心肺功能影响明显，开胸术后1周患者肺功能变化幅度大，术后第1天肺功能下降到术前的45%。术后暂时的呼吸功能低下及由于手术创伤和胸腔置管，患者不能进行有效地深呼吸和咳嗽、排痰，易出现肺不张、肺部感染和呼吸衰竭等并发症。有研究表明，开胸术后6小时开始取头高位，雾化吸入后翻身拍背能使氧分压、动脉血氧饱和度显著升高，二氧化碳分压下降。此外，呼吸系统并发症是颈髓损伤（CSCI）患者最常见的死亡原因，其中多数死于肺炎。脊髓损伤（SCI）损伤平面越高，肺炎的发生率就越高，如果支配膈肌运动的脊髓受损（C_5以上平面），则肺炎的发生率可高达90%以上。加强胸肺物理治疗是颈髓损伤患者预防及控制呼吸道并发症、提高生存率、降低病死率的重要措施。

（三）ICU 患者的胸肺物理治疗

有研究表明，CPT 能促使肺部分泌物排出而预防呼吸机相关性肺炎的发生。CPT 应用于 ICU 可减少肺分泌物的滞留，增加氧合作用以及再次扩张萎陷的肺段，但进入 ICU 的患者本身病情复杂，在研究中不能很好地排除许多影响因素，所以没有强有力的证据来证实物理治疗在 ICU 中的长远治疗效果。

（四）小儿胸肺物理治疗

婴幼儿时期由于呼吸系统解剖生理的特点，黏液易阻塞。当发生炎症时，易导致通气功能障碍，引起缺氧和二氧化碳潴留。CPT 能改善通气，使呼吸肌收缩扩张良好，有效清除大小气道分泌物，降低气道阻力，增加肺的顺应性，减少细菌的侵袭力，促进肺的再扩张，增加局部灌注，从而改善缺氧，减少呼吸做功，帮助维持足够的肺容量，降低呼吸道感染的发病率，降低急慢性肺部疾病的住院率。如果患儿自身咳嗽努力无效，胸肺物理治疗可通过清除气道分泌物，降低气道阻力，促进肺的再扩张，进而改善胸部 X 线摄片和肺部听诊，从而缩短病程，减少住院日，使患儿早日康复。

虽然目前缺乏足够的证据来评估 CPT 应用于不同年龄小儿的效果，但现存的文献表明在治疗小儿疾病方面 CPT 总的来讲是有效的。CPT 用于治疗神经肌肉疾病、肺囊性纤维化、脑性瘫痪患儿具有显著效果。CPT 对治疗先天性气道异常及新生儿拔管后的肺膨胀不全可能有效果。关于 CPT 在小儿方面应用的评估还需要将来进一步的研究证实。

胸肺物理治疗技术发展日趋成熟、方法形式多样，且被大量研究证明是一种相对安全有效、廉价的物理治疗手段。护士应提高胸肺物理治疗的能力，为患者提供高质量的胸肺物理治疗，使患者受益。

胸肺物理治疗作为痰液排出的方法已得到广泛的运用，但由于传统胸肺物理治疗技术较为烦琐，导致许多患者拒绝进行治疗。也正是在这样的背景下，现代胸肺物理治疗技术不断发展，出现了许多新的方法和仪器，这些仪器的出现增强了患者治疗的依从性及独立性。当前的胸肺物理治疗方法在增强肺功能、排除痰液、增加肺部氧合及减少并发症等方面都有明显效果。但目前由于研究领域局限，研究周期较短，并且缺乏系统的有效性评价标准，使得胸肺物理治疗有效性及地位缺乏科学的理论支持。同时，由于不当的使用胸肺物理治疗会对患者造成伤害，因此，作为胸肺物理治疗师，在选择治疗方法上需谨慎，应根据患者年龄及临床表现，选择适合的治疗方法。

为了更好地利用胸肺物理治疗技术，在今后的工作中，应从以下几个方面对胸肺物理治疗进行研究：

1. *增加研究病种*　将胸肺物理治疗技术运用到更多的呼吸相关性疾病的研究

中，以期能使胸肺物理治疗技术得到更广泛的推广。

2. 延长研究周期　对胸肺物理治疗的长期疗效进行研究，以期能获得更为科学的理论支持。

3. 制订系统的有效性评价体系　缺乏评价体系，有效性就无从谈起或是缺乏根据，因此，制订有效性评价体系是胸肺物理治疗亟待解决的问题。

4. 加强胸肺物理治疗师的专业培训　只有提高了胸肺物理治疗师的专业水平，使其更好地掌握各种技术及其适应证与禁忌证，才能在选用各项技术时更加娴熟和准确，提高各项治疗技术的有效性，减少不必要损害的发生。

参考文献

胡娅，陈静．小儿胸部物理治疗的研究进展 [J]. 现代医药卫生，2008, 13(24): 2001-2002.

李梅华，李淑娟，吴永萍，等．胸肺物理治疗在低肺功能老年肺癌患者围术期的应用 [J]．中国医药导报，2011, 8(7): 142-143.

彭树兰，刘庆，鲁桂芳，等．ICU 护士胸肺物理治疗能力的系统化培训 [J]．护理学杂志，2019, 24(21): 17-18.

蒲伟青，刘凯，王晶晶．心胸外科术后患者胸肺物理治疗的护理体会 [J]．解放军护理杂志，2016, 33(17): 53-55.

乔春玲．气道雾化加胸部物理治疗婴幼儿肺炎的观察效果 [J]. 护理实践与研究，2010, 13(7): 21-22.

Basoglu OK, Atasever A, Bacakoglu F．The efficacy of incentivespirometry in patients with COPD[J]. Respirology, 2015, 10: 349-353.

Giovanan P, Alfrsdo C．Airway clrarence theyapy in cystic fibro- Sis patients[J]．Agricultural Biomed, 2019, 80: 102-106.

Mcilwaine M. Physiotherapy and airway clearance techniques and de-vices[J]．Paediatric Respiratory Reviews, 2016, 7S: 220-222.

Robert R, Kempninen C, Williams B, et al．Comparison of High-Fre- Quency Chest Wall Oscillation With Differing Waveforms for AirwayClearence in Cystic Fibrosis[J]. Chest, 2017, 132: 1227-1232.

Wang QiXing, Zhang Xiangyu, Li Qiang．Effects of a flittermucus-clearance device on phlmonary function test results in healthy people 85years and oder in China[J]．Respre Care, 2010, 55(11): 1449-1452.

附　录

附录一　呼吸功能锻炼

一、深呼吸运动练习

1. 腹式呼吸

（1）立位或坐位腹式呼吸：身体放松取立位，两手分别放于腹部和胸前，吸气时用鼻吸入，尽力挺腹胸部保持不动，呼气时用口呼出，同时收缩腹部，胸廓保持最小活动幅度，深吸慢呼。

（2）卧位腹式呼吸：身体放松取平卧位（附录图 1），方法同立位或坐位，可在腹部放置小枕头、书本等物体进行辅助，如吸气时物体上升，则证明腹式呼吸正确。

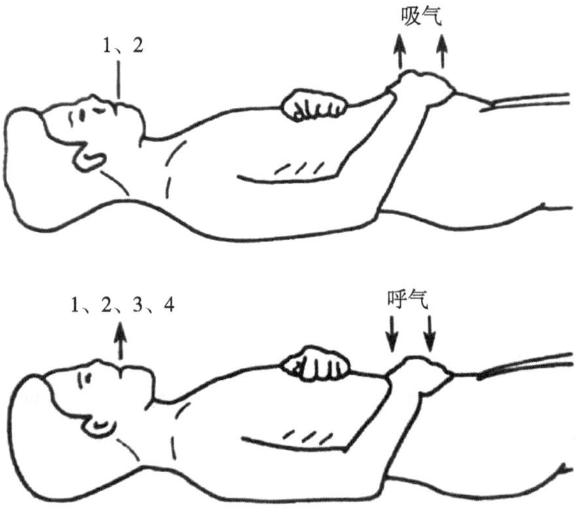

附录图 1　卧位腹式呼吸示意图

2. 缩唇呼吸　吸气时经鼻缓慢深吸，呼气时将嘴唇缩成“吹笛状”或“鱼嘴状”慢呼，吸气与呼气时间之比为 1 ：（2 ～ 3）。呼气时配合收腹动作，使膈肌升高，以便呼出更多的气体，减少残气量。力度以呼出气流能使距口唇 15 ～ 20cm 处的蜡烛火焰倾斜而不熄灭为宜（附录图 2）。

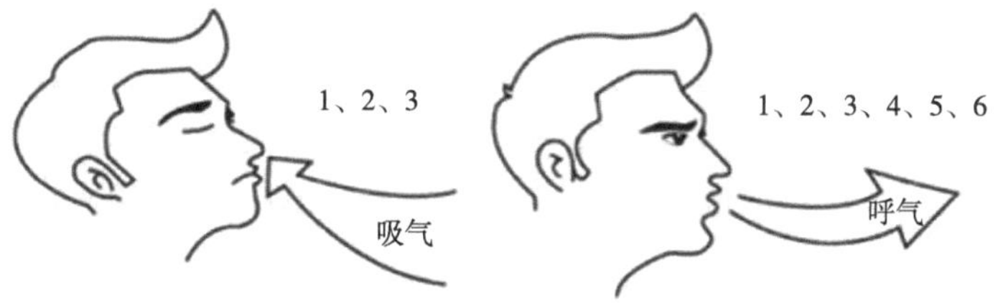

附录图 2 缩唇呼吸

3. 随意哈欠运动 是最简单的深呼吸运动，每 5 ～ 10 分钟故意哈欠一次，使持续吸气约 5 秒，即能维持适当水平功能残气量。通过打哈欠排除废气，吸进氧气，增加身体的血氧含量，改善身体的新陈代谢，改善呼吸功能。

4. 控制性深呼吸 训练患者控制呼吸的频率、深度和部位，有意识地进行慢而深的呼吸，呼吸频率减慢，吸气容量增加，还有意识地控制吸气、呼气时间的长短和吸呼比，在吸气末停顿 1 ～ 3 秒再行呼吸。用以克服患者的浅快呼吸，使原来闭合的基底部气道开放，延长呼气时间消除肺内气体陷闭，尤其适用于焦虑、紧张的患者，有利于肺部分泌物的排出，改善通气 / 血流比值。

二、肺康复训练

1. 深呼吸和有效咳嗽 适用于神志清楚，一般状况良好、能够配合的患者，有利于气道远端分泌物的排出。患者尽可能呈坐位，先进行深而慢的呼吸 5 ～ 6 次，其后深吸气至膈肌完全下降，屏气 3 ～ 5 秒，继而缩唇，缓慢地通过口腔将肺内气体呼出，再深吸一口气屏气 3 ～ 5 秒，身体前倾，从胸腔进行 2 ～ 3 次短促有力的咳嗽，同时收缩腹肌，或用手按压上腹部，帮助痰液排出。如胸部有伤口可用双手或枕头轻压伤口两侧，可避免咳嗽时胸廓扩展牵拉伤口而引起疼痛。在排痰前，可先少量饮水或漱口，也可让患者取俯卧屈膝位，借助膈肌、腹肌收缩，增加腹压，咳出痰液。

2. 呼吸功能训练器

（1）三球呼吸训练器（附录图 3）：患者取舒适体位，调节吸气与呼气的阻力调节阀，数字越大阻力越大。一手握住呼吸训练器，含住咬嘴并确保密闭不漏气，进行深慢吸气 / 呼气，将训练器内第一个小球吸起 / 吹起，吸气 / 呼气时流速气量为 600ml/s，吸起 / 吹起两个小球，吸气 / 呼气时流速气量为 900ml/s，吸起 / 吹起三个小球，吸气 / 呼气时流速气量为 1200ml/s，屏气 2 ～ 3 秒，然后放松呼气 / 吸气。重复以上步骤，每组进行 6 ～ 10 次训练，休息。先将呼吸训练器设定出每天目标值，从低流速第一个浮子开始练习，使第一个浮子升起而第二、三个浮子处于初始位置，持续时间 2 秒以上，训练 7 天时间（根据患者肺功能情况而定）；接着增加吸气流速使第一、第二个浮子升起而第三个浮子处于初始位置，持续时间 3 秒以上，训练 7 天（根据患者肺功能情况而定）；再次增加吸气流速进行呼吸训练，直至恢复正常水平。在非睡眠时间，每 2 小时重复一组训练，以不引起患者疲劳为宜，疗程为 3 ～ 7 天（必需）。

（2）单球呼吸训练器（附录图 4）：呼吸训练器分左右两侧，左侧是代表吸气速度的小球，右侧则是代表吸气量的活塞，两侧均有刻度，右侧调节阀可按照医师建议进行设定。单球呼吸训练器一般不带阻力调节阀，主要倾向于吸气训练，目的是提高训练者肺活量，即让患者能吸入更多的空气，肺部得到扩张。方法：患者取舒适体位，根据医师建议调节好流速阀，一手握住单球呼吸训练器，含住咬嘴并确保密闭不漏气，进行深慢吸气，将黄色浮标吸升至预设标记点，屏气 2 ～ 3 秒，移开咬嘴呼气。重复之前动作。

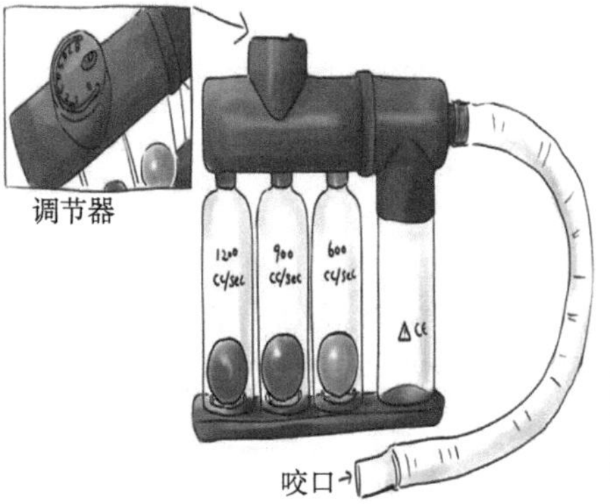

附录图 3　三球呼吸训练器

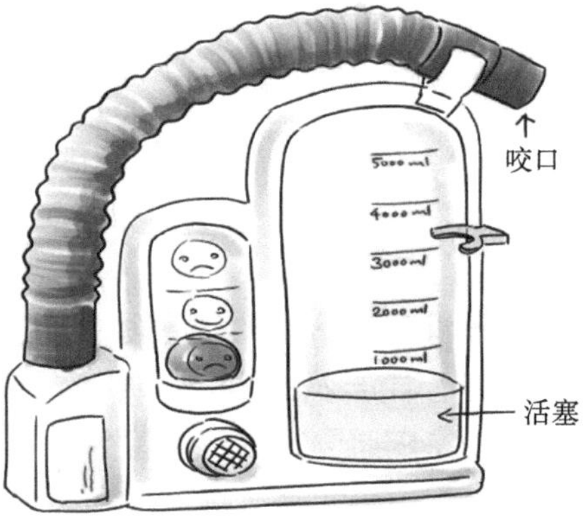

附录图 4　单球呼吸训练器

3. 吹气球　患者取舒适坐位，准备气球一个，先深吸一口气，用嘴含住气球后将气体吹入气球内，逐渐训练至 1 ～ 3 次可吹起一个正常大小的气球，不在于吹得快和多，尽量把气吹出即可。

4. 爬楼梯训练　进行匀速爬 5 楼试验，在运动过程中调整呼吸节奏，采用缩唇呼吸，用力时呼气，避免闭气，稍感气促时可坚持进行，若有明显呼吸困难，可短暂休息，尽快继续运动。运动过程中需家属在旁陪同，佩戴指脉氧仪和心率监测手表，随时监测血氧饱和度和心率变化，心率应控制在合适的范围 [每分钟（170 ～ 180）– 年龄] 内，注意循序渐进，量力而行。

5. 胸部叩击　适用于久病体弱、长期卧床、排痰无力者。禁用于未经引流的气胸、肋骨骨折、有病理性骨折史、咯血、低血压及肺水肿的患者。方法：协助患者取侧卧位或坐位，体弱患者取侧卧位。坐位时，操作者站于患者健侧，患者面向座椅靠背，中间夹一枕头，身体向前倾；卧位时，患者面向操作者。操作者五指并拢呈空杯状，利用腕部力量快速而有节奏地叩击背部，每个部位 1 ～ 3 分钟，每分钟 120 ～ 150 次。按由下至上、由外至内的叩背原则，叩击的相邻部位应重叠 1/3，力度适中、均匀，避开脊柱、骨突部位、伤口、引流管处、肾区。叩背通常在两餐之间，切勿于饱餐或饥饿时进行，以免反流或咳嗽无力（附录图 5）。

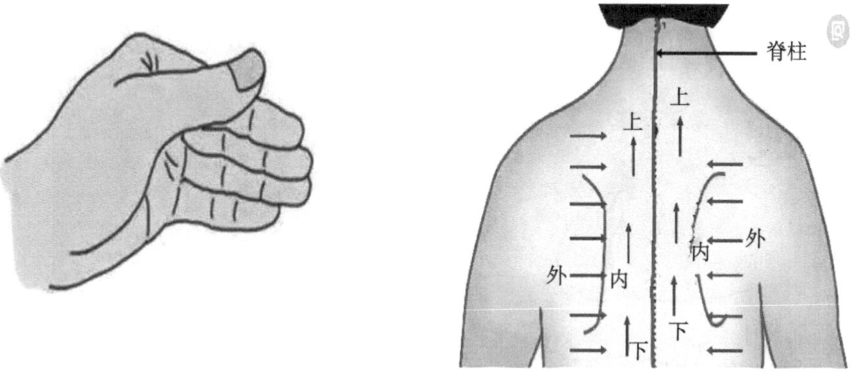

附录图 5　胸部叩击方向与手示意图

附录二　肢体功能锻炼

1. 桥式运动（附录图 6）　也被称为选择性髋伸展运动，是早期床上体位变换训练内容之一，因其姿势像桥而得名。患者呈仰卧位，下肢屈膝，足底着地，并以头颈肩背部及足底作为支撑点，伸髋将臀部抬离床面。方便护理人员整理及清洁被褥，为患者穿脱衣裤，清洁会阴部，预防骶尾部压疮。亦能够提高骨盆和下腰部核心肌群及躯干的稳定性，选择性伸髋和脊柱伸展，加强分离运动，提高运动控制，调整重心，在床上使患者达到各阶段肌群的控制协调和平衡，促进站立及步行动作，减少摔倒的风险。

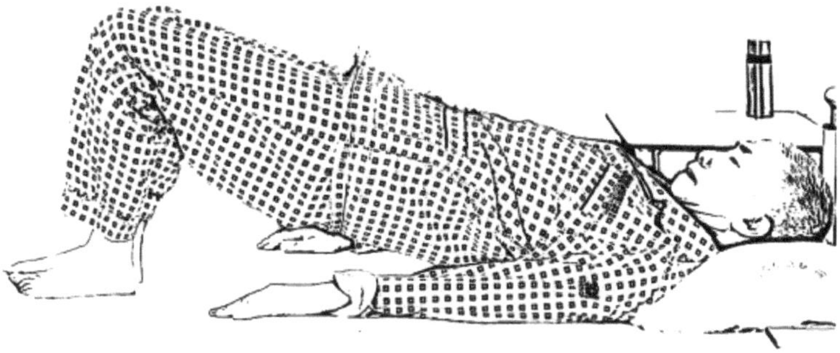

附录图 6　桥式运动示意图

2. 踝泵运动（附录图 7） 通过下肢肌肉收缩带动踝关节运动，从而使下肢肌肉起到像泵一样的作用，促进下肢血液和淋巴循环，进而促进下肢肿胀消退、预防下肢血栓形成，同时也有助于预防肌肉萎缩和踝关节僵硬。

（1）跖屈：足尖向下踩，最大限度足尖朝下，最大位置保持 5 秒。

（2）背伸：足尖向上钩，最大位置保持 5 秒，每次 5 ～ 10 分钟。

（3）环绕动作：以踝关节为中心，足趾做 360° 环绕，尽力保持动作幅度最大，以不疲劳、不疼痛为准。

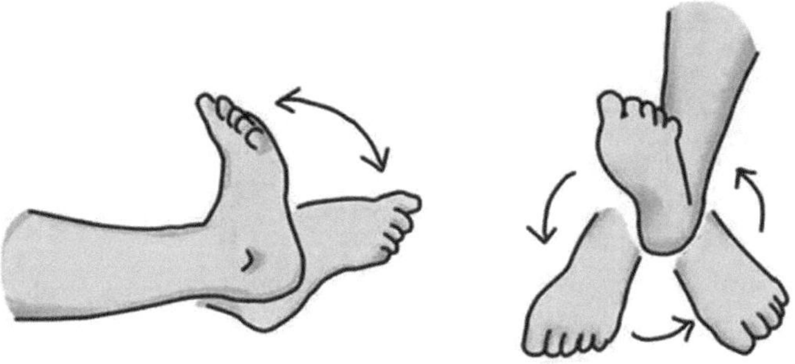

附录图 7　踝泵运动示意图

3. 患肢功能锻炼

（1）爬墙训练：当患者可以下床活动后，患者也可以在医护人员协助下进行锻炼，即手臂相反伸展平于体侧，然后站立在与墙壁间隔 10cm 的距离处，手指沿墙壁向上攀爬，在此期间保证手臂伸直，在攀爬的同时足部应向着墙壁的方向移动，当身体紧贴墙壁以后再缓慢向下爬，直至身体回到原位，以此来锻炼上肢功能。

（2）上肢功能锻炼

1）手术后第 1 天开始做肘部屈伸运动：患侧手洗脸，持杯或刷牙等一些力所能及的事情。每日锻炼 3 次，每次 5 ～ 10 分钟。

2）手术后第 2 天开始肘部抬高运动：可做梳头运动，锻炼时保持颈部挺直，不要倾斜，肘部抬高到自然位置并保持，然后面对着镜子梳头发，仰或坐位时用一侧手托住肘部做上肢平举、上举运动。每日锻炼 3 次，每次 5 ～ 10 分钟。

3）手术后第 3 天开始进行摆臂运动：将双手向着左右的方向大幅度摆动，值得注意的是，为了避免患侧肢体和健侧肢体产生区别应同时用力，每日锻炼 3 次，每次 5 ～ 10 分钟。

4）手术后第 4 天开始进行摸耳朵运动：将一侧手越过头顶，触摸对侧耳朵，锻炼时患者颈部不要倾斜，每日锻炼 3 次，每次 5 ～ 10 分钟。

5）手术后第 5 天以后进行扇动臂膀运动：简单来说就是将双手的十指放在

脑后叠加，两肘在前面开合，且要保证两肘高度一致，然后逐渐向后方展开，每日锻炼 3 次，每次 5 ～ 10 分钟。

4. 呼吸操运动

第 1 节预备动作：双手自然下垂于两侧，双肩放松，双脚分开与肩同宽。平静呼吸 2 次，腹式呼吸 2 次。

第 2 节头颈热身运动：深吸气，头后仰，缓慢呼气，下颌贴近胸部，深吸气，恢复至头中正位，缓慢呼气，左耳朵贴近肩部，深吸气，头位置复原，缓慢呼气，右耳朵贴近肩部。共 2 个循环。

第 3 节肩部外展运动：深吸气，沉肩曲臂，拇指向身体外侧，缓慢呼气，手臂向身体两侧打开，打开的过程中主动挺胸（后缩肩胛骨），肩部向后展开，略做停顿，感受腋下和背部的挤压感。共 8 个循环。

第 4 节左右拉肘压肩：深吸气，同时左手搭在右肩上，右手搭在左肘上，缓慢呼气，两手同时向下拉，保持动作，做一次缩唇呼吸，左右交换，呼吸同前。共 2 个循环。

第 5 节胸部振荡拉伸：逐渐、缓慢深吸气，同时轻敲胸部，从上向下敲击 4 次。肺部吸满气后屏息，虚握拳捶打胸部；缓慢呼气，双手放在下胸部同侧，拇指朝后，手掌在胸侧，手指朝前胸，轻轻挤压两侧胸部。共 2 个循环。

第 6 节抱肘上举运动：深吸气，双上肢上举，前臂交叉抱住肘部，挺胸后缩肩胛骨，缓慢呼气，躯干向左弯曲，深吸气，躯干复位，缓慢呼气，躯干向右弯曲。共 4 个循环。

第 7 节胸部外扩展旋转：深吸气，双臂前伸，两拳握紧，与肩同高。呼气，用力收回两拳，使两臂向身侧笔直突出，并与肩同高。深吸气，保持上述动作不变，缓慢呼气，左右旋转上身，旋呼复吸。共 4 个循环。

第 8 节单腿交替抬高：双肩放松，双手放在下胸部同侧，拇指朝后，手掌在胸侧，手指朝前胸。交替单腿抬高，抬吸复呼，呼气时两手轻轻挤压胸部。共 4 个循环。

第 9 节背手原地走步：双手背于身后，右手在左手下，左手握住右手拇指，双肩放松，抬头挺胸，下颌微内收，深吸气原地行走 4 步，屏息行走 4 步，缓慢呼气走 4 步，注意足后跟落地时稍用力。

第 10 节放松收势：双手自然垂于两侧，双肩放松，平静呼吸，双足轻轻原地踏步走，在第 4 步时双足后跟同时抬起，同时落地，落地时用力，有震地的感觉。

附录三　评估量表

1. 食管癌和胃食管交界癌国际 TNM 分期标准第 8 版（AJCC/UICC）

分类标准
T 分期原发肿瘤
T_X 肿瘤不能确定
T_0 无原发肿瘤证据
T_{IS} 重度不典型增生（定义为恶性细胞未突破基底膜）
T_1 肿瘤侵及黏膜固有层、黏膜肌层或黏膜下层
T_{1a} 肿瘤侵及黏膜固有层或黏膜肌层
T_{1b} 肿瘤侵及黏膜下层
T_2 肿瘤侵及食管肌层
T_3 肿瘤侵及食管外膜
T_4 肿瘤侵及食管周围结构
T_{4a} 肿瘤侵及胸膜、心包、奇静脉、膈肌或腹膜
T_{4b} 肿瘤侵及其他邻近器官，如主动脉、椎体或气管
N 分期区域淋巴结
N_X 区域淋巴结转移不能确定
N_0 无区域淋巴结转移
$N_1$1 ～ 2 枚区域淋巴结转移
$N_2$3 ～ 6 枚区域淋巴结转移
N_3 ≥ 7 枚区域淋巴结
M 分期远处转移
M_0 无远处转移
M_1 有远处转移
腺癌 G 分期
G_X 分化程度不能确定

G_1 高分化癌，＞95% 的肿瘤组织由分化好的腺体组成
G_2 中分化癌，50% ～ 95% 的肿瘤组织显示腺体形成
G_3 低分化癌，肿瘤组织由片状和巢状细胞组成，其中形成腺体结构的细胞成分＜50%
鳞癌 G 分期
G_X 分化程度不能确定
G_1 高分化癌，有明显的角化珠结构及较少的非角化基底样细胞成分，肿瘤细胞呈片状分布，有丝分裂少
G_2 中分化癌，呈现出各种不同的组织学表现，从角化程度很低再到角化珠基本不可见
G_3 低分化癌，主要由基底样细胞组成的大小不一的巢状结构，内有大量中心性坏死；由片状或铺路石样肿瘤细胞组成的巢状结构，其中偶见少量的角化不全细胞或角化的细胞

2. 住院患者营养风险筛查 NRS—2002 评估表

一、患者资料

姓名		住院号	
性别		病区	
年龄		床号	
身高（m）		体重（kg）	
体重指数（BMI）		蛋白质（g/L）	
临床诊断			

二、疾病状态

疾病状态	分数	若“是”请打钩
●骨盆骨折或者慢性病患者合并有以下疾病：肝硬化、慢性阻塞性肺疾病、长期血液透析、糖尿病、肿瘤	1	
●腹部重大手术、卒中、重症肺炎、血液系统肿瘤	2	
●颅脑损伤、骨髓抑制、加护病患（APACHE ＞ 10 分）	3	
合计		

三、营养状态

营养状况指标（单选）	分数	若“是”请打钩
●正常营养状态	0	
● 3 个月内体重减轻＞ 5% 或最近 1 周进食量（与需要量相比）减少 20% ～ 50%	1	
● 2 个月内体重减轻＞ 5% 或 BMI18.5 ～ 20.5kg/m^2 或最近 1 周进食量（与需要量相比）减少 50% ～ 75%	2	
● 1 个月内体重减轻＞ 5%（或 3 个月内减轻＞ 15%）或 BMI ＜ 18.5kg/m^2（或血清白蛋白＜ 35g/L）或最近 1 周进食量（与需要量相比）减少 70% ～ 100%	3	
合计		

四、年龄

年龄≥ 70 岁加算 1 分	1	

五、营养风险筛查评估结果

营养风险筛查总分	
处理	
□总分≥ 3.0：患者有营养不良的风险，需营养支持治疗	
□总分＜ 3.0：若患者将接受重大手术，则每周重新评估其营养状况	
执行者：时间：	

营养风险筛查（nutritionriskscreening，NRS2002）是欧洲肠外肠内营养学会（ESPEN）推荐使用的住院患者营养风险筛查方法。NRS（2002）总评分包括三个部分的总和，即疾病严重程度评分 + 营养状态低减评分 + 年龄评分（若 70 岁以上加 1 分）。

（1）NRS（2002）对于营养状况降低的评分及其定义：

1）0 分：定义——正常营养状态

2）轻度（1 分）：定义——3 个月内体重丢失 5% 或食物摄入为正常需要量的 50% ～ 75%。

3）中度（2 分）：定义——2 个月内体重丢失 5% 或前 1 周食物摄入为正常需要量的 25% ～ 50%。

4）重度（3 分）：定义——1 个月内体重丢失 5%（3 个月内体重下降 15%）或 BMI < 18.5kg/m^2 或者前 1 周食物摄入为正常需要量的 0 ～ 25%。

（注：3 项问题任一个符合就按其分值，几项都有按照高分值为准）

（2）NRS（2002）对于疾病严重程度的评分及其定义

1）1 分：慢性疾病患者因出现并发症而住院治疗。患者虚弱但不需要卧床。蛋白质需要量略有增加，但可以通过口服补充剂来弥补。

2）2 分：患者需要卧床，如腹部大手术后，蛋白质需要量相应增加，但大多数人仍可以通过肠外或肠内营养支持得到恢复。

3）3 分：患者在加强病房中靠机械通气支持，蛋白质需要量增加而且不能被肠外或肠内营养支持所弥补，但是通过肠外或肠内营养支持可使蛋白质分解和氮丢失明显减少。

（3）评分结果与营养风险的关系

1）总评分≥ 3 分（或胸腔积液、腹水、水肿且血清蛋白< 35g/L 者）表明患者有营养不良或有营养风险，即应该使用营养支持。

2）总评分< 3 分：每周复查营养评定。以后复查的结果如果≥ 3 分，即进入营养支持程序。

3）如患者计划进行腹部大手术，就在首次评定时按照新的分值（2 分）评分，并最终按新总评分决定是否需要营养支持（≥ 3 分）。

3. 患者主观整体营养评估量表（Patient-Generated Subjective Global Assessment，PG-SGA）

指标	A 级	B 级	C 级
近期（2 周）体重改变	无 / 升高	减少< 5%	减少> 5%
饮食改变	无	减少	不进食 / 低热量流食
胃肠道症状（持续 2 周）	无 / 食欲不减	轻微恶心、呕吐	严重恶心、呕吐
活动能力改变	无 / 减退	能下床走动	卧床
应激反应	无 / 低度	中度	高度
肌肉消耗	无	轻度	重度
三头肌皮褶厚度	正常	轻度减少	重度减少
踝部水肿	无	轻度	重度

上述 8 项中，至少 5 项属于 B 或 C 级者，可分别被定义为重度或中度营养不良。

4. 标准吞咽功能评定量表（Standardized Swallowing Assessment，SSA）

姓名：　　年龄：　　性别：　　科室：

发病日期：　　住院号：　　临床诊断：　　影像学诊断：

评估日期			
1. 意识水平 清醒 =1，嗜睡，但能唤醒 =2，有反应，但无睁眼和言语 =3，对疼痛有反应 =4			
2. 头和躯干的控制 正常坐稳 =1，不能坐稳 =2，只能控制头部 =3，头部也不能控制 =4			
3. 呼吸模式正常 =1，异常 =2			
4. 唇的闭合正常 =1，异常 =2			
5. 软腭运动对称 =1，不对称 =2，减弱或缺乏 =3			
6. 喉功能正常 =1，减弱 =2，缺乏 =3			
7. 咽反射存在 =1，缺乏 =2			
8. 自主咳嗽正常 =1，减弱 =2，缺乏 =3			
第 1 阶段			
9. 给予一汤匙水（5ml）3 次，水流出无或一次 =1，大于一次 =2			
10. 有 / 无有效喉运动有 =1，无 =2			
11. 重复吞咽无或一次 =1，一次以上 =2			
12. 吞咽时喘鸣有 =1，无 =2			
13. 吞咽后喉的功能正常 =1，减弱或声音嘶哑 =2，发音不能 =3			
第 2 阶段 14. 如果第 1 阶段正常（重复 3 次，2 次以上正常），那给予吞咽 60ml 杯子的水，能否完成？能 =1，否 =2			
15. 饮完需要的时间（ ）秒			
16. 吞咽中或后咳嗽有 =1，无 =2			
17. 吞咽中或后的喘鸣有 =1，无 =2			
18. 吞咽后喉的功能正常 =1，减弱或声音嘶哑 =2，发音不能 =3			
19. 误咽是否存在无 =1，可能 =2，有 =3			
合计			

小结

治疗师签名：

5. Caprini 血栓风险因素评估量表

A1. 每个因素 1 分 □年龄 40 ～ 59 岁 □计划小手术 □近期大手术 □静脉曲张 □炎症性肠病病史 □下肢水肿 □肥胖（BMI ＞ 30kg/m^2） □急性心肌梗死（1 个月内） □充血性心力衰竭（1 个月内） □败血症（1 个月内） □严重的肺部疾病，含肺炎（1 个月内） □肺功能异常（慢性阻塞性肺疾病等） □卧床的内科患者 □中心静脉置管	A2. 每个因素 1 分（仅针对女性） □口服避孕药或激素替代治疗 □妊娠期或产后 1 个月内 □原因不明的死胎史 复发性自然流产（≥ 3 次） 由于毒血症或发育受限的早产 B. 每个风险因素 2 分 □年龄 60 ～ 74 岁 □关节镜手术 □恶性肿瘤（现存或既往） □大手术（＞ 45 分钟） □腹腔镜手术（＞ 45 分钟） □卧床患者（＞ 72 小时） □石膏固定（＜ 1 个月）
C. 每个风险因素 3 分 □年龄≥ 75 岁 □ DVT 或 PE 病史 □血栓家族史 □凝血因子Ⅴ基因 Leiden 突变阳性 □凝血酶原基因 20210A 突变阳性 □血清同型半胱氨酸酶升高 □抗心磷脂抗体阳性 □肝素引起的血小板减少 □未列出的先天或后天血栓形成	D. 每个风险因素 5 分 □择期下肢关节置换术 □髋关节、骨盆或下肢骨折（1 个月内） □脑卒中（1 个月内） □多发性创伤（1 个月内） □急性脊髓损伤（瘫痪）（1 个月内） 风险因素总分：

注：每个风险因素的权重取决于引起血栓事件的可能性（如恶性肿瘤的评分是 2 分，静脉曲张的评分是 1 分，前者比后者更易引起血栓）；根据评分情况分为低危（0 ～ 1 分）、中危（2 分）、高危（3 ～ 4 分）及极高危（≥ 5 分）4 个等级。

6. 改良洼田饮水试验（Modified Water Swallowting Test）　建议患者采取端坐或半卧的姿势，首先让他们分别喝下 1ml、3ml 和 5ml 的水。如果没有问题，再让他们像平常一样自己饮用 30ml 的温开水，并观察和记录他们喝水的时间、是否出现咳嗽以及饮水的情况。

正常	I 级	Ia. 5 秒内能顺利第一次将水咽下
可疑	I 级	Ib. 5 秒以上一次喝完无呛咳
	Ⅱ级	分两次喝完，无呛咳
异常	III 级	一次喝完，有呛咳
	Ⅳ级	两次以上喝完，有呛咳
	V 级	多次发生呛咳，不能将水喝完

7. PG-SGA 评分量表

患者主观整体营养状况评分量表

Scored Patient-Generated Subjective Global Assessment（PG-SGA）

PG-SGA 病史问卷表

PG-SGA 设计中的 Box 1 ～ 4 由患者来完成，其中 Box 1 和 3 的积分为每项得分的累加，Box 2 和 4 的积分基于患者核查所得的最高分。

1. 体重（见工作表 1）

我现在的体重是______kg

我的身高是______m

1 个月前我的体重是______kg

6 个月前我的体重是______kg

最近 2 周内我的体重：

☐下降 (1)　☐无改变 (0)　☐增加 (0)

Box 1 评分：______

2. 膳食摄入（饭量）

与我的正常饮食相比，上个月的饭量：

☐无改变 (0)

☐大小平常 (0)

☐小于平常 (1)

我现在进食：

☐普食但少于正常饭量 (1)

☐固体食物很少 (2)

☐流食 (3)

☐仅为营养添加剂 (4)

☐各种食物都很少 (5)

☐仅依赖管饲或静脉营养 (6)

Box 2 评分：______

3. 症状

最近 2 周我存在以下问题影响我的饭量：

☐没有饮食问题 (0)

☐无食欲，不想吃饭 (3)

☐恶心 (1)　☐呕吐 (3)

☐便秘 (1)　☐腹泻 (3)

☐口腔疼痛 (2)　☐口腔干燥 (1)

☐味觉异常或无 (1)　☐食物气味干扰 (1)

☐吞咽障碍 (2)　☐早饱 (1)

☐疼痛：部位？ (3) ______

☐其他 ** (1)

** 例如：情绪低落，金钱或牙齿问题

Box 3 评分：______

4. 活动和功能

上个月我的总体活动情况是：

☐正常，无限制 (0)

☐与平常相比稍差，但尚能正常活动 (1)

☐多数事情不能胜任，但卧床或坐着的时间不超过 12 小时 (2)

☐活动很少，一天多数时间卧床或坐着 (3)

☐卧床不起，很少下床 (3)

Box 4 评分：______

Box 1–4 的合计评分（A）：______

8. VFSS 吞咽障碍的程度评分

评分		程度
口腔期	0	不能把口腔内食物送入咽喉，从口唇流出，或者仅能依靠重力作用送入咽
	1	不能形成食团，只能把食物形成零碎状流入咽
	2	不能一次把食物完全送入咽喉，一次吞咽动作后，有部分食物残留在口腔内
	3	一次吞咽就可把食物送入咽喉
咽喉期	0	不能引发喉上抬与软腭弓上抬闭合，吞咽反射不充分
	1	在会厌谷和梨状隐窝存在多量的残渣
	2	少量潴留残渣，且反复几次吞咽可把残渣全部咽入咽喉下
	3	一次吞咽就可把食物送入食管
食管期	0	大部分误咽，但无呛咳
	1	大部分误咽，但有呛咳
	2	少部分误咽，无呛咳
	3	少量误咽，有呛咳
	4	无误咽

9. 化疗药物常见毒副反应的分级标准

世界卫生组织（WHO）制定的化疗药物常见毒副反应的分级标准

1. 血液系统	分级（度）				
	0	1	2	3	4
血红蛋白（g/L）	≥ 110	95 ～ 109	80 ～ 94	65 ～ 79	＜ 65
白细胞（$\times 10^9$/L）	≥ 4.0	3.0 ～ 3.9	2.0 ～ 2.9	1.0 ～ 1.9	＜ 1.0
中性粒细胞（$\times 10^9$/L）	≥ 2.0	1.5 ～ 1.9	1.0 ～ 1.4	0.5 ～ 0.9	＜ 0.5
血小板（$\times 10^9$/L）	≥ 100	75 ～ 99	50 ～ 74	25 ～ 49	＜ 25
出血	无	瘀点	轻度出血	明显出血	严重出血

2. 消化系统	分级（度）				
	0	1	2	3	4
胆红素	≤ 1.25N	1.26 ～ 2.50N	2.6 ～ 5.0N	5.1 ～ 10.0N	＞ 10N
谷丙转氨酶	≤ 1.25N	1.26 ～ 2.50N	2.6 ～ 5.0N	5.1 ～ 10.0N	＞ 10N
碱性磷酸酶	≤ 1.25N	1.26 ～ 2.50N	2.6 ～ 5.0N	5.1 ～ 10.0N	＞ 10N
口腔	无异常	红斑，疼痛	红斑、溃疡，可进食	溃疡，只能进流食	不能进食
恶心呕吐	无	恶心	暂时性呕吐	呕吐，需要治疗	难控制的呕吐
腹泻	无	短暂（＜ 2 天）	能忍受（＞ 2 天）	不能忍受，需治疗	难控制的血性腹泻
备注	N：正常值的上限				

3. 泌尿系统	分级（度）				
	0	1	2	3	4
尿素氮	≤ 1.25N	1.26 ～ 2.50N	2.6 ～ 5.0N	5.1 ～ 10.0N	＞ 10N
肌酐	≤ 1.25N	1.26 ～ 2.50N	2.6 ～ 5.0N	5.1 ～ 10.0N	＞ 10N
尿蛋白	无	+，3g/L	++，+++，3 ～ 10g/L	++++，＞ 10g/L	肾病综合征
血尿	无	镜下血尿	严重血尿	严重血尿，带血块	泌尿道梗阻

4. 心血管系统	分级（度）				
	0	1	2	3	4
节律	正常	窦性心动过速，休息时 HR ＞ 110 次 / 分	单灶性 PVC/ 房性心律失常	多灶性 PVC	室性心律失常
心功能	正常	无症状，但有异常心脏征象	短暂心功能不足，无须治疗	有症状，心功能不足，治疗有效	有症状，心功能不足，治疗无效
心包炎	无	有心包积液，无症状	有症状，但不需要积液	心脏压塞，需抽积液	心脏压塞，需手术治疗
备注	HR- 心率，PVC- 室性早搏（室性期前收缩）				

5. 神经系统	分级（度）				
	0	1	2	3	4
神志	清醒	暂时嗜睡	嗜睡，时间不到清醒的 50%	嗜睡，时间超过清醒的 50%	昏迷
周围神经	正常	感觉异常或腱反射减退	严重感觉异常，轻度无力	不能忍受的感觉异常，显著运动障碍	瘫痪
便秘	无	轻度	中度	重度，腹胀	腹胀，呕吐
疼痛	无	轻度	中度	严重	难控制

6. 其他器官	分级（度）				
	0	1	2	3	4
肺	无症状	症状轻微	活动后呼吸困难	休息时呼吸困难	需完全卧床
发热（药物性）	无	＜ 38℃	38 ～ 40℃	＞ 40℃	发热伴低血压
过敏	无	水肿	支气管痉挛，无须治疗	支气管痉挛，需治疗	过敏反应
皮肤	无	红斑	干性脱皮，水疱、瘙痒	湿性皮炎、溃疡	剥脱性皮炎、坏死，需手术
脱发	无	轻度脱发	中度脱发、斑秃	完全脱发、可再生	脱发、不能再生
感染（特殊部位）	无	轻度感染	中度感染	重度感染	重度感染伴低血压

体力状态 ECOG 评分标准及其他评估

PS 评分	体力状况
0	活动能力完全正常，与起病前活动能力无任何差异
1	能自由走动及从事轻体力活动，包括一般家务或办公室工作，但不能从事较重的体力活动
2	能自由走动及生活自理，但已丧失工作能力，白天不少于一半时间可以起床活动
3	生活仅能部分自理，白天一半以上时间卧床或坐轮椅
4	卧床不起，生活不能自理
5	死亡

· 体力状况评分表由美国东部肿瘤协作组（Eastern Cooperative Oncology Group，ECOG）制定，将患者的体力状态分为 0 ~ 5 共 6 级，医师将使用这一评分表和标准评估患者疾病的进展程度以及疾病对患者日常活动能力的影响程度，从而决定适合的治疗和预后。

· PS：Performance Status

10. 肺功能评估表

（1）肺通气功能

正常：$FEV_1/FVC > 70\%$，$FVC > 80\%pred$。

阻塞性：$FEV_1/FVC < 70\%$，且

临界：$FEV_1 \geqslant 80\%pred$，轻度：FEV_1 60% ~ 79%pred，中度：FEV_1 40% ~ 59% pred，重度：$FEV_1 < 40\%$ pred。

限制性：$FEV_1/FVD > 70\%$，且轻度：FVC 60% ~ 80% pred，中度：FVC 50% ~ 60% pred，重度：$FVC < 50\%pred$。

混合性：$FEV_1/FVC < 70\%$，且 $FVC < 80\%$ pred;。

小气道功能异常：FEF25 ~ 75 < 65%pred。

（2）气道扩张试验

阳性：用药后 FEV_1 增加 > 15% 及绝对值增加 > 0.2L；若 FEV_1 增加 15% ~ 25%，为轻度可逆，增加 25% ~ 50% 为中度可逆，> 50% 为明显可逆。

可疑阳性：用药后 FEV_1 增加 > 12% 及绝对值增加 > 0.2L。

阴性：用药后 FEV_1 增加 12%，或绝对值增加 < 0.2L。

（3）气道激发试验：

阳性：用药后 FEV_1 下降 > 20%，< 70% 不做。

气道高反应性程度（以 PD20-FEV_1 判断）：重度：< 0.1μmol（30μg），

中度：0.1 ～ 0.8μmol（30 ～ 240μg），轻度：0.9 ～ 3.2μmol（250 ～ 980μg），极轻度：3.3 ～ 7.8（990 ～ 2340μg），

可疑阳性：用药后 FEV_1 下降＜ 15% 及 FEF25 ～ 75，下降＞ 25% 以上；

阴性：用药后 FEV_1 下降＜ 15%。

（4）弥散功能

正常：Dlco 80% ～ 140%pred；

临界：Dlco 76% ～ 79%pred；

轻度：Dlco 60% ～ 75%pred；

中度：Dlco 40% ～ 59%pred；

重度 :Dlco ＜ 40%pred。

（5）肺容积测定

正常：TLC 80% ～ 120%pred；RV 65% ～ 135%pred；FRC 65% ～ 135% pred；RV/TLC ＜ 35%。

异常：

	轻度	中度	重度
TLC	↓ 70% ～ 80% pred	60% ～ 70%pred	＜ 60% pred
	↑ 120% ～ 130% pred	130% ～ 150%pred	＞ 150% pred
FRC	↓ 55% ～ 65%pred	45% ～ 55%pred	＜ 45%Pred
	↑ 135% ～ 150%pred	150% ～ 220%pred	＞ 200%pred
RV	↓ 55% ～ 65%pred	45% ～ 55%pred	＜ 45%pred
	↑ 135% ～ 150%pred	150% ～ 220%pred	＞ 200%pred

（6）脉冲振荡（IOS）

正常：呼吸总阻抗（Zres）：＜ 0.5

气道总阻力（R5）：＜ 150% pred

中心气道阻力（R20）：＜ 150% pred

外周弹性阻力（X5）：预计值 –0.20

［正常值＞ –0.20kPa/（L · s）］

呼吸总阻抗增高：Zres ＞ 0.5

气道总阻力增高：R5 ＞ 150%pred

外周弹性阻力增高：＜预计值 –0.20

术后发生肺部并发症危险性：

耐受性佳：$FEV_1 > 2.0L$

较低：FEV_1 1.5 ～ 2.0L（除全肺切除术外）

11. 呼吸困难分级评定

1	正常	
2-	轻度	能上楼梯从第 1 层到第 5 层
2		能上楼梯从第 1 层到第 4 层
2+		能上楼梯从第 1 层到第 3 层
3-	中度	如按自己速度不休息能走 1km
3		如按自己速度不休息能走 500m
3+		如按自己速度不休息能走 200m
4	重度	走走歇歇能走 200m
4-		走走歇歇能走 100m
4+		走走歇歇能走 50m
5-	极重度	起床、做事感觉呼吸困难
5		卧床、做事感觉呼吸困难
5+		卧床、说话也感觉呼吸困难

12. 6 分钟步行试验　患者要佩戴指脉氧仪和心率监测手表，在事先划定好的 30m 直线距离间来回步行，步速逐渐加快，直至呼吸困难或不能继续步行或 6 分钟时间到为止，记录总的步行距离，每 30 秒记录一次患者血氧饱和度和心率，根据数值鉴别。手术风险高危：步行距离＜ 250m，最大摄氧量（VO_{2max}）＜ 10ml/（min · m^2）；手术风险低危：步行距离＞ 450m，最大摄氧量（VO_{2max}）＞ 15ml/（min · m^2）。